中国第一批罕见病目录释义

名誉主编 赵玉沛

主　编 张抒扬

副主编 陈丽萌　徐凯峰　朱以诚　吴志宏

主编助理 陈敬丹　刘　鹏　朱　翀

编　委（以姓氏笔画为序）

于仲勋	万新华	马东来	马　杰	马明圣
王　伟	王　含	王　琳	王　薇	王　曦
支玉香	牛婧雯	邓明群	石静琳	田　庄
田欣伦	付俊玲	白晋丽	乐　偲	朱以诚
朱莉思	朱惠娟	伍学焱	刘明生	刘佳玮
刘　鹏	关鸿志	池　玥	孙之星	李大川
李　剑	李　梅	李雪梅	李　冀	杨　红
杨英麦	杨洵哲	杨燕丽	肖新华	吴志宏
吴　南	邱正庆	沈恺妮	宋红梅	宋　昉
张　文	张文宝	张为民	张抒扬	张宏冰
张　炎	张梦奇	张　路	张　磊	陈丽萌
陈晓丽	陈晓巍	陈　琳	茅江峰	林嘉琛
郑　可	柳　青	钟林庆	钟　勇	侯　勇
姜　茜	姚　明	聂　敏	夏维波	徐凯峰
徐　雁	凌　超	高儒真	郭小贝	黄　慧
黄　颜	曹延延	曹欣欣	彭晓音	彭　斌
葛绣山	韩　冰	程苗苗	谢　华	睢瑞芳
蔡华聪	管宇宙	谭　颖	戴　毅	魏妍平
魏骐骄	瞿宇晋			

人民卫生出版社

图书在版编目（CIP）数据

中国第一批罕见病目录释义 / 张抒扬主编 . —北京：
人民卫生出版社，2018
ISBN 978-7-117-27579-8

Ⅰ.①中… Ⅱ.①张… Ⅲ.①疑难病 – 目录 – 说明 –
中国 Ⅳ.①R442.9

中国版本图书馆 CIP 数据核字（2018）第 227394 号

| 人卫智网 | www.ipmph.com | 医学教育、学术、考试、健康，购书智慧智能综合服务平台 |
| 人卫官网 | www.pmph.com | 人卫官方资讯发布平台 |

中国第一批罕见病目录释义

主　　编：张抒扬
出版发行：人民卫生出版社（中继线 010-59780011）
地　　址：北京市朝阳区潘家园南里 19 号
邮　　编：100021
E - mail：pmph @ pmph.com
购书热线：010-59787592　010-59787584　010-65264830
印　　刷：三河市宏达印刷有限公司（胜利）
经　　销：新华书店
开　　本：787×1092　1/16　印张：26
字　　数：584 千字
版　　次：2018 年 10 月第 1 版　2018 年 11 月第 1 版第 2 次印刷
标准书号：ISBN 978-7-117-27579-8
定　　价：258.00 元

打击盗版举报电话：010-59787491　E-mail：WQ @ pmph.com
（凡属印装质量问题请与本社市场营销中心联系退换）

3

不积跬步，无以至千里

罕见病又称"孤儿病"，根据世界卫生组织（WHO）的定义，是患病人数占总人口0.65‰~1‰的疾病，已经确认的罕见病超过7000种，全球预计有3亿名罕见病患者，罕见病其实在中国"不罕见"。罕见病中80%为遗传病，普遍缺乏有效的治疗方法，对其临床和发病机制的研究，包括孤儿药的研发，不仅是罕见病精准医疗的重要组成部分，也是人类认识自身精细结构和功能的重要窗口，也常常为重大疾病新药研发提供新的思路，世界多个发达国家都制定了相应的罕见病法规，建立了孤儿药研发的快速通道，这些做法在体现医疗公平性、提高人类健康水平方面都具有战略意义。

我国人口基数大，是罕见病大国，尽管罕见病防治才刚刚起步，便已经得到了党和政府高度重视。2018年5月11日，国家卫生健康委员会、科技部、工业和信息化部、国家药品监督管理局、国家中医药管理局等五部门联合发布了《第一批罕见病目录》，共涉及121种疾病。这是中国首次官方定义罕见病，该《目录》的颁布是我国零的突破，是行业发展的基石。为向社会各界提供专业的国家首批罕见病目录释义，我们组织北京协和医院临床一线长期从事罕见病诊治的中青年专家，联合首都儿科研究所等在京的兄弟单位专家，编写了本书。我们还有幸邀请了各领域全国著名的罕见病专家和学者担任本书的审稿专家。

北京协和医院是国家卫生健康委员会指定的全国疑难重症诊治指导中心，每年接诊400余万名全国患者，与罕见疑难病斗争的历史，贯穿她诞生以来的百年，丰富的罕见疑难病病例资源和罕见病诊治经验，也培养了一代代悬壶济世的协和医学人。2016年，北京协和医院牵头国家重点研发计划"罕见病临床队列研究"项目，建立我国首个标准统一的国家罕见病注册登记系统（National Rare Diseases Registry System of China，NRDRS），目前系统已经支持117种罕见病注册登记，累计登记2万余罕见病病例，其中北京协和医院病例数超过一半。

我国罕见病防治事业任重而道远，"不积跬步，无以至千里"，改变从认识开始，希望我们今天迈出的这一小步，可以帮助广大的罕见病病友、医药卫生从业人员、社会各界关心罕见病的朋友进一步了解罕见病，行动起来，同心助力，坚持以病人为本、以健康为中心的发展理念，努力提高我国罕见病诊断和治疗水平，促进罕见病临床、科研与孤儿药的协同创新，为全面实现"全方位、全周期保障人民健康"的健康中国战略目标而奋斗不息。

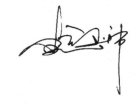

2018年8月于北京

目 录

附录

1

21- 羟化酶缺乏症
21-hydroxylase deficiency

定义

21- 羟化酶缺乏症(21-hydroxylase deficiency,21-OHD)是先天性肾上腺皮质增生症(CAH)的最常见类型,为编码 21- 羟化酶的 *CYP21A2* 基因突变导致的常染色体隐性遗传病。由于 21- 羟化酶存在缺陷,导致皮质醇和醛固酮的合成不足或缺乏,ACTH 代偿性分泌增加,引起肾上腺皮质增生及雄激素合成增多。患者临床上出现肾上腺皮质功能不全、失盐和高雄激素等表现。

同义词

21- 羟化酶缺陷症。

病因和发病率

编码 21- 羟化酶的 *CYP21A2* 基因突变是导致 21-OHD 的病因。*CYP21A2* 基因及其高度同源假基因(*CYP21A1P*)位于 6 号染色体短臂(6p21.3),人类白细胞抗原(HLA)基因座内,该区域的基因组重组频率很高,大多数引起 21- 羟化酶缺陷的突变即由基因转换产生。95%以上的 21-OHD 患者由 *CYP21A2* 基因的 10 种常见突变致病,包括:基因完全缺失或转化、8 个假基因衍生的点突变(E6 cluster、F306+t、Q318X、R356W、I2G、I172N、P30L、V281L)和第 3 外显子的 8 碱基对缺失。

21- 羟化酶在人体内主要催化 2 个反应,一为 17-OHP 转化为 11- 脱氧皮质醇,另一为孕酮转化为 11- 脱氧皮质酮,两种转化产物分别为皮质醇和醛固酮的前体,因此,21-OHD 导致了皮质醇和醛固酮合成受损。皮质醇合成障碍致皮质醇水平下降,其负反馈抑制减弱,使垂体 ACTH 分泌增加,刺激肾上腺皮质细胞增生;而雄激素合成通路正常,堆积的 17-OHP 和孕酮向雄激素转化增多,产生了旁路合成亢进的表现——高雄激素血症。雄激素升高的程度依次为雄烯二酮 > 睾酮 > 脱氢表雄酮(DHEA)。盐皮质激素合成受阻,孕酮不能向醛固酮转化,致醛固酮低下,使水盐平衡失调,可导致失盐危象。

临床表现

90%~95% 的 CAH 由 21- 羟化酶缺陷引起。经典型 21-OHD 发病率为 1/20 000~1/10 000,但在孤立的社区,发病率高很多(如在阿拉斯加因纽特人中为 1/300)。非典型 21-OHD 更常见,发病率约为 1/1000~1/500。中国人群的发病率与其他人群大致相当,约为 1/16 000~1/12 000。

按醛固酮、皮质醇缺乏的程度和高雄激素的严重程度,21-OHD 分为两大类:

1. 经典型 21-OHD   又分为失盐型(WS,约占 75%)和单纯男性化型(SV,约占 25%)。

经典型 21-OHD 婴儿常表现为无精打采、体重不增、呕吐等。儿童和成人患者表现出与原发性肾上腺皮质功能不全相似的症状,包括肌肉无力、恶心、呕吐、厌食、易怒、抑郁、色素沉着、低血压及对低温不耐受。应激时更易诱发上述肾上腺皮质功能不全症状。

经典型 21-OHD 女婴在出生时可有外阴不同程度男性化。青春发育后的女性患者可有多囊卵巢,无月经或月经不规律,多毛症和痤疮,甚至出现不育。21-OHD 男婴在出生时表现正常,严重失盐是其潜在致死原因。单纯男性化患儿在 2~3 岁时即可出现性早熟,表现为异常快速的生长,痤疮,声音变粗,出现阴毛和腋毛,男性患儿阴茎增大,女性患儿呈现异性性早熟。男性和女性均在幼年期开始出现线性生长伴骨龄增长加速,过早的骨骺闭合会导致成年身材矮小。男性可能出现睾丸内肾上腺残留。

2. 非典型 21-OHD

非经典型 21-OHD 患者可无明显症状,仅呈不同程度的高雄激素血症表现,也可仅表现为生长加速和骨龄快速进展。

诊断

根据临床表现、生化和激素检测综合诊断,必要时进行基因检测确诊。特征性的血清激素改变包括皮质醇水平降低、ACTH 水平升高、雄激素水平升高(女孩和青春前期男孩的雄烯二酮和睾酮升高)和 17-OHP 水平升高。如果 17-OHP 水平升高不显著,可行促肾上腺皮质激素(ACTH)刺激试验。*CYP21A2* 基因检测可协助诊断、指导遗传咨询。

需要与以下疾病区分:类固醇生成急性调节蛋白缺陷症、胆固醇侧链裂解酶缺陷症、3β-羟类固醇脱氢酶缺陷症、11β- 羟化酶缺陷症、P450 氧化还原酶缺陷症、17α- 羟化酶 /17,20 裂链酶缺陷症、17β- 羟类固醇脱氢酶缺陷症、先天性肾上腺发育不良、儿童肾上腺皮质肿瘤、芳香化酶缺陷症、艾迪生病、内源性或外源性雄激素过量引起的男性化;46,XX 性发育异常等。

遗传咨询与产前诊断

对于父母均为携带者的家庭,如果高度怀疑胎儿为患者,可尽早进行无创性孕妇血浆游离胎儿 DNA 检测确诊,有助于女性胎儿在外生殖器发育前开始产前治疗,同时防止对男性胎儿不必要的激素替代。由于 21-OHD 患者预后良好,目前临床并不常规推荐产前诊断。

治疗

21-OHD 的治疗原则是:补充糖皮质激素和盐皮质激素的不足,抑制过多的肾上腺雄激素生成,并保持与健康儿童相似的生长和发育进程。经典型患者须口服皮质类固醇激素以纠正糖皮质激素缺乏。未停止生长的患者选用氢化可的松治疗,停止生长后的患者可选用泼尼松等半衰期相对长的制剂治疗。非经典型患者可只在出现症状时进行糖皮质激素治疗。失盐型患者需补充盐皮质激素氟氢可的松和氯化钠,以维持水盐代谢平衡。外生殖器男性化严重的女性患者需行手术重建。

预后

21-OHD 长期预后良好,但需要定期监测、规律随诊、终身替代治疗。

（聂 敏 伍学焱）

参考文献

［1］中华医学会儿科学分会内分泌遗传代谢病学组 . 先天性肾上腺皮质增生症 21- 羟化酶缺陷诊治共识 . 中华儿科杂志,2016,54(8):569-576.

［2］顾学范,周建德,叶军,等 . 上海地区新生儿先天性肾上腺皮质增生症的筛查 . 中华预防医学杂志,2002,36(1):16-18.

［3］Melmed S,Polonsky K,Larsen PR,et al. Williams Textbook of Endocrinology (13th Edition) Hardcover ISBN:9780323297387,eBook ISBN:9780323341578.

［4］Mass Screening Committee;Japanese Society for Pediatric Endocrinology;Japanese Society for Mass Screening,Ishii T,Anzo M,Adachi M,et al. Guidelines for diagnosis and treatment of 21-hydroxylase deficiency (2014 revision).Clin Pediatr Endocrinol,2015,24(3):77-105.

［5］Speiser PW,Azziz R,Baskin LS,et al. Endocrine Society. Congenital adrenal hyperplasia due to steroid 21-hydroxylase deficiency:an Endocrine Society clinical practice guideline. J Clin Endocrinol Metab,2010,95(9):4133-4160.

2

白化病
albinism

定义

白化病是一种常染色体隐性遗传性皮肤病,表现为皮肤、毛发、眼睛的部分或完全的色素缺失。本病有遗传异质性,与黑素形成及转运相关的多种基因均可以导致疾病表型的发生。

同义词

眼皮肤白化病,白斑病,先天性色素缺乏。

病因和发病率

泛发性白化病(oculocutaneous albinism,OCA)分为 OCA1-7 七型。OCA1 型又分为两个亚型,OCA1A 和 OCA1B。两亚型在出生时不能区分,二者均有 TYR(tyrosinase 酪氨酸酶)基因的突变,导致酪氨酸酶活性改变引起临床表型的发生,但 OCA1A 酪氨酸酶活性完全缺失。眼睛皮肤完全缺乏黑色素,OCA1B 酪氨酸酶活性显著下降,但没有缺失。OCA2 型由 OCA2 基因突变产生,该基因编码黑素小体膜上的转运蛋白。此型随年龄增长色素增加,故又称不完全性白化病。OCA3 型是位于 9 号染色体的酪氨酸相关蛋白 1(TRP1)突变导致,仅见于黑种人,产生褐色色素,故头发皮肤为浅褐色或褐色。OCA4 突变基因为 MATP(SLC45A2),编码影响黑素合成的转运蛋白。OCA5(615312)基因定位区域为 4q24。OCA6 突变基因为 SLC24A5,属于钾离子依赖的钠钙交换蛋白的一种。OCA7 突变基因为 C10orf11,编码富含亮氨酸重复单位的蛋白,影响黑素细胞的分化。眼白化病为 X 连锁遗传病,定位基因为 GPR143,产物 OA1 是一种 G 蛋白受体,介导细胞间的物质运输和信号转导,其功能障碍引

4

起黑色素小体生长失控诱发病变。

人群中发病率为 5/10 万 ~10/10 万,患者以有黄种人、黑种人居多,非洲一些国家发病率可以达到 1/1400,中国人群发病率约为 1/18 000。

临床表现

分为泛发性白化病和局限性白化病两种。泛发性白化病又分为 OCA1-7 型。患者出生即有临床表现,因全身皮肤色素缺乏,皮肤毛细血管显露,皮肤薄而柔软,呈白色及红色,并伴有不同程度的血管扩张。患者对紫外线高度敏感。常出现日光性皮炎、光化性唇炎、基底细胞癌及鳞状细胞癌等疾病。毛发呈纯白、银白、黄色、金色或茶色。眼睫毛及眉毛呈白色或淡黄色。视网膜、虹膜颜色减退,瞳孔颜色减退。白天畏光明显,夜视正常,同时还可以伴有其他视觉改变,如视野敏锐度下降、视网膜中央凹发育不良、视交叉处神经路径改变、眼球震颤。部分白化病局限于眼部,又称眼白化病,为性联隐性遗传,女性多见,症状相对较轻,但眼部视网膜和虹膜黑素完全或部分缺失,发生眼球震颤及高度近视。组织病理可见表皮黑素细胞数目及形态正常,但银染缺乏黑素。电镜下可见黑素细胞,而无成熟黑素颗粒。

诊断

根据泛发性或局限性皮肤及毛发色素脱失、眼部色素脱失、眼震颤等临床表现易于诊断。

白化病主要需与以下疾病进行鉴别:

1. 白癜风　本病为后天发病,色素脱失斑,其周围有着色过深的边缘,随病情变化白斑的形态可以增多、减少或消失。

2. 脱色性色素失禁症　皮疹局限性累及躯干四肢,表现为泼墨样色素减退斑,单侧分布。病变局部可呈凹陷性萎缩或隆起。

遗传咨询及产前诊断

产前诊断主要包括以下几种方式。

1. 通过胎儿头皮或皮肤毛囊活检电镜诊断。

2. 通过胎儿镜直接观察诊断,方式为在孕 19~27 周,在 B 超引导下于羊水池最深处应用胎儿镜进入羊膜腔,观察胎儿头发颜色,进行白化病产前诊断。

3. 产前基因诊断,首先明确家系中基因突变,然后通过羊膜腔穿刺获得羊水细胞,提取胎儿基因组 DNA 进行分析,从而达到产前诊断的目的。

治疗

治疗的目的是缓解疾病症状,避免强烈日光照射,出门时应撑伞或戴墨镜,以保护眼睛,减轻畏光,同时涂防晒霜,以防止皮肤过早光老化。视力及视野改变可以通过佩戴眼镜纠正。眼肌病变可以通过外科手术矫正。

预后

白化病通常不影响寿命,但光敏感会限制患者户外活动。

（刘佳玮　马东来）

参考文献

［1］ Montoliu L,Grønskov K,Wei AH,et al. Increasing the complexity:new genes and new types of albinism. Pigment Cell Melanoma Res,2014,27(1):11-18.

［2］ Grønskov K,Ek J,Brondum-Nielsen K. Oculocutaneous albinism. Orphanet J Rare Dis,2007.2,2:43.

［3］ Rosenmann A,Bejarano-Achache I,Eli D,et al. Prenatal molecular diagnosis of oculocutaneous albinism(OCA) in a large cohort of Israeli families. Prenat Diagn,2009,29(10):939-946.

［4］ 龙燕,刘俊涛. 白化病产前诊断的研究进展. 实用妇产科杂志,2009,25(12):705-706.

3

Alport 综合征
Alport syndrome

定义

Alport 综合征是一种遗传性肾小球疾病,为编码Ⅳ型胶原蛋白 α-3 链、α-4 链和 α-5 链的基因突变导致基底膜病变,进而出现血尿、蛋白尿及肾功能进行性下降,常伴发感音神经性听力损失和眼部异常。

同义词

遗传性肾炎。

病因和发病率

编码Ⅳ型胶原家族蛋白的数个基因发生突变,使其 α-3 链、α-4 链或 α-5 链的异常,继而导致肾小球、眼部及内耳的基底膜Ⅳ型胶原结构和功能损害而致病。常见的遗传方式依次为 X 连锁遗传(80%~85%)、常染色体隐性(15%)和常染色体显性遗传(5%);常染色体隐性遗传与 X 连锁遗传的 Alport 综合征患者临床表现和病程转归相似。

美国报道 Alport 综合征的基因频率为 1/10 000~1/5 000。但由于缺乏大样本流行病学数据,发病率尚不清楚。男性和女性中的发病率及病情轻重与突变基因类型有关,X 连锁遗传者,男女均可发病,但女性发病率高于男性、男性病情较女性重。

临床表现

Alport 综合征可于儿童期早期起病,典型的临床表现包括肾脏、眼部改变及听力受损。

肾脏表现为血尿、蛋白尿且伴随肾功能进行性恶化,听力改变为感音神经性听力损失,并随病程逐渐加重,眼部异常包括前锥形晶状体、视网膜中心凹区域周围的白色或黄色颗粒。常有家族史,常染色体隐性遗传患者或 X 连锁遗传的男性患者,病情进展较快,常于 16~35 岁进入终末期肾病;而常染色体显性遗传和 X 连锁遗传的女性患者多数病程较为缓慢,肾功能衰竭出现较晚。少数患者还可出现平滑肌瘤,可累及呼吸道、胃肠道及女性生殖道;偶有动脉瘤病变、面中部发育异常及精神发育迟滞。

诊断

诊断依靠临床表现、组织病理、家系分析及基因诊断。临床表现包括:①儿童起病的慢性肾病,镜下血尿或反复发作的肉眼血尿、蛋白尿,早期肾功能正常,但随时间推移逐渐恶化并在中年进展至终末期肾病,病程中可逐渐出现血压升高;②听力丧失,早期表现为高频范围听力下降,随病程进展听力下降范围逐渐扩大;③可有视力下降,眼科检查可发现前锥形晶状体、双侧视网膜中心凹区域周围的浅表性白色或黄色颗粒。组织病理改变:①肾脏活检发现 GBM 出现广泛的增厚、变薄以及致密层纵裂分层等特征;②皮肤活检,进行Ⅳ型胶原免疫染色,可发现Ⅳ型胶原 α-3 链、α-4 链和(或)α-5 链缺失或异常分布。存在血尿及慢性肾衰竭家族史者,高度提示本病,确诊需要检测 *COL4A3*、*COL4A4* 或 *COL4A5* 基因缺陷。

需与表现为血尿、蛋白尿及肾功能损害的慢性肾小球肾炎,尤其是 IgA 肾病和薄基底膜肾病鉴别。可通过家族史、听力检测及眼科检查、皮肤或肾脏活检进行鉴别。如同时存在肾炎、感音性耳聋病史及家族史者,还需与 Epstein 综合征 /Fechtner 综合征进行鉴别,这两类疾病为 22 号染色体编码非肌肉肌球蛋白重链 9(MYH9)的基因突变所致,可通过基因诊断鉴别。

遗传咨询与产前诊断

Alport 综合征患者可进行产前诊断和遗传咨询。如有明确的家族史,推荐产前诊断。

治疗

Alport 综合征暂无根治疗法,目前治疗以支持和肾脏替代治疗为主。

1. 非特异性药物干预 肾素 - 血管紧张素系统(RAS)抑制剂可以通过抑制 RAS 活化、调整管球反馈降低肾小球高滤过而减少蛋白尿,延缓肾小球硬化和疾病进展。但需要监测血钾是否升高和肾功能是否快速进展,避免药物副作用。

2. 肾脏替代治疗 对于进展到终末期肾病的患者,需进行肾脏替代治疗,可选择血液透析、腹膜透析及肾脏移植。肾移植术后需警惕发生抗肾小球基底膜病。

3. 患者管理 包括疾病多学科综合管理,建议在肾脏内科、耳鼻喉科及眼科规律随诊,定期评价患者慢性肾病并发症、听力及视力改变。避免肾毒性药物、耳毒性药物,避免长期暴露高噪音环境。

预后

Alport 综合征预后与遗传方式、基因突变类型有关,需要定期监测靶器官损害程度、规律随诊,进入终末期肾病后需肾脏替代治疗。X 连锁遗传及常染色体隐性遗传型患者接受肾移植后可能会发生抗肾小球基底膜肾炎,需定期监测。

(郑　可　李雪梅)

参考文献

[1] 王海燕.肾脏病学.第2版.北京:人民卫生出版社,2012.

[2] Maarten W. Toal,Glenn M. Chertow,Philip A.Marsden,et al. Brenner and Rector's The Kidney. 9th Edition. Saunders,2011.

[3] Savige J,Gregory M,Gross O,et al. Expert guidelines for the management of Alport syndrome and thin basement membrane nephropathy. J Am Soc Nephrol,2013,24(3):364-375.

[4] Zhang Y,Ding J. Renal,auricular,and ocular outcomes of Alport syndrome and their current management. Pediatr Nephrol,2018,33(8):1309-1316.

4

肌萎缩侧索硬化
amyotrophic lateral sclerosis

定义

肌萎缩侧索硬化（amyotrophic lateral sclerosis，ALS）是一种病因未明、主要累及大脑皮质、脑干和脊髓运动神经元的神经系统变性疾病。ALS 的主要临床特点是进行性发展的骨骼肌无力、萎缩、肌束颤动、延髓麻痹和锥体束征。好发年龄一般多为中老年，生存期通常 3~5 年。

同义词

运动神经元病，Lou Gehrig 病。

病因和发病率

散发 ALS 的发病机制尚不清楚。ALS 的发病可能是基因与环境共同作用的结果。目前有关 ALS 致病基因大约 20 余种，其中较为常见的 ALS 发病相关基因包括 *SOD1*、*TDP-43*、*FUS* 和 *C9ORF72* 四种，在欧美，这四种基因可解释 60%~80% 的家族性 ALS。在我国，家族性 ALS 中 SOD1 突变占 27.9%、FUS 7.1%，TARDBP 3.0%、C9orf72 2.2%，散发性 ALS 中 SOD1 突变占 1.3%、FUS1.9%，TARDBP 0.5%、C9orf72 0.4%。其他可能的发病机制包括 RNA 加工异常、谷氨酸兴奋性毒性、细胞骨架排列紊乱、线粒体功能障碍、病毒感染、生长因子异常、炎症反应等。

欧洲及美国发病率约为 3/10 万 ~5/10 万人。发病率/患病率随着年龄增加而增高。约 10%ALS 患者为家族性，余 90% 为散发性。欧美的平均发病年龄为 58~63 岁，我国 ALS 的平均发病年龄为 52.4 岁，男女比例为 1.6：1。

临床表现

ALS通常隐袭起病,逐渐发展,临床主要表现为面肌和延髓支配肌、四肢和躯干肌肉进行性无力和萎缩,常伴有肌束颤动,查体可见腱反射活跃或亢进,病理征阳性。眼肌和括约肌功能一般并不受累。无感觉障碍。部分患者可以表现有不同程度的认知功能障碍,严重者可伴有额颞叶痴呆。发病后平均2~4年因呼吸衰竭死亡,但5%~10%的患者可以存活10年以上。

诊断

ALS诊断基本条件包括:①隐袭起病,进行性发展;②临床查体和(或)肌电图检查证实存在上下运动神经元同时受累的证据;③排除其他疾病。肌电图检查对于ALS的诊断至关重要。神经传导测定有助于与多种周围神经病鉴别,针电极肌电图检查有助于发现临床受累的区域,其价值等同于查体所见的肌肉萎缩无力,可协助早期诊断。影像学检查有助于排除其他疾病。

根据患者所出现症状、体征的解剖部位,可分为脑干、颈、胸和腰骶4个区域;根据临床和肌电图检查所证实的上、下运动神经元受累区域多少,可分为不同的ALS诊断级别(EI Escorial标准修订版)。①临床确诊ALS:通过临床或电生理检查,证实在4个区域中至少有3个区域存在上、下运动神经元同时受累的证据。②临床拟诊ALS:通过临床或电生理检查,证实在4个区域中至少有2个区域存在上、下运动神经元同时受累的证据。③临床可能ALS:通过临床或电生理检查,证实仅有1个区域存在上、下运动神经元同时受累的证据,或者在2个或以上区域仅有上运动神经元受累的证据。已经行影像学和实验室检查排除了其他疾病。

在ALS的诊断过程中,根据症状和体征的不同,需要与多种疾病进行鉴别,常见的有颈椎病、腰椎病、多灶性运动神经病、平山病、成人脊髓性肌萎缩、肯尼迪病、遗传性痉挛性截瘫、家族性运动神经元病等。

遗传咨询与产前诊断

自1990年以来,已发现 *SOD1*、*ANG*、*VAPB*、*VCP*、*SQSTM1*、*TARDBP*、*DCTN1*、*DAO*、*SETX*、*FUS*、*C9ORF72*、*ATXN2*、*OPTN*、*SCFD1*、*NEK1*、*C21ORF2* 等20多个基因突变。对于疑诊家族性ALS者,应充分详细询问先证者及其兄弟姐妹的病史,以及患者父母、祖父母的详细病史和其兄弟姐妹的病史,有无类似的肌无力萎缩的情况,并了解有无精神和智能异常的患者。对于发病年龄早、病程较长进展缓慢的患者以及有明确家族史的患者,可以根据情况进行基因检测。对于临床典型的散发性ALS,不推荐常规进行DNA基因突变的检测。

治疗

尽管 ALS 仍是一种无法治愈的疾病,但有许多方法可以改善患者的生活质量,早期诊断,早期治疗,尽可能地延长生存期。治疗上除了延缓病情发展和对症治疗的药物外,还包括营养管理、呼吸支持和综合治疗等。

1. 药物治疗

(1) 利鲁唑:化学名为 2- 氨基 -6(三氟甲氧基) - 苯并噻唑,该药可以在一定程度上延缓病情发展的药物,用法为 50mg,每日 2 次,口服。常见不良反应为疲乏和恶心,个别患者可出现肝转氨酶升高,需注意监测。当患者已经使用有创呼吸机辅助呼吸时,不建议继续服用。

(2) 其他药物:目前尚无其他证实能够延缓病情发展的药物。临床上常使用多种 B 族维生素等。另外,根据患者情况,可以选用不同的对症治疗药物以改善抑郁焦虑、失眠、流涎、肢体痉挛、疼痛等。

2. 营养管理

(1) 能够正常进食时应采用均衡饮食;吞咽困难时宜采用高蛋白、高热量饮食以保证营养摄入。进食软食、半流食,少食多餐。

(2) 当患者吞咽明显困难、体重下降、脱水或存在呛咳误吸风险时,应尽快行经皮内镜胃造瘘术(percutaneous endoscopic gastrostomy,PEG)。对于拒绝或无法行 PEG 者,可采用鼻胃管进食。

3. 呼吸支持　当 ALS 患者出现呼吸肌无力时,需要尽早考虑治疗的方法,与患者和家属就无创通气、有创通气以及后期的处理达成共识。在使用有创呼吸机辅助呼吸前,建议定期检查肺功能。

4. 综合治疗　ALS 患者治疗过程中,应注重多科协作,这涉及神经科、内科、心理科、康复科、营养科等,护理人员在其中也发挥着重要作用。

预后

运动神经元病的预后因不同的疾病类型和发病年龄而不同。原发性侧索硬化进展缓慢,预后良好;部分进行性肌萎缩,连枷臂、连枷腿患者的病程可以维持较长时间稳定,但不会改善;肌萎缩侧索硬化、进行性延髓麻痹以及部分进行性肌萎缩患者的预后差,并且持续性进展,多于 5 年内死于呼吸肌麻痹或肺部感染。

(刘明生)

参考文献

[1] Brown RH，Al-Chalabi A. Amyotrophic Lateral Sclerosis. N Engl J Med，2017，377（2）：162-172.

[2] Brooks BR，Miller RG，Swash M，et al. For the World Federation of Neurology Research Committee on Motor Neuron Disease. EI Escorial revisited：revised criteria for the diagnosis of amyotrophic lateral sclerosis. Amyotrophic Lateral Sclerosis，2000，1：293-300.

[3] Liu MS，Cui LY，Fan DS，Chinese ALS association. Age at onset of amyotrophic lateral sclerosis in China. Acta Neurologica Scandinavica，2014，129：163-167.

[4] Ludolph A，Drory V，Hardiman O，et al. A revision of the El Escorial criteria-2015. Amyotroph Lateral Scler Frontotemporal Degener，2015，16：291-292.

[5] 中华医学会神经病学分会 . 中国肌萎缩侧索硬化诊断和治疗指南 . 中华神经科杂志，2012，45：531-533.

[6] Zou ZY，Liu MS，Li XG，et al. The distinctive genetic architecture of ALS in mainland China. J Neurol Neurosurg Psychiatry，2016，87（8）：906-907.

5

天使综合征
angelman syndrome

定义

天使综合征(angelman syndrome,AS)是一种由于母源15q11-13染色体区域的*UBE3A*基因表达异常或功能缺陷引发的神经发育障碍性疾病。主要表现为精神发育迟滞,语言、运动或平衡发育障碍、快乐行为、癫痫等。

同义词

快乐木偶综合征(happy puppet syndrome)。

病因和发病率

母源*UBE3A*基因的表达或功能缺陷导致天使综合征。天使综合征已明确的分子遗传机制有4种:母源15q11-13缺失、父源15号染色体存在单亲二体(uniparental disomy,UPD)、母源15q11.2-q13印记缺陷(imprinting defect,ID)和母源*UBE3A*基因发生致病突变。四种分子机制都导致了母源*UBE3A*基因的失功能。

*UBE3A*基因编码的泛素蛋白连接酶E3A参与了泛素化途径,对特定蛋白进行降解。在人类胎儿脑组织和成人额叶皮质中,*UBE3A*基因主要表现为母源表达,父源甲基化。正常情况下,神经系统由功能性泛素-蛋白酶体系统进行平衡或维持,当*UBE3A*失功能时则可能影响该系统。另外,泛素-蛋白酶体系统对细胞功能也至关重要,包括信号转导、细胞周期进程、DNA修复和转录调节。然而,该疾病的具体病理生理机制尚不完全清楚。

天使综合征在欧美人群患病率约为1/12 000~1/24 000。我国多为散发报道,尚无相关流行病学调查报告。

临床表现

天使综合征的特征是智力发育迟滞、严重的语言障碍、步态共济失调和(或)肢体颤抖，同时伴有不恰当的快乐行为，其中包括频繁大笑、微笑和易兴奋。小头畸形、特征性脑电图及癫痫发作也很常见。发育迟滞首先在 6 个月左右出现；然而，AS 的独特临床特征直至 1 岁之后才会变得明显。患者常常需要数年时间才能得到明确诊断。

诊断

符合天使综合征临床诊断标准共识和(或)分子遗传学检测结果表明母源 UBE3A 等位基因存在表达或功能缺陷时，即可给予诊断。

天使综合征临床诊断共识标准包括一致性表现(几乎全部患者出现的经典表现)、经常性表现(超过 80% 患者出现的表现)以及相关性表现(少于 80% 患者出现的表现)。一致性表现包括重度发育迟滞、言语障碍、运动或平衡障碍，通常是步态障碍和(或)肢体颤动、行为独特包括频繁大笑 / 微笑；明显的快乐举止、易兴奋性，往往伴有手颤和运动过度行为等。经常性表现包括头围发育延迟、癫痫发作以及特征性异常脑电图(大波幅慢、尖波)。相关性表现包括平枕 / 枕骨凹陷、下颌突出、宽嘴、齿缝稀疏、频繁流口水、过多的嘴部动作、肤色及发色浅淡、运动时屈曲手臂、睡眠障碍等。

遗传学检测首先选择的是 DNA 甲基化分析，这类方法包括甲基化多重连接依赖式探针扩增技术(MS-MLPA)、甲基化 PCR (MS-PCR) 等，可诊断母源 15q11.2-q13 缺失、父源单亲二体(UPD)或印记缺陷(ID)所致的天使综合征。如果 DNA 甲基化分析结果正常则可以考虑进行 UBE3A 基因序列分析。SNP-array 芯片分析可以检测 15 号染色体的微缺失和 UPD，但无法从技术上甄别天使综合征和 Prader-Willi 综合征，需结合临床进行诊断。天使综合征婴儿通常存在非特异性精神运动发育迟滞和(或)癫痫；因此，鉴别诊断往往具有广泛性和非特异性，包括脑瘫、静态性脑病或线粒体脑肌病等。目前认为，天使综合征需要与如下疾病进行鉴别诊断：Mowat-Wilson 综合征、Pitt-Hopkins 综合征、Christianson 综合征、Prader-Willi 综合征、2q23.1 微缺失、22q13.3 缺失综合征、男性 MECP2 重复、腺苷酸琥珀酸裂解酶缺乏症、与低甲硫氨酸和高同型半胱氨酸血症相关的亚甲基四氢叶酸还原酶(MTHFR)缺乏症、先天性糖基化障碍、Kleefstra 综合征、HERC2 相关的认知障碍、WAC 相关的智力残疾等。另外，当女性患儿表现为癫痫、获得性小头畸形和严重言语障碍时，则需要与 Rett 综合征进行鉴别诊断。

遗传咨询与产前诊断

患者获得分子诊断后，应进一步明确其分子遗传机制，以进行遗传咨询。天使综合征患者同胞患病的再发风险取决于先证者的分子遗传类型,详见表 1。同时,产前检查应在明确告知胎儿再发风险之后方可进行。

表 1　天使综合征的分子遗传类型及患者同胞的再发风险

分子遗传类型	AS 比例	遗传机制	同胞患病再发风险
Ⅰa	65%~75%	母源 15q11-13 的 5-7Mb 缺失	<1%
Ⅰb	<1%	涉及母源 15q11-13 的染色体不平衡易位或小缺失	如果母亲也携带,再发风险为 50%
Ⅱa	3%~7%	父源 UPD	<1%
Ⅱb	<1%	亲代易位所致的父源 UPD	如果父亲存在 15∶15 染色体罗伯逊易位,则风险接近 100%
Ⅲa	0.5%	IC 缺失所致的 ID	如果母亲也携带 IC 缺失,则风险高达 50%
Ⅲb	2.5%	未见 IC 缺失的 ID	<1%
Ⅳ	11%	UBE3A 基因致病性变异	如果母亲也携带该致病变异,则风险高达 50%
Ⅴ	10%~15%	"其他" - 未发现已证实的基因异常	风险不确定

IC.Imprinting center,印记中心

治疗

迄今尚无特效治疗。目前主要是针对临床表现进行积极的对症及支持治疗,有助于提高 AS 患儿的生活质量。比如,当新生儿出现喂养困难时,需要采用特殊奶嘴和其他方法管理患儿吮吸能力弱或不协调的情况;使用抗癫痫药物治疗癫痫发作;而对于出现社会破坏性或自我伤害等不良行为的患儿,建议采用行为疗法进行干预;利用胸腰椎夹克和(或)手术干预治疗脊柱侧凸。应在适当的时候尽早使用辅助沟通工具,如图片卡或交流板,以改善患儿言语障碍的情况。同时,有一些基因治疗正在积极开展中,比如利用端粒酶抑制剂和反义寡核苷酸激活沉默父源 UBE3A 等位基因,以期达到增加父源 UBE3A 等位基因的表达,补充母源 UBE3A 等位基因缺陷,以达到疾病治疗的目的。

预后

总体上,年轻患者的身体健康状况良好,但成年个体不能独立生活,仍然可能出现癫痫发作。随着年龄的增长,脊柱侧凸变得更为常见。暂无患者寿命相关的数据,但似乎接近正常个体。

(白晋丽　宋　昉)

参考文献

［1］Jiang Y,Lev-Lehman E,Bressler J,et al. Genetics of Angelman syndrome. Am J Hum Genet,1999,65:1-6.

［2］Clayton-Smith J,Pembrey ME. Angelman syndrome. J Med Genet,1992,29:412-415.

［3］Dagli A,Buiting K,Williams CA. Molecular and clinical aspects of Angelman syndrome［J］. Mol Syndromol,2012,2(3-5):100-112.

［4］Williams CA,Beaudet al,Clayton-Smith J,et al. Angelman syndrome 2005:updated consensus for diagnostic criteria［J］. Am J Med Genet A,2006,140(5):413-418.

［5］Bai JL,Qu YJ,Jin YW,et al. Molecular and clinical characterization of Angelman syndrome in Chinese patients. Clin Genet,2014,85(3):273-277.

6

精氨酸酶缺乏症
arginase deficiency

定义

精氨酸酶缺乏症(arginase deficiency)是一类因精氨酸酶1(arginase 1,AI)缺陷而引起的尿素循环代谢障碍性疾病,为常染色体隐性遗传病,是尿素循环障碍中发病率最低的一类疾病,以高精氨酸血症为主要临床表现。

同义词

高精氨酸血症,精氨酸血症。

病因和发病率

精氨酸酶1是在尿素循环中的最后一步发挥作用的水解酶,将精氨酸水解为鸟氨酸和尿素。编码精氨酸酶1的 ARG1 基因突变是导致精氨酸酶缺乏症的病因,ARG1 基因突变后导致产生异常的精氨酸酶1。

ARG1 基因突变后形成的精氨酸酶1不能将精氨酸水解为鸟氨酸和尿素,氨不能形成尿素排出体外,高氨血症导致肝脏损害和脑病。同时精氨酸和精氨酸代谢产物在体内堆积又产生神经毒性作用。与其他尿素循环障碍疾病相比,精氨酸血症患者中高氨血症程度相对较轻,原因可能与精氨酸酶1的同分异构体精氨酸酶2的代偿作用有关。

精氨酸酶缺乏症,在美国的新生儿发病率大约为1/1000 000~1/300 000。日本的发病率约为1/35 万。我国尚无相关流行病学调查报告。

临床表现

精氨酸酶缺乏症相关的症状不同于其他尿素循环障碍疾病。在大多数情况下,患有精氨酸酶缺乏症的婴儿在出生后的头几个月到 1 年内没有出现任何症状。多在 1~3 岁之间出现典型症状,表现为线性生长减缓的身材矮小、进行性痉挛性双侧瘫痪、认知功能落后并退化。小头畸形较常见,脑成像显示皮质萎缩。

患有精氨酸酶缺乏症的婴儿很少表现严重的高氨血症或高氨血症昏迷,这是有别于其他尿素循环障碍疾病的重要特征。但也因高蛋白饮食或感染或禁食等应激状态导致严重高氨血症,从而出现烦躁不安、嗜睡、拒绝进食、呼吸困难、运动障碍、呕吐甚至昏迷等症状。

诊断

根据患者的症状,如身材矮小、四肢进行性痉挛性瘫痪、认知功能落后或高氨血症表现(呕吐、嗜睡),可怀疑本病。实验室检查显示血氨、精氨酸升高,其中精氨酸水平高于正常 3 倍以上可提示本病。而红细胞精氨酸酶测试和 *ARG1* 基因分子检测是本病诊断的金标准。

需要鉴别诊断的疾病包括可引起高氨血症的其他尿素循环障碍性疾病、痉挛性脑瘫、雷氏综合征(Reye Syndrome)。与其他尿素循环障碍疾病相比,高精氨酸血症发病年龄相对较晚,临床症状相比较轻,急性高氨血症少见。

遗传咨询与产前诊断

精氨酸酶缺乏症为常染色体隐性遗传。通常情况下,患者双亲均为突变携带者,但不会发病。患者的每个同胞有 25% 的概率为患者,50% 的概率为无症状的突变携带者,25% 的概率为正常个体。

患者家庭通过基因检测,确定杂合子携带者,进行遗传咨询;如果患者的父母再次妊娠,可取羊水或绒毛膜标本提取 DNA 对胎儿完成基因检测。

治疗

精氨酸血症是尿素循环中治疗效果较好的一种类型,但和其他引起高氨血症的尿素代谢障碍疾病一样,降低血氨浓度,避免精氨酸摄入是治疗的关键。对于婴儿患者,则需要由包括代谢学专家在内的医疗团队进行综合管理。

主要措施包括:①以糖类和脂肪为主,限制蛋白质摄入,给予低精氨酸饮食,从而减少氮摄入和分解代谢,但也注意适当补充其他必需氨基酸摄入。蛋白质的完全限制不应超过 24~48h。②迅速纠正高氨血症:在急性期可采用血液透析治疗迅速降低血氨浓度。③增加氨的旁路代谢：采用氮清除剂（苯乙酸钠和苯甲酸钠）使得内源性氨以马尿酸和苯乙酰谷氨酰胺的形式从尿中排出，从而促进氨排泄。

预后

早期诊断有助于改善预后，预后还取决于疾病严重程度，治疗反应和个人饮食管理能力。

（陈晓丽　宋　昉）

参考文献

［1］https：//www.ncbi.nlm.nih.gov/books/NBK1159/

［2］https：//rarediseases.info.nih.gov/diseases/5840/arginase-deficiency#diseaseOverviewSection

［3］https：//rarediseases.org/rare-diseases/arginase-deficiency/ Arginase Deficiency

［4］顾学范.临床遗传代谢.北京：人民卫生出版社，2015.

7

窒息性胸腔失养症（热纳综合征）
asphyxiating thoracic dystrophy
(Jeune syndrome)

定义

热纳综合征（Jeune syndrome，JS）是一种主要影响骨骼的罕见疾病。常见症状和体征包括小而狭窄的胸腔、肋骨短，从而限制了肺部的生长和扩张，常发生导致危及生命的呼吸困难。其他骨骼异常包括四肢短小、骨盆形状异常、多指（趾）。也可能发生肾、肝、胰腺和视网膜的并发症。

同义词

婴儿胸腔失养症，胸腔盆骨指骨失养症。

病因和发病率

多数 JS 病例的致病原因不明。已经明确的 JS 致病基因有 *IFT80*、*DYNC2H1*、*WDR19* 和 *TTC21B*，这些基因都是在哺乳动物体内初级纤毛的结构和功能中起作用。已明确致病基因的 JS 病例属于常染色体隐性遗传性疾病，JS 被认为是一种遗传异质性疾病。

初级纤毛存在于身体的许多部位。初级纤毛作为机械感受器，参与组织生长和发育的信号通路。初级纤毛在骨骼发育过程中发挥重要作用，并在肾脏、肝胆系统和视网膜等许多组织器官发育中起作用。因而，JS 也被认为是纤毛异常导致的骨骼疾病。基因突变后如何影响纤毛发育和功能维持从而出现 JS 相关表型的具体机制尚不清楚。

在活产婴儿中，JS 的发病率大约在 1/13 万 ~1/10 万。目前已经报道的病例超过 120 例。

中国尚未见到 JS 发病率的报道。

临床表现

该疾病的严重程度和相关并发症的类型存在差异。所有 JS 病例均存在胸腔狭窄,胸廓可呈钟形或长而窄,呼吸窘迫通常由小而僵硬的胸腔引起。根据胸廓的类型和潜在的肺发育不良的程度,呼吸功能不全表现出不同程度和不同发病年龄。诊断 JS 的年龄与呼吸严重程度呈负相关。在严重的胸廓限制和钟形胸部的婴儿中,严重和致命的呼吸衰竭会出现在新生儿早期。在胸腔长而窄的婴儿中,轻度 JS 病例会发生轻度呼吸受累,最终导致慢性限制性肺病伴有反复呼吸道感染。JS 患者其他骨骼异常包括肋骨短、四肢短小、骨盆形状异常、短指、多指(趾)畸形等。

约 40% 的 JS 患者会出现肾脏并发症,患者肾功能衰竭的最早表现是无法浓缩尿液。其他症状包括多尿、蛋白尿、血尿素氮(BUN)和肌酐增加以及高血压。肾功能衰竭是 JS 患者在 3~10 岁之间死亡的主要原因。约不到 30% 的病例中发生了肝脏受累。表现为门静脉高压、肝大、胆汁淤积、结合高胆红素血症、肝硬化和转氨酶升高。JS 偶与眼睛发育异常相关,包括视神经发育不全、视网膜营养不良、视网膜色素异常、眼球震颤、近视和进行性视力障碍。

诊断

产前超声检查出现特征性体征和症状,可能提示胎儿患有 JS。出生后 JS 的诊断主要基于 X 线的辅助检查,包括严重的肋骨缩短、轻度肢体缩短、椎体正常、髂骨发育不良和三叉戟形髋臼。在一些家庭中,可以通过基因检测确诊。

JS 的诊断需与软骨发育不全,Ellis-van Creveld 发育不良和短肋骨多指综合征Ⅲ型和Ⅳ型相鉴别。

遗传咨询与产前诊断

当家庭中出现 JS 患儿,父母再生育时必须进行产前诊断和遗传咨询。妊娠 14 周时,产前超声检查能够识别出患有 JS 或类似骨骼发育不良的胎儿。产前超声检查显示 JS 的胎儿股骨长度与头围的比率比平均值低 3 个标准差。妊娠中期检查会发现 JS 胎儿颈部半透明、肺部发育不全、胸廓狭窄和胎儿呼吸运动减少。

明确致病基因的 JS 病例属于常染色体隐性遗传,当先证者检出相关的致病基因突变时,可对胎儿进行产前基因诊断。每次妊娠胎儿均有 25% 的概率为患者,50% 的概率为无症状的携带者,25% 的概率为正常个体。

治疗

该病的治疗重点是维持和支持呼吸功能。压力循环通气模式已被证明在克服 JS 中增加的气道阻力方面最有效。患有严重肺发育不全的婴儿可能需要高频通气以避免气压伤。应密切关注呼吸功能衰退的迹象。控制呼吸道感染,对患者进行抗菌治疗。JS 的矫正手术包括正中胸骨切开术,改良 Nuss 手术,肋骨牵张成胸矫形术,胸外侧扩张术和垂直可扩展假体钛肋骨(VEPTR)。为早期发现和治疗并发症,JS 患儿需要在出生后两年内进行常规体检。

预后

JS 患者的预后因人而异。多数患者在婴儿期死于呼吸衰竭或感染。2 岁后严重呼吸系统并发症的风险会降低。肾脏受累程度则是婴幼儿期以后患者存活的主要影响因素。少数患者可以活到青春期或成年期。

(谢 华 宋昉)

参考文献

[1] https://rarediseases.info.nih.gov/diseases/3049/jeune-syndrome.
[2] Poyner S E, Bradshaw W T. Jeune syndrome: considerations for management of asphyxiating thoracic dystrophy. Neonatal Network, 2013, 32 (5): 342-352.

8

非典型溶血尿毒症综合征
atypical hemolytic uremic syndrome

定义

溶血尿毒症综合征是指临床表现为微血管病性溶血性贫血、血小板减少和急性肾损伤的一组临床综合征。由产志贺毒素的大肠埃希菌所致者称典型溶血尿毒症综合征;其他病因所致者称非典型溶血尿毒症综合征(atypical hemolytic uremic syndrome,aHUS)。目前认为,先天性或获得性补体旁路异常是 aHUS 的主要致病机制。

同义词

非腹泻型溶血尿毒症综合征。

病因和发病率

aHUS 的发病机制,主要包括存在补体蛋白基因突变或补体蛋白抗体的易感个体,经触发事件(如感染或妊娠),引起补体替代途径不可抑制的持续激活,从而导致膜攻击复合物形成。进而导致肾脏内皮损伤、凝血级联活化和肾小动脉微血栓形成,继而引起微血管病性溶血性贫血、血小板减少及急性肾功能衰竭等临床表现。已知相关的致病基因包括补体旁路调节基因(如补体因子 H、补体因子 I 或 CD46)的功能丧失性突变,或效应基因(如补体因子 B 或 C3)的功能获得性突变。此外,约 8%~10% 的 aHUS 患者中存在补体因子 H 的自身抗体。

aHUS 患病率约为 7/100 万,多数 aHUS 存在补体相关因子的基因突变,6%~10% 的患者病因涉及补体蛋白抗体。部分 aHUS 还可继发于感染、药物、自身免疫病及遗传性钴胺素 C 代谢缺陷等。

临床表现

典型的临床表现包括微血管病性溶血性贫血、血小板减少及急性肾功能衰竭的共同特征。微血栓形成所导致的非免疫性红细胞破坏，血红蛋白水平常低于 80g/L，Coombs 试验阴性，外周血涂片可见红细胞碎片；血小板计数下降通常低于 $50×10^9$/L，但皮肤紫癜及活动性出血少见；急性肾功能损害的严重程度因人而异，部分患者需要透析支持，常伴血压升高。约 20%~30% 的患者存在 aHUS 家族史，约 60% 的患者成年起病。约 70%~80% 的患者存在激活补体旁路途径的诱因，如感染、妊娠等。

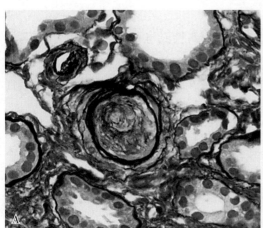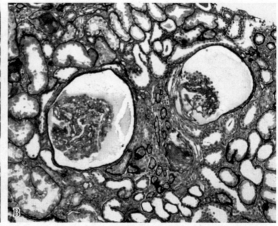

图 1　先天性补体 H 因子缺乏的患者肾穿刺活检病理

这是一例先天性补体 H 因子缺乏的患者，肾穿刺活检病理可见肾小动脉管壁增厚、呈洋葱皮样改变（图 1A），伴肾小球缺血皱缩（图 1B）

诊断

经典三联征（微血管病性溶血性贫血、血小板减少症和急性肾功能衰竭）是诊断 aHUS 临床依据。多数患者补体降低，但是血浆 C3、C4、CFB、CFH 和 CFI 水平正常不能排除 aHUS，如有阳性家族史、既往 HUS 发作史、特殊的发病时间（出生后 6~12 个月内、妊娠期或产后发病），原因不明或临床病程较短的患者，需要进一步筛查补体蛋白相关基因突变及补体因子抗体，如 CFH、CD46、CFI、C3、CFB、THBD、CFHR1、CFHR5 和 DGKE 等。由于患者经常同时存在遗传危险因素，所以筛查还应包括针对风险单倍型 CFH-H3 和 MCP 的基因分型。

需与以下疾病相鉴别：典型溶血尿毒症综合征，由产志贺毒素大肠埃希菌感染所致，主要累及 5 岁以下的儿童，但罕见于 6 个月以内，半数发生于夏季（6~9 月份），约 90% 的患者在 HUS 发生前 5~10 天有腹痛、腹泻、呕吐等消化道症状。

血栓性血小板减少性紫癜由先天性或获得性血管性血友病因子裂解酶（ADAMTS13）严

重缺乏所致。临床亦可表现为血栓性微血管病性溶血及血小板降低,常伴中枢神经系统症状,如癫痫、意识障碍、脑血管病等,肾脏受累相对轻,严重肾功能衰竭需要透析较少见,实验室检查示 ADAMTS13 活性异常低下。

遗传咨询与产前诊断

aHUS 通常存在遗传危险因素。不过在存在遗传危险因素的患者中,仅约 50% 发病,可根据病情及基因筛查结果,进行产前诊断和遗传咨询。

治疗

1. **对症支持治疗**　包括提供充足的营养支持,停用肾毒性或与 aHUS 发病相关的药物,按照需要输注红细胞和血小板,保持水电解质和酸碱平衡,适时透析支持等。

2. **阻断补体异常活化**　依库珠单抗(eculiczumab)是人源化 C5 单克隆抗体,通过结合补体蛋白 C5,阻断其裂解,从而阻止了末端补体成分 C5a 和膜攻击复合物 C5b-9 的生成,进而减少内皮损伤、血栓形成及后续的肾损伤。

3. **血浆置换**　有助于清除有缺陷的突变补体蛋白及自身抗体,并补充功能正常的补体蛋白。约 50% 的 aHUS 患者经血浆置换治疗后,肾功能改善及血液学缓解。

4. **肾移植**　进入终末期肾病的 aHUS 患者接受肾移植后,约 50% 会复发,并再次进入终末期肾病。

预后

aHUS 患者的临床病程和预后因受累补体成分严重程度而异,血浆置换和依库珠单抗的临床应用已经大大改善了患者的长期预后。

(乐　偲　陈丽萌)

参考文献

[1] George JN, Nester CM. Syndromes of thrombotic microangiopathy. N Engl J Med, 2014, 371(7):654-666.

[2] Jokiranta TS. HUS and atypical HUS. Blood, 2017, 129(21):2847-2856.

[3] Fox LC, Cohney SJ, Kausman JY, et al. Consensus opinion on diagnosis and management of thrombotic microangiopathy in Australia and New Zealand. Nephrology(Carlton), 2018, 23(6):507-517.

[4] Niaudet P, Boyer MG. Complement-mediated hemolytic uremic syndrome. UpToDate. UpToDate inc, 2018.

9

自身免疫性脑炎
autoimmune encephalitis

定义

自身免疫性脑炎(autoimmune encephalitis,AE)泛指一类由自身免疫机制介导的脑炎。AE 合并相关肿瘤者称为副肿瘤性 AE。

病因和发病率

AE 主要通过体液或者细胞免疫反应介导神经损伤。其中抗细胞表面蛋白抗体通常具有明确的致病性。抗 NMDAR 抗体可导致神经元表面的 NMDAR 可逆性的减少,并不引起神经元坏死。肿瘤和前驱感染事件可以是 AE 的诱因。

AE 患病比例约占脑炎病例的 10%~20%,估算年发病率为 1/100 000。抗 NMDAR 脑炎约占 AE 病例的 80%,其他 AE 相关抗体包括抗 GAD、CASPR2、IgLON5、AMPAR、2DPPX、D2R、GlyR、mGluR、MOG、GFAP、neurexin-3α、NCDN、Homer-3、Tr、PCA-2、PKC-γ 抗体等。

临床表现

主要症状包括精神行为异常、认知障碍、记忆力下降、癫痫发作、言语障碍、运动障碍、不自主运动,意识水平下降、自主神经功能障碍等。其他伴随症状包括睡眠障碍、CNS 局灶性损害、脑干、小脑症状以及周围神经和神经肌肉接头受累等。

临床可分为三种主要类型:①抗 NMDAR 脑炎:抗 NMDAR 脑炎是 AE 的最主要类型,其特征性临床表现符合弥漫性脑炎。②边缘性脑炎;以精神行为异常、颞叶癫痫和近记忆力障碍为主要症状,抗 LGI1 抗体、抗 $GABA_B$R 抗体与抗 AMPAR 抗体相关的脑炎符合边缘性脑炎。③其他类型 AE:包括莫旺综合征、抗 DPPX 抗体相关脑炎、抗 IgLON5 抗体相关脑病、自身免疫性小脑性共济失调等。

诊断

根据《中国自身免疫性脑炎诊治专家共识》的建议,AE 诊断标准如下:

1. **诊断条件**　包括临床表现、辅助检查、确诊实验与排除其他病因 4 个方面。

(1) 临床表现:急性或者亚急性起病(<3 个月),具备以下一个或者多个神经与精神症状或者临床综合征。

1) 边缘系统症状:近事记忆减退、癫痫发作、精神行为异常,3 个症状中的一个或者多个。

2) 脑炎综合征:弥漫性或者多灶性脑损害的临床表现。

3) 基底节和(或)间脑 / 下丘脑受累的临床表现。

4) 精神障碍,且精神心理专科认为不符合非器质疾病。

(2) 辅助检查:具有以下一个或者多个辅助检查发现,或者合并相关肿瘤。

1) 脑脊液异常:CSF 白细胞增多(>5×10⁶/L);或者脑脊液细胞学呈淋巴细胞性炎症;或者 CSF 寡克隆区带阳性。

2) 神经影像学或者电生理异常:MRI 边缘系统 T2 或者 FLAIR 异常信号,单侧或者双侧,或者其他区域的 T2 或者 FLAIR 异常信号(除外非特异性白质改变和卒中);或者 PET 边缘系统高代谢改变,或者多发的皮质和(或)基底节的高代谢;或者 EEG 异常:局灶性癫痫或者癫痫样放电(位于颞叶或者颞叶以外),或者弥漫或者多灶分布的慢波节律。

3) 与 AE 相关的特定类型的肿瘤,例如边缘性脑炎合并小细胞肺癌,抗 NMDAR 脑炎合并畸胎瘤。

(3) 确诊实验:抗神经元表面抗原的自身抗体阳性。抗体检测主要采用间接免疫荧光法(indirect immunofluorescence assay,IIF)。基于细胞底物的实验(cell based assay,CBA)具有较高的特异性和敏感性。应尽量对患者的配对的脑脊液与血清标本进行检测,脑脊液与血清的起始稀释滴度分别为 1:1 与 1:10。

(4) 合理地排除其他病因。

2. **诊断标准**　包括可能的 AE 与确诊的 AE。

(1) 可能的 AE:符合 A、B 与 D 三个条件。

(2) 确诊的 AE:符合 A、B、C 与 D 四个条件。

抗 NMDAR 脑炎诊断标准

根据《中国自身免疫性脑炎诊治专家共识》,确诊的抗 NMDAR 脑炎需要符合以下 A、B 与 C 三个条件:

A. 6 项主要症状中的 1 项或者多项　①精神行为异常或者认知障碍;②言语障碍;③癫痫发作;④运动障碍 / 不自主运动;⑤意识水平下降;⑥自主神经功能障碍或者中枢性低通气。

B. 抗 NMDAR 抗体阳性　建议以脑脊液 CBA 法检测抗体阳性为准。若仅有血清标本可供检测,除了 CBA 法结果阳性,还需要采用 TBA 与培养神经元进行 IIF 予以最终确认,低滴度的血清阳性（1∶10）不具有确诊意义。

C. 合理地排除其他病因

治疗

包括免疫治疗、对癫痫发作和精神症状的症状治疗、支持治疗、康复治疗等。

免疫治疗分为一线免疫治疗、二线免疫治疗和长程免疫治疗。一线免疫治疗包括糖皮质激素、静脉免疫球蛋白和血浆置换。二线免疫药物包括利妥昔单抗与静脉环磷酰胺，主要用于一线免疫治疗效果不佳的患者。长程免疫治疗药物包括吗替麦考酚酯与硫唑嘌呤等，主要用于复发病例，也可以用于一线免疫治疗效果不佳的患者和肿瘤阴性的抗 NMDAR 脑炎患者。抗 NMDAR 脑炎患者一经发现卵巢畸胎瘤应尽快予以切除。AE 患者如果合并恶性肿瘤，应由相关专科进行手术、化疗与放疗等综合抗肿瘤治疗。

预后

AE 总体预后良好。80% 左右的抗 NMDAR 脑炎患者功能恢复良好，病死率 2.9%~9.5%。抗 $GABA_BR$ 抗体相关脑炎合并小细胞肺癌者预后较差。

（关鸿志）

参考文献

［1］Graus F，Delattre JY，Antoine JC，et al. Recommended diagnostic criteria for paraneoplastic neurological syndromes. J Neurol Neurosurg Psychiatry，2004，75：1135-1140.

［2］Dalmau J，Tuzun E，Wu HY，et al. Paraneoplastic anti-N-methyl-D-aspartate receptor encephalitis associated with ovarian teratoma. Ann Neurol，2007，61：25-36.

［3］Graus F，Titulaer MJ，Balu R，et al. A clinical approach to diagnosis of autoimmune encephalitis. The Lancet Neurology，2016，15：391-404.

［4］关鸿志，孔维泽，彭斌，等 . 复发性抗 N- 甲基 -D- 天冬氨酸受体脑炎临床分析 . 中华医学杂志，2015，95：996-1001.

［5］中华医学会神经病学分会 . 执笔人：关鸿志，王佳伟 . 中国自身免疫性脑炎诊治专家共识 . 中华神经科杂志，2017，50（2）：91-98.

自身免疫性垂体炎
autoimmune hypophysitis

定义

自身免疫垂体炎(autoimmune hypophysitis,AH)是一类自身免疫介导的炎症侵犯下丘脑垂体及其邻近器官的罕见疾病,临床分为原发性和继发性AH。原发性AH按其组织学特点被分为:淋巴细胞性垂体炎(lymphocytic hypophysitis,LYH)、肉芽肿性垂体炎(granulomatous hypophysitis,GHy)、黄瘤病性垂体炎(xanthomatous hypophysitis,XaHy)、坏死性垂体炎、IgG4相关垂体炎(IgG4 related hypophysitis),其中LYH为最常见的类型。LYH特征性病理表现是大量淋巴细胞和浆细胞浸润,根据受累位置和程度的不同造成不同程度的垂体功能破坏,临床上表现为腺垂体功能低减、中枢性尿崩症,甚至出现下丘脑功能障碍相关临床表现。糖皮质激素等免疫抑制剂能够有效治疗大多数患者。

病因和发病率

AH是一种自身免疫介导的淋巴细胞和浆细胞浸润垂体组织,压迫和破坏正常垂体结构,甚至邻近组织器官,从而直接导致腺垂体和神经垂体功能的障碍。

AH是罕见的内分泌器官自身免疫疾病,缺乏大规模人群患病率和发病率的报道。有报道LYH年发病率约为1/9 00万。LYH好发于女性,特别是在妊娠中晚期及产后阶段,男女患者比例约为1:5,但也有儿童及老年患者的个例报道。

临床表现

患者临床表现多样,取决于疾病进展的速度、病变范围和严重程度,主要包含:

1. 鞍区占位效应 多数患者会因增大的垂体对鞍区及周围结构(如视交叉、海绵窦等)

造成压迫而产生症状以及由于炎症浸润本身而产生的作用。最常见的表现为剧烈头痛和进行性加重的视功能障碍,包括视力下降和视野缺损。

2. 腺垂体功能减退症 根据受累的程度不同,垂体的各个轴系会出现部分甚至全部功能低减的临床表现,如闭经、性功能低减、纳差、乏力、怕冷等。

3. 中枢性尿崩症 约70%以上患者会因为垂体后叶、垂体柄甚至下丘脑区受累出现多尿、烦渴和多饮等中枢性尿崩症的症状。部分患者因垂体柄阻断效应测定泌乳素水平升高。

4. 下丘脑综合征 当病变累及区域发展至下丘脑时会出现嗜睡、缺乏饱腹感、体重增加、渴感缺乏、体温波动、神志情绪障碍等临床表现。

5. 其他 患者可以合并其他自身免疫疾病,如慢性淋巴细胞性甲状腺炎,以及系统性红斑狼疮、干燥综合征等系统性自身免疫疾病,临床上出现相关表现。

诊断

AH诊断金标准是病变活检获得的组织学病理检查,但更多患者可通过临床表现、影像学、内分泌功能检查和糖皮质激素试验性治疗等综合评价做出临床诊断。需要注意与颅内生殖细胞肿瘤等病变以及免疫调节为靶点的抗肿瘤药物导致的继发性垂体炎相鉴别。

患者有以下临床特点应考虑LYH的可能:

1. 头痛、视力下降和(或)视野缺损等;

2. 中枢性尿崩症;

3. 部分或全部腺垂体功能低减;

4. 孕期或产后女性患者;

5. 影像学表现为垂体和(或)垂体柄对称性、均匀性增大,增强磁共振显示强化均匀;垂体柄增粗,但无偏移、垂体后叶高信号消失;视交叉受压、移位;硬脑膜增厚或硬脑膜尾征;

6. 自身免疫抗体阳性或伴有其他自身免疫病。

治疗

药理剂量的泼尼松(0.5~1mg/kg)等糖皮质激素是首选治疗,既可以缩小垂体占位,缓解压迫症状,部分患者垂体功能得以改善。病变控制后逐渐减量至停药,建议治疗周期超过6个月,以减少复发。部分患者需要联合甲氨蝶呤、环磷酰胺等免疫抑制剂的治疗。对于存在垂体功能低减的患者建议给予适当的生理替代治疗。肉芽肿性垂体炎、黄瘤病性垂体炎通常通过手术切除达到缓解压迫的症状。有报道病灶局部的放射治疗能够控制部分反复复发或难以控制病情的患者。

预后

患者如果诊断及治疗及时,可获得较好预后,如垂体前叶功能得到恢复、较低疾病复发率。但疾病自然进程中,也有出现永久性腺垂体功能减退症及 CDI 患者。

（朱惠娟）

参考文献

[1] Buxton N,Robertson I. Lymphocytic and granulocytic hypophysitis:a single centre experience. Br J Neurosurg, 2001,15(3):242-245,245-246.

[2] Wang S,Wang L,Yao Y,et al. Primary lymphocytic hypophysitis:Clinical characteristics and treatment of 50 cases in a single centre in China over 18 years. Clin Endocrinol(Oxf),2017,87(2):177-184.

[3] Howlett T A,Levy M J,Robertson I J. How reliably can autoimmune hypophysitis be diagnosed without pituitary biopsy. Clin Endocrinol(Oxf),2010,73(1):18-21.

[4] Caturegli P,Newschaffer C,Olivi A,et al. Autoimmune hypophysitis. Endocr Rev,2005,26(5):599-614.

[5] Rivera J A. Lymphocytic hypophysitis:disease spectrum and approach to diagnosis and therapy. Pituitary, 2006,9(1):35-45.

11

自身免疫性胰岛素受体病
autoimmune insulin receptopathy

定义

自身免疫性胰岛素受体病又称为 B 型胰岛素抵抗(type B insulin resistance,TBIR),是由于胰岛素受体自身抗体(IRA)导致的一种罕见病。常伴有系统性红斑狼疮等自身免疫性疾病。主要临床表现为糖代谢异常,包括极度胰岛素抵抗、高血糖、严重低血糖等;还表现为黑棘皮征、高雄激素血症和多囊卵巢综合征等。IRA 检测有助于明确诊断。

同义词

B 型胰岛素抵抗(TBIR)。

病因和发病率

TBIR 病因尚不明确,多认为是由于自身免疫紊乱导致了 IRA 的产生而致病。IRA 为多克隆 IgG,能与受体复合物的多个抗原位点结合。抗体呈单价与受体结合时,表现为竞争性抑制胰岛素与受体的结合导致严重胰岛素抵抗;呈二价时可表现为受体的激活作用导致低血糖。其造成胰岛素抵抗的机制可能为:①竞争性抑制胰岛素与受体结合;②降低胰岛素与受体的结合速率;③改变受体构象,影响受体活性;④加速受体降解,下调受体数量;⑤引起胰岛素错误结合胰岛素受体等。TBIR 致低血糖的发生机制可能为:①与抗体滴度变化有关;②抗体与受体结合激活酪氨酸激酶;③抗体的生物学特性改变,从激动效应向拮抗效应转变;④伴随的自身免疫性疾病导致胰岛素受体数量增加;⑤胰岛素受体适应性增殖等。

TBIR 好发于非洲裔美国女性。亚洲男女比例约为 2∶3。

临床表现

TBIR 多伴发一种或多种自身免疫性疾病,其中系统性红斑狼疮最为常见,约占 50%。临床表现包括糖代谢异常(胰岛素抵抗所致的高血糖和致命性低血糖)、黑棘皮症、高雄激素血症、多囊卵巢综合征等。

诊断

临床上出现严重高血糖、黑棘皮样改变、高雄激素血症、高胰岛素血症、严重胰岛素抵抗状态,同时合并某种自身免疫性疾病时需考虑 TBIR,确诊有赖于 IRA 检测。

鉴别诊断包括一系列严重胰岛素抵抗疾病,如 A 型胰岛素抵抗、矮妖精貌综合征、Rabson-Mendenhall 综合征、脂肪萎缩性糖尿病等。可根据临床表现、有无合并自身免疫性疾病、体貌特征等鉴别。

临床表现为低血糖时需与胰岛素瘤相鉴别。

治疗

目前 TBIR 尚无标准化治疗方案,仍停留在经验治疗层面。糖皮质激素是基础治疗,并根据病情给予个体化治疗方案。

1. 胰岛素抵抗及糖代谢异常的治疗　目标是将血糖控制在接近正常水平,常使用大剂量胰岛素治疗,可高达 5100U/d。此外,口服降糖药在一定程度上具有提高胰岛素敏感性而降低血糖的作用。曾有研究显示 TBIR 患者在经过二甲双胍治疗后血糖及胰岛素水平降低;接受曲格列酮治疗后,空腹高血糖得到改善,但胰岛素用量未减少;因此 TBIR 患者可在应用胰岛素并且无降糖药物应用禁忌证的情况下联合应用噻唑烷二酮和二甲双胍等口服药治疗。当患者出现继发于高血糖的低血糖时,大量糖皮质激素冲击治疗最为有效,常在 24h 内缓解,具体机制尚不清楚。

2. 免疫调节治疗　免疫调节治疗主要是针对系统性红斑狼疮等自身免疫性疾病的治疗。即在使用糖皮质激素治疗的基础上选用细胞毒药物,如环磷酰胺、硫唑嘌呤等;也有报道在使用糖皮质激素和细胞毒药物的基础上,血浆置换可使某些患者病情得到缓解。也有研究发现利妥昔单抗具有缓解 TBIR 病情的作用,但都处于探索阶段。

预后

B 型胰岛素抵抗预后差、病死率高。预后取决于基础的自身免疫性疾病的严重程度。

该病出现继发于高血糖的低血糖时,常提示预后不良。

（邓明群　肖新华）

参考文献

［1］Manikas ED,Isaac I,Semple RK,et al. Successful treatment of type B insulin resistance with rituximab. J Clin Endocrinol Metab,2015,100（5）:1719-1722.

［2］Bourron O,Caron-Debarle M,Hie M,et al. Type B Insulin-resistance syndrome:a cause of reversible autoimmune hypoglycaemia. Lancet,2014,384（9953）:1548.

［3］Flier JS,Kahn CR,Roth J,et al. Antibodies that impair insulin receptor binding in an unusual diabetic syndrome with severe insulin resistance. Science,1975,190（4209）:63-65.

［4］Eriksson JW,Bremell T,Eliasson B,et al. Successful treatment with plasmapheresis,cyclophosphamide,and cyclosporin A in type B syndrome of insulin resistance. Case report. Diabetes Care,1998,21（8）:1217-1220.

［5］Arioglu E,Andewelt A,Diabo C,et al. Clinical course of the syndrome of autoantibodies to the insulin receptor （type B insulin resistance）:a 28-year perspective. Medicine（Baltimore）,2002,81（2）:87-100.

12

β- 酮硫解酶缺乏症
beta-ketothiolase deficiency

定义

β- 酮硫解酶缺乏症（beta-ketothiolase deficiency，BKD）是罕见的常染色体隐性遗传病，由 β- 酮硫解酶缺乏导致异亮氨酸代谢障碍和肝外酮体分解减少引起，临床以血和尿液中酮体增加、酸中毒和有机酸尿症为主要特征。

同义词

线粒体乙酰乙酰基辅酶 A 硫解酶（T2）缺乏症。

病因和发病率

乙酰辅酶 A 乙酰基转移酶 -1（*ACAT1*）基因突变是导致 BKD 的病因。*ACAT1* 定位于 11q22.3。国内有 2 例患者已明确分子遗传学诊断，均由错义突变引起，目前尚无有关热点突变的详细报道。

β- 酮硫解酶在异亮氨酸分解反应的第六步中可使 2- 甲基 - 乙酰乙酰基辅酶 A 分解为乙酰辅酶 A 和丙酰辅酶 A，同时也在酮体分解和脂肪酸氧化过程中发挥重要作用。当基因突变引起酶活性降低或丧失时，异亮氨酸的正常分解代谢和肝外酮体利用受到阻滞，致使大量酸性中间代谢产物和酮体在血液、组织中积聚，严重者可因代谢性酸中毒和多脏器功能异常死亡。

自 1971 年第 1 例 BKD 患者被报道以来，全世界至今已报道患者超过百余例，该病的总体发病率约为 1/333 000~1/111 000，不同国家和地区存在较大差异。中国浙江省在对 1 861 262 名新生儿尿有机酸代谢筛查结果进行回顾分析后，发现 2 人诊断为 β- 酮硫解酶缺乏症，发病率为 1/960 600。

临床表现

患者临床表现变异较大,常见生长发育障碍、间歇发作酮症酸中毒、低血糖、拒乳、呕吐、腹泻、脱水等非特异性临床表现。可在禁食、胃肠道及上呼吸道感染、发热、应激或蛋白摄入过多后诱发急性发作,严重者可致认知功能损害、神经系统发育落后甚至死亡。患儿首次发作时的年龄多为 6~24 月龄,新生儿期通过血、尿代谢筛查诊断的患者早期可无症状。少数患者症状较轻甚至可无症状。

诊断

1. 酸中毒临床表现,经新生儿筛查确诊的患者可无临床表现。

2. 常规检测可见尿常规显示酮体阳性,血气分析 pH 降低,部分患者可有血糖明显升高或降低,血氨浓度升高。血常规及肝功能多无明显异常。

3. 血串联质谱检测酰基肉碱谱可见血 3- 羟基戊酰肉碱(C5OH)、3- 羟基丁酰肉碱(C4OH)及异戊烯酰肉碱(C5:1)浓度升高。

4. 尿有机酸气相质谱检测可见尿 2- 甲基 -3- 羟基丁酸、甲基巴豆酰甘氨酸及 3- 羟基丁酸明显升高。

5. 检测确定 *ACAT1* 突变。

此病需要与 C5OH 增高的其他有机酸血症相鉴别,包括 3- 甲基巴豆酰辅酶 A 羧化酶缺乏症,3- 羟 -3- 甲基戊二酸尿症,3- 甲基戊烯二酸尿症及多种羧化酶缺乏症。

遗传咨询与产前诊断

BKD 为常染色体隐性遗传,一般情况下患者的双亲均为致病突变携带者,但是没有表型。每次妊娠胎儿均有 25% 的概率为患者,50% 的概率为无症状的携带者,25% 的概率为正常个体。

对 BKD 高危家庭进行产前诊断是防止患儿在同一家庭中重现的重要手段。上海交通大学医学院附属新华医院近年来尝试利用串联质谱检测羊水中异戊烯酰肉碱(C5:1)及 3- 羟基戊酰肉碱(C5OH)水平,气相质谱检测羊水中 2- 甲基 -3- 羟基丁酸及甲基巴豆酰甘氨酸水平,同时配合羊水细胞的基因检测对胎儿做出分子遗传学诊断,取得了良好效果。

治疗

急性期应及时给予补液、纠酸等对症处理,解除发热、感染等诱发因素,静脉输入葡萄糖、左卡尼丁以减少蛋白质持续分解、保证热量供应,同时补充肉碱,促使患者体内蓄积的酸性代谢产物排出。病情缓解后应适当限制蛋白质摄入量,予高热量、低脂肪饮食,少量多餐,避免饥饿并口服补充左旋肉碱。另有研究报道,胰岛素对 BKD 患儿非糖尿病性酮症酸中毒的治疗确切有效。

预后

首次发作时若能得到及时诊断和恰当对症治疗,多数患儿可完全恢复并长期维持正常。否则,急性代谢性酸中毒可反复发作,严重者导致死亡,幸存者多遗留严重的神经系统后遗症。因此,急性期的个体化处理和诊断后定期随访对于获得良好的预后至关重要。

(姜 茜　宋 昉)

参考文献

[1] 洪芳,黄新文,张玉,等 . 浙江省新生儿有机酸尿症筛查及随访分析 . 浙江大学学报(医学版),2017,46(3):240-247.

[2] 顾学范 . 临床遗传代谢病[M]. 北京:人民卫生出版社,2015.6.

[3] 徐烽,韩连书,季文君,等 . 质谱技术联合基因分析进行 β- 酮硫解酶缺乏症的产前诊断 . 发育医学电子杂志,2018,6(1):25-29.

[4] Daum RS,Lamm PH,Mamer OA,et al. A 'new' disorder of isoleucine catabolism. Lancet,1971,2(7737):1289-1290.

[5] Nguyen KN,Abdelkreem E,Colombo R,et al. Characterization and outcome of 41 patients with beta-ketothiolase deficiency:10 years' experience of a medical center in northern Vietnam. J Inherit Metab Dis,2017,40(3):395-401.

13

生物素酶缺乏症
biotinidase deficiency

定义

生物素酶缺乏症(biotinidase deficiency,BTDD)是由于生物素酶基因(biotinidase,*BTD*)变异导致生物素酶活性下降,使依赖生物素的多种羧化酶的活性下降,导致线粒体能量合成障碍。出现代谢性酸中毒、有机酸尿症及一系列神经与皮肤系统损害等表现。根据生物素酶活性,BTDD 可分为完全性 BTDD(血清生物素酶活性低于正常对照的 10%)和部分性 BTDD(血清生物素酶活性为正常对照的 10%~30%)。

同义词

迟发性多羧化酶缺乏症。

病因和发病率

BTDD 为常染色体隐性遗传,*BTD* 是致病基因。蛋白结合状态的生物素需要在生物素酶的作用下解离成游离生物素才能发挥生理功能。游离生物素是多种羧化酶的辅酶,参与糖类、蛋白质和脂肪的代谢。当生物素酶活性降低,体内游离生物素生成不足,影响丙酰辅酶 A 羧化酶、丙酮酰羧化酶、乙酰辅酶 A 羧化酶和甲基巴豆酰辅酶 A 羧化酶的活性,进而影响体内营养物质的代谢,造成乳酸、丙酮酸、3- 羟基异戊酸、3- 甲基巴豆酰甘氨酸、甲基枸橼酸及 3- 羟基丙酸等异常代谢产物在血、尿中蓄积,导致一系列的临床症状。

BTDD 发病率约为 1/61 067。新生儿筛查数据显示,BTDD 人群携带者频率约为 1/120。

临床表现

BTDD 临床表现复杂多样,缺乏特异性,涉及神经、皮肤、呼吸、消化和免疫等多系统受累。

1. 完全性 BTDD ①早发型:患者常于生后 1 周至 10 岁间发病,平均发病年龄为 3.5 个月。患者既可症状单一,也可表现出多种神经和皮肤受累症状。最常见的神经系统症状为癫痫发作和肌张力减退。年龄较大的患者常出现共济失调和发育迟缓。部分患者可出现视力和听力的下降。皮肤表现可有皮疹,脱发和由免疫功能障碍引起的复发性病毒或真菌感染。此外,患者也可出现过度通气、喉部喘鸣和呼吸暂停等呼吸系统症状。②晚发型:患者常于青春期发病,表现为因进行性视神经病变而造成的突然视力丧失和痉挛性下肢瘫痪。

2. 部分性 BTDD 患者只在如感染等应激状态下发病,主要表现为张力减退、皮疹、脱发。

诊断

1. 皮疹、酸中毒及发育落后临床表现,新生儿筛查的患者可无临床表现;

2. 常规实验室检测在急性期出现酸中毒,全血细胞减少,电解质紊乱;

3. 血酰基肉碱谱检测提示血 3-羟基异戊酰肉碱(C5OH)增高,可伴有丙酰肉碱(C3)或 C3 与乙酰肉碱(C2)比值增高;

4. 尿有机酸分析丙酮酸、3-羟基丙酸、3-羟基丁酸、3-羟基异戊酸、3-甲基巴豆酰甘氨酸增高;

5. 生物素酶活性检测提示 BTDD 患者其生物素酶活性低于正常人 10%,严重者酶活性低于正常人 1%,部分缺乏型患者酶活性为正常人 10%~30%;

6. 基因检测:*BTD* 基因检测到突变。

需要与血 C5OH 增高的其他疾病鉴别,包括全羧化酶合成酶,3-甲基巴豆酰辅酶 A 羧化酶缺乏症,3-甲基戊烯二酸尿症,3-羟基-3-甲基-戊二酰辅酶 A 裂解酶缺乏症,β 酮硫解酶缺乏症等。

遗传咨询与产前诊断

BTDD 为常染色体隐性遗传,通常情况下患者的双亲均为致病变异携带者,但是不会发病。患者的每个同胞有 25% 的概率为患者,约 50% 的概率为无症状的携带者,25% 的概率为正常个体。

产前诊断包括分子遗传学检测和酶活性检测,前者适用于先证者 *BTD* 基因双致病变异明确的家系,后者可通过羊膜穿刺术获取羊水或培养的羊水细胞进行生物素酶活性检测。

治疗

终生口服生物素是本病的主要治疗方法。对于经新生儿筛查发现的症状前患者也需进行生物素治疗。对于重症患者,如合并代谢性酸中毒或高氨血症,尚需限制蛋白质,补充大量葡萄糖、左旋肉碱,纠正酸中毒。

预后

给予生物素,或含生物素在内的多种维生素的"鸡尾酒"疗法,可以在数小时到数天内纠正代谢紊乱,改善临床症状。但是视神经萎缩、听力丧失或发育迟缓等一些症状可能是不可逆的,需要其他的干预手段。

(曹延延　宋　昉)

参考文献

[1] 顾学范.临床遗传代谢.北京:人民卫生出版社,2015.

[2] http://www.genereviews.org

[3] Wolf B.Biotinidase deficiency:if you have to have an inherited metabolic disease,this is the one to have. Genet Med,2012,14(6):565-575.

14

心脏离子通道病
cardiac ion channelopathies

定义

由于心肌细胞离子通道功能障碍而导致的一大类疾病称为离子通道病（cardiac ion channelopathies，CICP），CICP 可分为遗传性和获得性两大类，遗传性 CICP 是由心脏特定的基因缺陷而导致的疾病，如长 QT 综合征（long QT syndrome，LQTS）、短 QT 综合征（short QT syndrome，SQTS）、Brugada 综合征（Brugada syndrome，BrS）、儿茶酚胺敏感型多形性室性心动过速（catecholaminergic polymorphic ventricular tachycardia，CPVT）等。该类疾病能引起多种恶性心律失常，最终导致患者晕厥、心脏骤停，甚至心源性猝死。

LQTS 是一种家族性疾病，多见于青年人，常由于发生尖端扭转型室速，甚至恶化转变为室颤而导致昏厥（晕厥）和猝死。心电图上心率校正的 QT 间期（QTc）大于 0.46s（女性）或 0.45s（男性）时要考虑本病可能。SQTS 是指心电图上 QT 间期短于正常范围（一般≤330ms），容易发展为房性/室性心动过速导致晕厥或者猝死为特征的一组疾病。BrS 是指心电图呈类右束支传导阻滞型、V1~V3 导联 ST 段抬高伴发晕厥或猝死的一组病征，该病为编码离子通道基因异常所致的家族性原发性疾病。CPVT 是一种具有遗传特征的原发性心电疾病，多发于无器质性心脏病、QT 间期正常的青少年，以运动或激动后出现双向性室性心动过速导致晕厥和猝死为特征。

病因和发病率

LQTS 中已有 13 种突变基因被发现，13 型 LQTS 依次对应 *KCNQ1*、*KCNH2*、*SCN5A*、*ANK2*、*KCNE1*、*KCNE2*、*KCNJ2*、*CACNA1C*、*CAV3*、*SCN4B*、*AKAP9*、*SNTA1* 和 *KCNJ5*。

目前已经发现 SQTS 的 7 种基因型，KCNH2（SQTS1），KCNQ1（SQTS2），KCNJ2（SQTS3），CACNA1C（SQTS4），CACNB2b（SQTS5），CACNA2D1（SQTS6）和 SCN5A（SQTS7）。

目前认为与 BrS 相关的基因有 *SCN5A*（*BrS1*），*GPD1-L*（*BrS2*），*CACNA1C*（*BrS3*），*CACNB2b*（*BrS4*），*SCN1B*（*BrS5*），*KCNE3*（*BrS6*），*SCN3B*（*BrS7*）和 *KCNJ8*（*BrS8*）。

目前发现与 CPVT 有关的突变基因有 *RyR2*（*CPVT1*），*CASQ2*（*CPVT2*），*CALM1*（*CPVT3*），*TRDN*（*CPVT4*）和 *KCNJ2*（*CPVT5*）。

LQTS 发病率估测为 1/2500 例活产婴儿。SQTS 极为罕见，主要影响青壮年或婴儿，具体发病率不详。由于 BrS 患者异常心电图表现往往是间歇性的，并有明显的区域性，很难估计患病率，远东国家患病率 1/800~1/700，欧洲和美国的患病率较低为 1/10 000~1/3300。欧洲国家 CPVT 的患病率为 1/10 000。

诊断

不同的离子通道病有各自的诊断标准，此处不详细描述。

遗传咨询与产前诊断

LQTS 最常表现为常染色体显性遗传，患病父母亲将基因突变传递给下一代的概率达 50%。BrS 为常染色体显性遗传，但很少进行产前诊断。可在具有高外显率和高致死性突变的 CPVT 家庭中进行产前诊断。

临床表现

LQTS 根据遗传类型和是否有感音神经性聋分为两种临床表型——Romano-Ward 综合征（RWS）和 Jervell-Lange-Nielsen 综合征（JLNS）。RWS 为常染色体显性遗传，临床多见，发病率约为 1/2000，主要表现为 QT 延长和晕厥或者致死性心律失常；JLNS 为常染色体隐性遗传，临床少见，这类患者临床表现除了 QT 延长和致死性心律失常外，还有感觉神经性耳聋症状。

SQTS 患者首次发病可早至出生后第 1 年，晚至 80 岁，最常见症状是心脏骤停，其次为心悸和晕厥。SQTS 容易合并心房纤颤。

室性快速性心律失常导致的心源性猝死和晕厥是 Brugada 综合征最重要的临床表现。

CPVT 多数患者在 10~20 岁出现症状，3 岁以前发病的患者非常罕见。运动或情绪激动引起的晕厥是其典型症状，但成年患者发生晕厥者相对较少。

治疗

主要为生活方式调整、药物治疗、器械治疗和其他治疗。

1. **生活方式调整**　包括避免激烈的体育活动或者过度劳累，均衡饮食；避免使用延长

QT 间期或者降低血钾的药物。

2. **药物治疗**　除非有其禁忌证外,否则对有症状的 QT 间期肯定延长的 LQTS 患者应该给予 β 受体阻滞。对于所有伴自发性或者明确应激诱导的室性心律失常的 CPVT 患者,也推荐使用 β 受体阻滞剂治疗。对于拒绝植入 ICD、存在植入 ICD 的绝对禁忌证或植入 ICD 会产生问题的极年轻患者以及因复发性室性心律失常导致 ICD 频繁放电的 SQT 患者,推荐使用可延长 QT 间期的药物奎尼丁。同样对于不适合植入(婴幼儿患者)或者不能、拒绝植入 ICD 的 Brs 患者,也可以考虑奎尼丁治疗。

3. **植入型心律转复除颤器(AICD)**　用于心脏停搏复苏者、合理 β 受体阻滞剂治疗中仍持续昏厥者以及 β 受体阻滞剂禁忌的 LQT 和 CPVT 患者。AICD 也是惟一有效预防 SQTS 和 Brs 患者猝死的治疗方法。

4. **其他**　对于上述治疗方法无效的 LQT 和 CPVT 患者可以考虑切除左侧高位胸交感神经节。

预后

如果能够得到正确诊断和治疗,LQTS 的预后通常是好的。一些特殊 LQTS 类型例外:蒂莫西综合征(Timothy syndrome,特征是 QT 间期显著延长,2：1 功能性房室传导阻滞和并指),携带 KCNQ1 突变的 *JLNS*,2：1 房室传导阻滞的 LQT3 以及极早期发生心律失常的 LQTS 患者。虽然 SQTS 患者确切的长期预后仍很难评估,但及时诊断和最佳治疗可改善预后。大多数 BRS 患者无症状,20%~30% 会出现晕厥,8%~12% 至少有一次心脏骤停(有可能导致猝死)。心脏骤停和猝死的危险因素是自发诊断的心电图异常和晕厥史。CPVT 是一种恶性室性心律失常,预后较差。如未经及时诊断,30 岁以下的病死率高达30%~50%。随年龄的增加,发生猝死的可能性明显减少。早期诊断和适当治疗可大大提高预期寿命。

(田　庄)

参考文献

[1] Moss AJ. Long QT Syndrome. JAMA,2003,289(16):2041-2044.

[2] Aekerman MJ,Priori SG,Willems S,et al.HRS/EHRA expert consensus statement on the state of genetic testing for the channelopathies and cardiomyopathies:this document was developed as a partnership between the Heart Rhythm Society(HRS)and the European Heart Rhythm Association(EHRA). Europace,2011,13(8):1077-1109.

[3] Brenyo AJ,Huang DT,Aktas MK. Congenital long and short QT syndrome. Cardiology,2012,122(4):237-247.

[4] Priori SG,Wilde AA,Horie M,et al. HRS/EHRA/APHRS expert consensus statement on the diagnosis and

management of patients with inherited primary arrhythmia syndromes：document endorsed by HRS，EHRA，and APHRS in May 2013 and by ACCF，AHA，PACES，and AEPC in June 2013. Heart Rhythm，2013，10（12）：1932-1963.

［5］ Brugada R，Campuzano O，Sarquella-Brugada G，et al. Brugada syndrome. Methodist Debakey Cardiovasc J，2014，10（1）：25-28.

［6］ Broendberg AK，Nielsen JC，Bjerre J，et al. Nationwide experience of catecholaminergic polymorphic ventricular tachycardia caused by RyR2 mutations. Heart，2017，103（12）：901-909.

15

原发性肉碱缺乏症
carnitine deficiency

定义

肉碱缺乏症(carnitine deficiency)的原因分为原发性和继发性两大类。本文所指的原发性肉碱缺乏症(primary carnitine deficiency,PCD)是一种常染色体隐性遗传的代谢病,由于 *SLC22A5* 基因突变导致 Na^+ 依赖性有机阳离子/肉碱转运体缺陷,引起线粒体长链脂肪酸 β 氧化障碍,使大量脂质在细胞内蓄积,从而出现一系列生化异常和脏器损害。

病因和发病率

在体内,肉碱通过细胞膜上肉碱转运蛋白的转运进入细胞内。肉碱转运蛋白存在于心肌、骨骼肌、小肠、肾小管、皮肤成纤维细胞及胎盘等组织细胞膜上,其编码基因 *SLC22A5* 突变导致肉碱转运蛋白无法定植于细胞膜上或功能区不同程度受损,则肉碱不能被转运至细胞内。

肉碱参与长链脂肪酸转运系统,通过一系列可逆反应,完成肉碱循环。当肉碱转运蛋白、肉碱棕榈酰转移酶Ⅰ、肉碱棕榈酰转移酶Ⅱ、肉碱酯酰肉碱转位酶等缺乏时,可导致肉碱合成或转运障碍,从而引起脂肪累积性肌肉病、肝性脑病或心肌病。

国内外报道新生儿的发病率 1/122 384~1/120 000。我国不同地区新生儿发病率不同,上海市报道为 1/45 000。

临床表现

本病的临床表现多样,主要表现在肝脏、心脏和肌肉异常。不同患者表现不同,根据病因和受累器官不同,临床出现脂肪累及性肌肉病、肝性脑病或心肌病。

46

1. 肌肉型肉碱缺乏症 由于骨骼肌肉碱转运缺陷,导致长链脂肪酸代谢障碍。患者多于青少年时期起病,临床出现疲劳、近端肌肉进行性无力。肌痛、运动不耐受,部分患者血清CK升高,少数患者合并肌红蛋白尿。酮症性低血糖。肌肉病理可见脂肪沉积、横纹肌溶解症。另外,可以出现反复呕吐、腹痛、胃食管反流等消化道症状,贫血以及反复感染也有报道。

2. 全身型肉碱缺乏症 患儿多自婴幼儿期发病,临床常见肌无力、肌张力低下、喂养困难、智力运动发育落后,血清CK升高,部分患儿存在肝功能损害、代谢性酸中毒、高氨血症、二羟基酸尿症等表现。

3. 家族性心肌病 患者常表现为扩张性心肌病、心内膜弹力纤维增生症,血清、肌肉、肝脏肉碱浓度下降。实验室检查提示心律失常、心腔扩大、心室壁肥厚、心功能降低等。

诊断

1. 肌病、肝大或心肌病临床表现,新生儿筛查患者可无临床表现。

2. 常规实验室检查可出现低酮性低血糖、肌酸激酶增高、高血氨、代谢性酸中毒、转氨酶升高、游离脂肪酸可增高。

3. 血酰基肉碱谱检测显示血中游离肉碱水平降低,正常参考值为 $10\sim60\mu mol/L$,患者常低于 $5\mu mol/L$,少部分患者在 $5\sim10\mu mol/L$,伴多种酰基肉碱水平降低。需除外母源性肉碱缺乏。

4. 尿有机酸检测显示尿二羧酸增高或正常。

5. *SLC22A5* 基因检测到突变。

PCD需与其他因素导致的继发性肉碱缺乏相鉴别,包括母源性肉碱缺乏症,其他脂肪酸氧化代谢病、有机酸血症、线粒体病、摄入不足(如素食者)、合成低下(如肝脏疾病)、丢失过多(如范科尼综合征、血透)、吸收异常(如短肠综合征)、应用某些药物(如丙戊酸)、早产等导致的肉碱缺乏。

治疗

1. 补充左旋肉碱,急性期 100~500mg/d,经静脉或口服,维持 30~100mg/d,口服。饮食治疗也很重要,争取食物来源的左旋肉碱(牛羊肉)。

2. 营养支持,补充维生素 B2、B6、C 及铁剂等,保证自身肉碱合成。

3. 感染会增加体内分解代谢,加重体内肉碱的消耗,即使在感染不明确的情况下,建议积极控制感染,可以为临床治疗原发病争取时间。

遗传咨询与产前诊断

PCD为常染色体隐性遗传病。一般情况下患者的双亲均为致病突变携带者,但是没有表型。先证者的同胞均有 25% 的患病率,有 50% 的概率成为无症状携带者,25% 的概率成为正常个体。

如果先证者明确了 *SLC22A5* 基因致病性突变,建议可能受累的家庭成员进行携带者筛查及产前诊断。高危妊娠产妇可以通过羊水细胞或胎盘绒毛膜细胞进行胎儿的 *SLC22A5* 基因检测。

预后

PCD 患者经左旋肉碱治疗后可达到临床痊愈,但需要终身用药。

（彭晓音　宋　昉）

参考文献

［1］林壹明,林卫华,余科,等.八例原发性肉碱触乏症 SLC22A5 基因突变分析.中华医学遗传学杂志, 2017,34(1):35-39.

［2］Longo N.Primary carnitine deficiency and newborn screening for disorders of the carnitine cycle. Ann Nutr Metab,2016,68 Suppl 3:5-9.

［3］Sun Y,Wang YY,Jiang T.Clinical features and genotyping of patients with primary carnitine deficiency identified by newborn screening［J］.J PediatrEndocrinol Metab,2017,30(8):879-883.

［4］韩连书,叶军,邱文娟,等.原发性肉碱缺乏症 17 例诊治与随访［J］.中华儿科杂志,2012,50(6):405-409.

［5］卢金芳,徐晨阳,陈冲,等.原发性肉碱缺乏症一家系的 *SLC22A5* 基因突变检测与产前诊断.中国优生与遗传杂志,2017,25(10):17-20.

16

Castleman 病
Castleman disease

定义

Castleman 病（Castleman disease，CD）又称巨大淋巴结病或血管滤泡性淋巴结增生症，是一种较为罕见的淋巴组织增生性疾病，1956 年由 Benjamin Castleman 首次报道。临床上根据肿大淋巴结数目和器官受累情况将 CD 分为单中心型（unicentric CD，UCD）和多中心型（multicentric CD，MCD）。前者往往仅累及单个淋巴结，相关症状较轻，外科治疗效果良好；后者则累及多个淋巴结区域淋巴结，有较为明显的全身症状，预后较差。

病因和发病率

CD 较为公认的发病机制包括白细胞介素 -6（IL-6）和人类疱疹病毒 -8（HHV-8）。其他可能（但尚未获得公认）的机制还包括系统性炎症性疾病、除白介素 -6 之外的其他细胞因子、除 HHV-8 外的其他病毒感染（如 Epstein-Barr 病毒等）。

CD 是一种罕见病，发病率仅约 0.2/10 000，美国每年新增病例约 5600 例。中国暂无明确的发病率数据，若以美国发病率数据推测，估计每年新增病例约 20 000~30 000 例。单中心型 CD（UCD）发病率相对较高，常发生于 20~30 岁人群，男女发病率近似；多中心型 CD（MCD）发病率相对较低，常发生于 40~60 岁人群，男性略多。艾滋病人群的 CD 发病率明显高于正常人群。

临床表现

单中心型 CD 往往仅表现为淋巴结肿大，多无全身症状。肿大淋巴结的中位直径约 5.5cm，常见于胸部（24%）、颈部（20%）、腹部（18%）、腹膜后（14%）。部分单中心型 CD 患者可能会合并副肿瘤性天疱疮、闭塞性细支气管炎以及生长发育迟缓。多中心型 CD 除了多发淋巴结肿大外，往往还会有发热、盗汗、乏力、体重下降、贫血、肝功能异常、肾功能不全、容量负荷过多（全身水肿、胸腔积液、腹水等）等全身表现。

诊断

CD 的诊断完全依赖病理，对于临床上怀疑的病例（例如存在淋巴结肿大及前述症状），应进行淋巴结活检。CD 在病理上可以分为透明血管型、浆细胞型和混合型三种类型。

1. **透明血管型**　镜下可见异常的淋巴滤泡和萎缩或退化的生发中心，周围可见小淋巴细胞组成的宽阔覆盖区域。可见数根小血管穿入，血管内皮明显肿胀，管壁增厚，后期呈玻璃样改变。血管周围有数量不一的嗜酸性或透明状物质分布。还可见到两个或更多紧密相邻的萎缩生发中心被一个小淋巴细胞组成的覆盖区域包围。退化的生发中心通常呈透明样化，其内的淋巴细胞减少，主要由大量残余的滤泡树突状细胞组成，会产生按同心形排列呈典型的"洋葱皮样"外观。

2. **浆细胞型**：镜下可见增生性 B 细胞滤泡（生发中心），通常也有一些退化的滤泡。滤泡间区富含血供且可见成片的浆细胞。生发中心可见较为典型的反应性特征（核分裂象易见、包含细胞凋亡碎片的巨噬细胞等）。该型一般缺乏前述的"洋葱皮样"典型外观。

3. **混合型**　兼具透明血管型和浆细胞型特征的组织学特征。

需要和其他引起淋巴结肿大以及全身高炎症表现的疾病，如淋巴瘤、IgG4 相关疾病、系统性红斑狼疮等相鉴别。

治疗

单中心型 CD 的治疗主要依靠手术，完整切除受累淋巴结是目前相对公认的治疗单中心型 CD 的金标准，许多患者可经手术治愈。与单中心型 CD 不同，多中心型 CD 的治疗尚无标准治疗方案，治疗选择包括观察等待、糖皮质激素、传统联合化疗、免疫调节治疗、靶向药物（如针对白细胞介素 -6 的西妥昔单抗）治疗等。对于合并 HHV-8 感染的病例，可能还需要联合抗病毒治疗。

预后

单中心型 CD 预后较好，5 年生存率可达 90% 以上；多中心型 CD 预后较差，既往报道 5 年生存率仅有 65% 左右，不过近年来诊疗水平进步，5 年生存率有所提高。例如，根据 2016 年北京协和医院报道，MCD 患者的 5 年生存率约 85.5%。

（张 路　李 剑）

参考文献

［1］张路,李剑.Castleman 病发病机制研究进展［J］.中国医学科学院学报,2016,38(1):118-121.

［2］Fajgenbaum DC,van Rhee F,Nabel CS. HHV-8-negative,idiopathic multicentric Castleman disease:novel insights into biology,pathogenesis,and therapy. Blood,2014,123(19):2924-2933.

［3］Gomes H1,Huyett P,Laver N,et al. A unique presentation of Epstein-Barr virus-associated Castleman's disease. Am J Otolaryngol,2013,34(3):262-264.

［4］张路,李剑.多中心型 Castleman 病的治疗进展［J］.国际药学研究杂志,2017,44(2):162-166.

［5］Zhang L,Li Z,Cao X,et al. Clinical spectrum and survival analysis of 145 cases of HIV-negative Castleman's disease:renal function is an important prognostic factor. Sci Rep,2016,6:23831.

17

腓骨肌萎缩症
Charcot-Marie-Tooth disease

定义

腓骨肌萎缩症是一组遗传性周围神经病。目前已发现的致病基因达 60 余种。其主要特点为慢性进行性、长度依赖的运动及感觉神经病,最常见表现为下肢起病的、缓慢进展的肢体远端萎缩、无力和感觉缺失。根据上下肢运动神经传导速度,主要分为髓鞘型和轴索型。

同义词

遗传性运动感觉神经病。

病因和发病率

CMT 类型众多,遗传方式分为常染色体显性遗传、常染色体隐性遗传,X 连锁隐性遗传等。CMT1 为常染色体显性遗传的脱髓鞘性 CMT,其中 CMT1A 为最常见的 CMT 亚型(占 40%~50%),其突变基因为 *PMP22*;CMT1B 占 CMT1 的 3%~5%,其突变基因为 *MPZ*。X 连锁隐性遗传的 CMTX1 为第二常见的 CMT 亚型(占 10%),其突变基因为 *GJB1*。CMT2 为常染色体隐性遗传的轴索性 CMT,其中常见的突变基因包括 *MFN2*(占 CMT2 的 20%)、*MPZ*(占 CMT2 的 5%)、*NEFL*、*GDAP1* 等。CMT4 为常染色体隐性遗传的脱髓鞘性 CMT,其中最常见的突变基因为 *GDAP1*。*PMP22* 重复、*GJB1* 突变、*PMP22* 缺失、*MPZ* 突变、*MFN2* 突变这五种亚型约占所有 CMT 中的 92%。

CMT 为一组由不同基因突变导致的周围神经疾病。CMT 的总体发病率约为 40/100 000,发病率在人种间无明显差别。最常见的突变基因包括 *PMP22*、*MPZ*、*GJB1*、*MFN2*、*MPZ*。

临床表现

CMT 的主要临床表现为远端为主、并逐渐向近端发展的肢体肌肉萎缩,无力及感觉丧失。常见临床表现为运动能力不如同龄人,跑步困难,易扭脚,足下垂,小腿腓肠肌萎缩致"鹤腿";查体可发现弓形足、锤状趾,远端为主的肢体无力萎缩,远端深感觉减退。患者通常20 岁前起病,缓慢进展,疾病后期可能严重影响活动,但很少导致完全残疾,也不影响正常寿命。但有些特殊类型可能起病早,严重;如 Dejerine-Sottas 综合征患者婴儿期起病,导致低肌张力(软婴综合征)、运动发育迟滞等。

诊断

CMT 的诊断依靠临床表现和体格检查、电生理检查及基因检测。对于缓慢进展的肢体远端无力萎缩、弓形足、感觉主诉少而查体异常,电生理提示感觉运动性周围神经病的患者,无论有无阳性家族史,需考虑到遗传性周围神经病,特别是 CMT。基因检测是确诊 CMT 及进行分型的核心手段。目前一般不进行神经活检来诊断 CMT,但当临床及肌电图不典型时,可通过神经活检来鉴别诊断。

CMT 主要需要和其他遗传性疾病(包括遗传性周围神经病,如 Refsum 病,家族性淀粉样变性,巨轴索神经病,遗传性压迫易感周围神经病等,及有周围神经受损的遗传性疾病,如 Krabbe 脑白质营养不良、异染型脑白质营养不良、线粒体病、遗传性痉挛性截瘫、遗传性共济失调等)、获得性周围神经病(脱髓鞘性如 CIDP、副蛋白血症相关周围神经病,轴索性如中毒、代谢相关周围神经病、多灶运动神经病)相鉴别。临床病史及查体、电生理检查对鉴别诊断意义重大。

一些特殊亚型,如远端遗传性运动神经病(dHMN),还需与远端型肌病、下运动神经元综合征(如脊肌萎缩症)相鉴别。

遗传咨询与产前诊断

CMT 类型众多,基因确诊后建议遗传咨询,明确病因及家系成员风险。对于严重致残的类型,在家属充分知情,征求意见后,可考虑再次生育产前诊断。

治疗

目前 CMT 的治疗主要是支持治疗,没有改善疾病的特异性药物。适当的支持治疗能够显著改善患者的生活质量。

1. **康复治疗**　规范的康复治疗能够延缓疾病造成的功能障碍,如关节畸形等,维持更好的生活功能和姿态。支具鞋等可改善行走步态。

2. 外科矫形治疗 对于严重的骨骼畸形,特别如高足弓、锤状趾畸形,手术矫形可能有益。

3. 尽量避免使用可能加重CMT的药物 如长春新碱、胺碘酮、硼替佐米、铂类、氨苯砜、来氟米特、呋喃妥因、甲硝唑、司他夫定、他克莫司、沙利度胺、扎西他滨等。

预后

CMT不同类型之间预后有差别。患者神经功能可能轻度受损,也可能肢体严重无力萎缩,导致需依靠轮椅。不过大部分患者在整个生命过程中都至少有部分的活动能力,且寿命很少受到影响。

（牛婧雯　崔丽英）

参考文献

[1] Pareyson D,Marchesi C. Diagnosis,natural history,and management of Charcot-Marie-Tooth disease. The Lancet Neurology,2009,8:654-667.

[2] Rossor AM,Polke JM,Houlden H,et al. Clinical implications of genetic advances in Charcot-Marie-Tooth disease. Nature reviews Neurology,2013,9:562-571.

[3] Saporta AS,Sottile SL,Miller LJ,et al. Charcot-Marie-Tooth disease subtypes and genetic testing strategies. Annals of neurology,2011,69:22-33.

18

瓜氨酸血症
citrullinemia

定义

瓜氨酸血症分为瓜氨酸血症Ⅰ型（citrullinemia, Cit-Ⅰ）和瓜氨酸血症Ⅱ型，均属于常染色体隐性遗传的尿素循环障碍性疾病。瓜氨酸血症Ⅱ型在婴儿期发病称为希特林蛋白缺乏症，在儿童及成人期发病称为瓜氨酸血症Ⅱ型。

病因和发病率

Cit-Ⅰ是由于精氨酸代琥珀酸合成酶（argininosucinate syntetase, ASS）基因突变所致，精氨酸代琥珀酸合成酶（EC6.3.4.5）是尿素循环的第三个酶，催化瓜氨酸及天冬氨酸合成精氨酸代琥珀酸。*ASS1* 基因（定位在 9p34.11）变异使酶的功能缺陷，尿素循环瓦解。导致瓜氨酸与氨在体内蓄积，出现高氨血症、瓜氨酸及其他尿素循环的副产物在血液、尿液及脑脊液中蓄积，引起一系列的毒性损害，严重时导致脑水肿危及生命。

瓜氨酸血症Ⅱ型是由于编码希特林（Citrin）的 *SLC25A13* 基因（定位在 7q21.3）突变所致，希特林蛋白作为天冬氨酸 / 谷氨酸的载体，将线粒体内合成的天冬氨酸转运到胞质，将胞质中的谷氨酸转运至线粒体内。希特林缺乏将导致天冬氨酸不能转运至胞质参与尿素循环，导致尿素循环障碍，出现高氨血症引起的一系列神经精神症状，部分患者表现严重会危及生命。

Cit-Ⅰ在不同人群的发病率不同，全球约为 1/57 000，韩国 1/22 150，英国为 1/20 000，澳大利亚为 1/77 811，中国台湾为 1/11 543，中国大陆缺乏流行病学数据。瓜氨酸血症Ⅱ型主要发生在日本人群，估计的发病率为 1/230 000~1/100 000。

临床表现

Cit-I分为4种临床类型：经典型、迟发型、妊娠相关型和无症状型。经典型又称为新生儿急性型，出生时表现正常，但在1周内出现高氨血症的毒性表现：嗜睡、进食差、经常呕吐，严重者进展迅速并可能出现脑水肿和颅内压升高的表现：角弓反张、痉挛抽搐、意识丧失、中枢性呼吸衰竭，甚至死亡。迟发型患者发病较晚，临床表现较轻，可表现为慢性高氨血症或高氨血症的急性发作：呕吐、惊厥、嗜睡等，在急性发作期与经典型相似。部分患者有肝酶升高和肝脏增大肝损害的表现。妊娠相关型患者在妊娠期或者产后可出现严重的高氨血症的发作，甚至昏迷死亡。无症状型患者可出现血生化的异常（血瓜氨酸增高）但无明显临床表现。

婴儿型瓜氨酸血症II型即希特林蛋白缺乏症在出生后1个月左右发病，表现为黄疸、胖圆脸、肝大、腹泻。喂养正常。病情轻者可自愈，重者不治疗可导致肝硬化，或因能量代谢障碍导致死亡。

儿童及成人型患者瓜氨酸血症II可在11~79岁起病，大部分患者有明显的饮食偏好，嗜高蛋白、高脂食物，而厌食高糖类（米饭、果汁等），表现为反复发作的高氨血症及相关的神经系统症状，主要影响中枢神经系统：特征包括记忆力障碍、行为异常（如攻击性、易怒、多动症）、癫痫和昏迷，可危及生命，通常由某些药物、感染和酒精摄入量过多等应激状态而引发。

诊断

1. **Cit-I诊断标准**　①不明原因头痛、呕吐、意识障碍、惊厥、甚至昏迷、死亡等严重中枢神经系统表现的患者；②常规生化检查可有ALT，AST升高，凝血时间延长，总胆红素及直接胆红素均升高等肝功能异常表现，部分患者也可出现血尿素氮及肌酐升高等；③急性期血氨可达1000~3000μmol/L，缓解期高氨血症可不明显；④血氨基酸分析可发现瓜氨酸显著增高，常超过1000μmol/L，部分患者甚至达2000~5000μmol/L（正常<50μmol/L），同时伴赖氨酸、丙氨酸和谷氨酰胺水平升高，精氨酸和鸟氨酸降低；⑤尿有机酸分析可发现乳清酸和尿嘧啶增高；⑥基因检测确定*ASS1*基因突变。

2. **瓜氨酸血症II型诊断标准**　①新生儿或婴儿期起病，有肝大、黄疸等婴儿肝炎综合征表现，部分患儿可有凝血功能障碍，可有白内障等半乳糖血症表现；②血生化检测可发现胆红素（直接胆红素为主）、胆汁酸、酶学指标（如GGT，ALP，AST，ALT等）等升高，而白蛋白/总蛋白降低，同时有不同程度高血氨、高乳酸血症，往往伴甲胎蛋白明显增高；部分患者血甘油三酯和胆固醇水平异常，包括总胆固醇升高、高密度脂蛋白胆固醇下降和低密度脂蛋白胆固醇上升；③血浆氨基酸分析提示瓜氨酸、苏氨酸、蛋氨酸、酪氨酸和精氨酸水平增高，部分患者仅有瓜氨酸增高，或伴有多种酰基肉碱增高；④尿液中半乳糖、半乳糖醇、半乳糖酸和4-羟基苯乳酸、4-羟基苯丙酮酸增高；⑤基因检测确定*SLC25A13*基因突变。

鉴别诊断

1. **Cit-I鉴别诊断**　需要与瓜氨酸血症Ⅱ型、精氨酸琥珀酸尿症及其他肝病进行鉴别。

2. **瓜氨酸血症Ⅱ型鉴别诊断**　需要与Cit-I型、精氨酸琥珀酸尿症、半乳糖血症及其他肝病进行鉴别。

遗传咨询和产前诊断

瓜氨酸血症均属于常染色体隐性遗传,因此先证者的父母均为无症状的致病变异携带者。先证者的同胞有25%的概率为患者,约50%的概率为无症状的携带者,25%的概率为正常个体。

如果已知患儿的致病变异,就可以对患儿家庭成员进行携带者检测,针对携带致病变异的孕妇进行胎儿的产前诊断。

治疗

1. **Cit-I治疗**　Cit-I急性期的治疗原则是立即停止蛋白的摄入,减少氨的产生、静脉补充营养和精氨酸、尽快降低血氨浓度。慢性期的治疗:涉及终身饮食治疗低蛋白饮食,适当提供蛋白质和热量减少氨的生产。降低血氨水平可以用精氨酸、苯甲酸钠和苯乙酸钠等药物治疗。血氨增高药物不能控制者,可行血液透析降低血氨。口服苯基丁酸钠或甘油苯基丁酸钠,预防全身性低肉碱血症。肝移植适应于病情重,药物治疗效果不佳者。

2. **瓜氨酸血症Ⅱ型治疗**　大部分希特林蛋白缺乏症患者通过补充脂溶性维生素和改用无乳糖配方奶和(或)强化中链甘油三酯(MCT)的治疗奶粉,症状可在1岁内缓解。部分患者无需特别治疗症状也能消失,但个别患者预后不良。

成人型瓜氨酸血症Ⅱ型目前最有效的治疗措施为肝脏移植。肝脏移植可以预防高氨血症导致的相关脑病出现,纠正代谢紊乱,改善嗜好高蛋白的饮食习惯。日本经验表明,口服精氨酸和提高饮食中蛋白质摄入同时降低糖类摄入,能有效降低患者血氨水平,并改善高甘油三酯血症。口服丙酮酸钠(4~9g/d)可减少患者高氨血症发作,部分患者甚至不再需要肝脏移植。

预后

经典型Cit-I患者如果不及时干预,常于数周内死于严重的高氨血症所致的脑病,及时治疗而存活的经典型患者通常会遗留神经系统缺陷。新生儿筛查有助于尽早发现患儿并早期干预,避免严重的神经系统损害。

（瞿宇晋　宋　昉）

参考文献

[1] 顾学范 . 临床遗传代谢病[M]. 北京:人民卫生出版社,2015.

[2] https://www.ncbi.nlm.nih.gov/books/NBK1458/

[3] Diez-Fernandez C,Rüfenacht V,Häberle J. Mutations in the human Argininosuccinate Synthetase(ASS1) gene,impact on patients,common changes,and structural considerations. Hum Mutat,2017,38(5):471-484.

[4] Woo HI,Park HD,Lee YW. Molecular genetics of citrullinemia types Ⅰ and Ⅱ. Clin Chim Acta,2014,431:1-8.

19

先天性肾上腺发育不良
congenital adrenal hypoplasia

定义

先天性肾上腺发育不良（congenital adrenal hypoplasia，adrenal hypoplasia congenita，AHC）是一种罕见的先天性疾病，主要特征是肾上腺缺乏永久性的成年皮质区，取而代之的是大的、不规则排列的类似胎儿肾上腺细胞的嗜酸性细胞。患者典型的临床表现为原发性肾上腺皮质功能不全和低促性腺激素性性腺功能减退症。

同义词

先天性 X 连锁肾上腺发育不良。

病因和发病率

AHC 是 X 染色体隐性遗传疾病。由 *NR0B1* 基因的突变或包括 *NR0B1* 基因在内的 Xp21 的连续基因缺失而致病。*NR0B1* 基因编码由 470 个氨基酸组成的孤儿核受体蛋白 NR0B1，在下丘脑、垂体、肾上腺和性腺等组织中表达。NR0B1 的生物学功能尚不明确。NR0B1 可能作为核受体通路的负性调控因子，抑制 SF-1 的转录调节活性和 *SRY* 基因表达，调控性分化过程。

AHC 的发生率约为 1/70 000，男性高于女性，无人群差异。由于缺乏大样本流行病学数据，中国人群的发病率不详。

临床表现

经典 AHC 包括以下三个典型的临床表现：①原发性肾上腺皮质功能不全；②低促性腺激素性性腺功能减退症；③生育能力受损。

男性患儿中，60% 在出生后 2 个月内，40% 在 1~9 岁出现肾上腺皮质功能不全。典型的临床症状为失盐型肾上腺危象，由盐皮质激素醛固酮和糖皮质激素皮质醇合成不足引起，表现为喂养困难、体重不增、呕吐、脱水，甚至休克等。未经充分治疗的儿童和成人表现出肾上腺皮质功能不全的症状，包括肌肉无力，恶心，呕吐，厌食，易怒，抑郁，色素沉着，低血压，对低温不耐受。应激时更易诱发上述症状。

AHC 男性患儿常有青春发育延迟，即年龄大于 14 岁尚无青春发育启动，表现为低促性腺激素性性腺功能减退症（HH），下丘脑和垂体功能联合缺陷导致了黄体生成素（LH）和卵泡刺激素（FSH）水平降低，进一步导致性腺激素合成分泌减少。少数男孩可出现青春发育启动，但通常停留在 Prader 3 期。脉冲性促性腺激素释放激素（GnRH）治疗不能成功诱导青春发育。

经典 AHC 男性患者常因无精症而不育，外源性促性腺激素或脉冲性 GnRH 治疗效果不佳。有些患者早期可表现为少精子症，但随着时间的推移，精子生成会进一步减少。

肾上腺功能不全通常先于生殖系统异常被诊断。有的患者因出现连续性的基因缺失，可更早表现出肾上腺皮质功能不全，同时出现甘油激酶缺乏症（GKD）的代谢异常表现或 Duchenne 型肌营养不良症（DMD）的神经肌肉异常表现。也有极少数患者直到成人期才诊断为 AHC，表现为轻度肾上腺功能不全和部分性 HH。

尽管 X 连锁的 AHC 主要发生于男性患儿，但由于 X 染色体失活偏倚，有的女性携带者可出现 AHC 临床表现。多见于其兄弟或舅舅患有典型的 AHC 的女性青春期延迟患者，或 Xp21 的连续基因缺失导致轻度 DMD 和肾上腺功能不全的女性患者。

AHC 的基因型和表型之间无明确相关性。但其配体结合域或一些特定氨基酸位点突变，如 S259P，P279L 或第 37 和 39 位氨基酸无义突变可导致晚发型 AHC。

诊断

根据临床表现、生化和激素检测综合诊断，必要时进行 *NR0B1* 基因突变或包括 *NR0B1* 基因在内的 Xp21 连续基因缺失检测确诊。肾上腺皮质功能减退的血生化检查表现为血 ACTH 水平升高，血皮质醇水平正常或减低。合并低促性腺激素性性腺功能减退症的患者表现为 LH 及 FSH 水平低下或正常，血睾酮（T）水平低下。若为 Xp21 的连续基因缺失，则会出现血三酰甘油水平升高。

需要与自身免疫性阿狄森氏病，肾上腺脑白质营养不良，先天性肾上腺皮质增生症，家族性 ACTH 抵抗综合征等疾病相鉴别。

遗传咨询与产前诊断

AHC 是 X 染色体连锁的隐性遗传病,女性携带者生育男孩时,可进行产前诊断。

治疗

AHC 的治疗原则是:补充糖皮质激素和盐皮质激素的不足;补充性激素促进第二性征发育,对有生育要求的患者进行促生精治疗。

肾上腺皮质功能不全:参考治疗儿童和成人肾上腺功能不全的指南进行治疗。急性期患者需密切监测血压,生命体征,血糖及电解质水平等。静脉补充盐水,葡萄糖和氢化可的松。必要时纠正高钾血症。慢性期患者使用糖皮质激素及盐皮质激素替代治疗,应激状态如疾病、手术或创伤时,应加大激素剂量。

低促性腺激素性性腺功能减退症:需要终身进行睾酮替代治疗,睾酮治疗可在大约青春期或青春期后(男孩 12 岁)开始。睾酮剂量在 2~3 年内逐渐增加,直至达到成人替代剂量。

不育:有文献报道,经典型 X 连锁 AHC 患者,在经促性腺激素治疗后,采用睾丸取精和卵细胞胞浆内精子注射,成功生育了后代。目前还不清楚这一成功是否具有普遍性。

预后

AHC 长期预后良好,但需要定期监测、规律随诊、终身替代治疗。

(聂　敏　伍学焱)

参考文献

[1] Guran T, Buonocore F, Saka N, et al. Rare causes of primary adrenal insufficiency:genetic and clinical characterization of a large nationwide cohort. J Clin Endocrinol Metab, 2016, 101(1):284-292.

[2] Suntharalingham JP, Buonocore F, Duncan AJ, et al. DAX-1(NR0B1) and steroidogenic factor-1(SF-1, NR5A1)in human disease. Best Pract Res Clin Endocrinol Metab, 2015, 29(4):607-619.

[3] Bornstein SR, Allolio B, Arlt W, et al.Diagnosis and Treatment of Primary Adrenal Insufficiency:An Endocrine Society Clinical Practice Guideline. J Clin Endocrinol Metab, 2016, 101(1):364-389.

[4] 中华医学会内分泌学分会性腺学组. 特发性低促性腺激素性性腺功能减退症诊治专家共识[J]. 中华内科杂志, 2015, 54(8):739-744.

[5] Frapsauce C, Ravel C, Legendre M, et al.Birth after TESE-ICSI in a man with hypogonadotropic hypogonadism and congenital adrenal hypoplasia linked to a DAX-1(NR0B1)mutation.Hum Reprod, 2011, 26(3):724-728.

20

先天性高胰岛素性低血糖血症
congenital hyperinsulinemic hypoglycemia

定义

先天性高胰岛素性低血糖血症（congenital hyperinsulinemic hypoglycemia, CHI）是一种罕见的内分泌疾病，是新生儿期和婴儿早期严重和持续性低血糖的最常见原因，其特征是胰岛素分泌过量或不受血糖调控和反复发作的严重的低血糖，需迅速积极治疗，以避免神经系统后遗症。

同义词

先天性孤立性高胰岛素血症，婴儿持续性高胰岛素血症性低血糖症，家族性高胰岛素血症性低血糖症，原发性胰岛细胞肥大（胰岛细胞增生症）。

病因和发病率

CHI 呈常染色体显性或隐性遗传，其病因及发病机制目前尚未完全清楚。目前共报道 12 种致病基因可引起 CHI:*ABCC8*、*KCNJ11*、*GLUD1*、*GCK*、*HADH*、*SLC16A1*、*UCP2*、*HNF4A*、*HNF1A*、*HK1*、*PGM1* 和 *PMM2*。其中，编码胰腺 β 细胞中 ATP 敏感 K 通道的基因（*ABCC8* 和 *KCNJ11*）突变是最常见病因，占所有病因的 40%~45%；其他基因突变约占 5%~10%；其余 50% 致病原因不明。

发生率约为 1/50 000~1/30 000。近亲婚配的群体中，发生率高达 1/2500。

临床表现

CHI 发病从出生到成年早期不等。新生儿起病最为常见,常表现为巨大儿、摄食不良、不耐受饥饿和持续性低血糖。低血糖发作的症状可表现为嗜睡、肌张力低下和易怒等,也可表现为神经系统后遗症甚至死亡,如呼吸暂停、癫痫发作和昏迷等。在迟发性 CHI 中,患者常表现为低血糖反应,包括苍白、出汗和心悸等。

诊断

CHI 是一种罕见的遗传性疾病,具有明显的异质性,目前尚无统一的诊断标准。常用的诊断标准为:当血糖 <2.5mmol/L 时存在:①高胰岛素血症(血浆胰岛素 >2mU/L);②低脂肪酸血症(血浆游离脂肪酸 <1.5mmol/L);③低酮血症(血浆 β- 羟丁酸 <2mmol/L);④1mg 静脉胰高血糖素的反应,血糖变化 >30mg/dl;必要时可行饥饿实验诱发低血糖以助确诊。由于不同遗传学类型 CHI 的临床治疗措施存在较大差异,对于可疑该类疾病患者应进行遗传学分析,指导临床治疗。

CHI 需与患糖尿病母亲的新生儿或围生期应激导致的短暂性高胰岛素血症、外源性胰岛素或磺酰脲类药物、胰岛素瘤、糖原累积症、Beckwith-Wiedemann 综合征等相鉴别,胰岛功能检查、影像学及基因检测对于病因的鉴别诊断具有重要意义。

遗传咨询与产前诊断

CHI 是一种遗传病。基因确诊后建议遗传咨询,明确病因及家系成员风险。

治疗

1. **内科治疗** 大部分患者初期都需高速率葡萄糖持续输注以维持血糖稳定,当高速率葡萄糖持续输注仍不能维持血糖正常时,可考虑加用胰高血糖素或生长抑素治疗。目前治疗 CHI 的药物主要有以下几种。①二氮嗪:首选药物,起始剂量为 5~20mg/(kg·d),分 3 次使用,逐渐减至血糖达标的最低剂量,常和氢氯噻嗪 0.25~2.50mg/(kg·d)配合使用。二氮嗪治疗的有效标准为:正常饮食患者过夜后或停止静脉补液至少 5d 后,仍能维持空腹和餐后血糖 >3.0mmol/L。②生长抑素类似物:奥曲肽可与生长抑素受体结合,从而抑制胰腺内、外分泌功能,故可用于治疗 CHI。但由于易快速耐药,长期应用受限制;一般剂量为 5~25μg/(kg·d)多用于二氮嗪治疗无效的患者,有效标准与二氮嗪相同。③胰高血糖素:胰高血糖素具有促进肝糖原分解作用,可有效拮抗胰岛素作用而升高血糖。但胰高血糖素作用时间短、需每日多次皮下注射,且药物极易形成结晶,存在皮肤坏死性红斑风险,无法长期应用;目前多用作低血糖时的短期用药,常用剂量为 $1\sim20\mu g/(kg\cdot h)$。④K_{ATP} 通道的低分子校正剂:磺脲类药物及卡马西平等可诱导 K_{ATP} 通道在 β 细胞膜上的表达,可用来治疗因 ATP 敏感 K 离子通道数量减少而引起的 CHI。此外,GLP-1 受体拮抗剂、mTOR 拮抗剂等也被尝试应用于 CHI 的治疗。

2. 外科治疗　手术易造成胰腺内、外分泌功能障碍,应严格掌握手术适应证,可用于药物治疗无效、药物治疗依从性差者。

预后

本病的预后取决于 CHI 类型及严重程度,最严重的并发症是低血糖脑病。部分患者最终演变为糖尿病;部分经药物治疗的患者,随年龄增长血糖可逐渐恢复正常,甚至可以停药。

(付俊玲　肖新华)

参考文献

[1] Snider KE,Becker S,Boyajian L,et al. Genotype and phenotype correlations in 417 children with congenital hyperinsulinism [J]. J Clin Endocrinol Metab,2013,98(2):355-363.

[2] Demirbilek H,Hussain K. Congenital hyperinsulinism:diagnosis and treatment update [J]. J Clin Res Pediatr Endocrinol,2017,9(Suppl 2):69-87.

[3] Szymanowski M,Estebanez MS,Padidela R,et al. mTOR inhibitors for the treatment of severe congenital hyperinsulinism:perspectives on limited therapeutic success [J]. J Clin Endocrinol Metab,2016,101(12):4719-4729.

[4] Ferrara C,Patel P,Becker S,et al. Biomarkers of insulin for the diagnosis of hyperinsulinemic hypoglycemia in infants and children [J]. J Pediatr,2016,168:212-219.

[5] Kapoor RR,Flanagan SE,Arya VB,et al. Clinical and molecular characterisation of 300 patients with congenital hyperinsulinism [J]. Eur J Endocrinol,2013,168(4):557-564.

21

先天性肌无力综合征
congenital myasthenic syndrome

定义

先天性肌无力综合征（congenital myasthenic syndrome，CMS）是以疲劳性肌无力为特征的一组遗传性疾病，机制是运动终板神经肌肉接头信息传递受损。包括由神经肌肉接头的突触前、突触基膜和突触后部分的遗传缺陷所致。

病因和发病率

CMS 发病机制为负责神经肌肉信号传递的蛋白质功能异常。

根据突变蛋白的类型和位置，分为四种类型：

1. 编码突触前膜蛋白质的突变，如 ChAT 综合征；

2. 编码突触间隙蛋白质的突变，如 ColQ 综合征；

3. 编码突触后膜蛋白质的突变：①受体结构缺陷；AChR 缺乏；②受体动力缺陷：快通道综合征、慢通道综合征；③受体复合物突变：Dok-7、Rapsyn、Musk、LPR4、Agrin；④电压门控钠离子通道 SCN4A。

4. 糖基化缺陷和某些与肌病重叠的综合征：如 GFPT1、GMPPB、BIN1、MTM1、DNM2 等，此类综合征可以出现神经肌肉传递障碍的电生理表现，对乙酰胆碱治疗有一定反应，但神经肌肉接头病变的病理学证据不多。

该综合征的发病率很低，国外报道青少年儿童约为9.2/1000 000人，而我国目前尚无报道。

临床表现

先天性肌无力综合征可于出生后出现症状，也可于婴幼儿期至成年早期起病，主要表现为波动性肌肉无力,不耐疲劳,多分布于眼外肌、面肌、延髓肌和四肢骨骼肌和呼吸肌,婴儿期甚至可能出现危及生命的呼吸暂停发作。临床包括一系列罕见病症,CMS 绝大部分是隐性遗传,有家族史的少见,一些常染色体显性遗传方式的综合征可有家族史。

诊断

先天性肌无力综合征的诊断可以基于以下几点:

1. 婴儿或幼儿起病,类似重症肌无力的症状,如疲劳不耐受、晨轻暮重、胆碱酯酶抑制剂有效,重复电刺激阳性;

2. 血清乙酰胆碱受体抗体和骨骼肌特异性酪氨酸受体激酶抗体阴性;

3. 有家族史或父母近亲;

4. 免疫治疗无效;

5. 重复 cMAP 或肌源性损害;

6. 先天肌病样表现,血清肌酸激酶显著升高;

7. 明显的远端无力。

当表型特征提示先天性肌无力综合征由特定基因突变引起时,针对性基因检测具有诊断价值,全外显子组测序可识别出新的致病的基因突变。确定性的基因型有助于指导治疗、预后和遗传咨询。

先天性肌无力综合征主要需要与自身免疫性神经肌肉接头病进行鉴别,包括重症肌无力和兰伯特 - 伊顿(Lambert-Eaton)综合征,与先天性肌病、肌营养不良症、代谢性肌病均需要鉴别。

遗传咨询与产前诊断

先天性肌无力综合征基因类型众多,基因确诊后建议遗传咨询,明确病因及家系成员风险。对于严重致死致残的类型,在家属充分知情,征求意见后,可考虑再次生育产前诊断。

治疗

1. 药物治疗　不同类型治疗原则不同,需具体类型具体分析,见表 1。

表 1　不同类型先天性肌无力综合征治疗原则

综合征类型	治疗推荐	注意事项
ChAT	胆碱酯酶抑制剂	呼吸暂停监测
ColQ	麻黄素或沙丁胺醇	胆碱酯酶抑制剂类禁忌
AChR 缺陷	胆碱酯酶抑制剂,3,4-DAP	麻黄素或沙丁胺醇可能有效

续表

综合征类型	治疗推荐	注意事项
慢通道	氟西汀、奎尼丁	胆碱酯酶抑制剂类禁忌
快通道	胆碱酯酶抑制剂,3,4-DAP	
Dok-7	麻黄素或沙丁胺醇	胆碱酯酶抑制剂类禁忌
Rapsyn	胆碱酯酶抑制剂,3,4-DAP	麻黄素或沙丁胺醇可能有效
GFPT1	胆碱酯酶抑制剂,3,4-DAP	
GMPPB	胆碱酯酶抑制剂,沙丁胺醇	

2. 呼吸管理　是治疗的一个重要方面,因为所有亚型的先天性肌无力综合征均可发生通气不足,部分患者可能会获益于在家中进行无创通气。

预后

先天性肌无力综合征发病率低,新的基因亚型仍在发现报道中。不同基因型预后不同。进展较快的类型(如 DOK7)会在数年内致残致死,而发展缓慢的类型预后相对较好。

（谭　颖　管宇宙）

参考文献

[1] Parr J.R.How common is childhood myasthenia? The UK incidence and prevalence of autoimmune and congenital myasthenia. Arch Dis Child,2014,99(6):539-542.

[2] Engel A.G.Congenital Myasthenic Syndromes in 2018. Curr Neurol Neurosci Rep,2018,18(8):46.

[3] Eymard B.Congenital myasthenic syndromes; French experience. Bull Acad Natl Med,2014,198(2):257-270.

[4] Lorenzoni P.J.Congenital myasthenic syndrome:a brief review. Pediatr Neurol,2012,46(3):141-148.

22

先天性肌强直
congenital myotonia

定义

先天性肌强直是一组引起骨骼肌主动收缩后不能及时放松,甚至持续性收缩的遗传性离子通道病。根据基因缺陷和临床表现不同,分为先天性肌强直和先天性副肌强直。先天性肌强直根据遗传方式和临床特点不同,又分为 Thomsen 型和 Becker 型。

同义词

先天性副肌强直,强直性肌病,congenital myotonia,congenital paramyotonia,non-dystrophic myotonia(NDM)。

病因和发病率

先天性肌强直由编码氯离子通道 *CLCN1* 基因缺陷所致,遗传方式为常染色体显性遗传(Thomsen 型)或常染色体隐性遗传(Becker 型)。目前已发现 130 种以上不同致病突变,其中有些突变既可导致 Thomsen 型,又可导致 Becker 型。先天性副肌强直由钠离子通道骨骼肌亚型 *SCN4A* 基因缺陷所致,遗传方式为常染色体显性遗传。

先天性肌强直和先天性副肌强直常婴幼儿期或儿童期起病,呈常染色体显性遗传或隐性遗传,男女均可罹患。先天性肌强直患病率约为 1/100 000,先天性副肌强直更为罕见。

临床表现

先天性肌强直和先天性副肌强直均表现为肌肉收缩后不能及时放松的肌强直现象,但具体特点不同。先天性肌强直患者全身肌肉,包括面肌、舌肌均可出现肌强直,常下肢症状明显。症状在休息后突然运动时明显,反复动作,"热身"后减轻。患者常肌肉发达,呈运动员体型。Becker型较Thomsen型起病晚,但更为严重,可在突然启动时出现短暂无力。先天性副肌强直患者以面肌、颈肌和上肢肌肉受累为主,症状在活动和反复动作后加重,遇冷时强直现象亦明显加重。运动员体型一般不明显。患者常有发作性无力,持续数分钟至数小时。

诊断

先天性肌强直和先天性副肌强直的诊断依靠临床表现、肌电图检查和基因检测。婴幼儿或儿童期起病,有肌强直表现并具备相应临床特点。肌电图检查证实肌强直放电。再结合家族史,可考虑基因检测。基因检测发现 *CLCN1* 或 *SCN4A* 存在能解释临床情况的致病性突变即可确诊。

先天性肌强直、先天性副肌强直首先需要与强直性肌营养不良相鉴别,强直性肌营养不良多成年起病,伴有进行性肌肉无力萎缩,还常合并心律失常、早发白内障、额秃等表现。

此外,需要与可能有部分临床表现重合的其他离子通道病相鉴别,包括高钾型周期性瘫痪等。

遗传咨询与产前诊断

先天性肌强直和先天性副肌强直基因确诊,有助于判断预后。同时结合不同遗传方式,可对家系成员进行遗传咨询。必要时,在家属充分知情,征求意见后,商讨再次生育产前诊断事宜。

治疗

先天性肌强直和先天性副肌强直,疾病一般无进展,而先天性肌强直在成年后症状还可能减轻。因此治疗主要以对症治疗为主。

1. **对症治疗**　肌强直现象较严重,明显影响生活时,可应用美西律、卡马西平、苯妥英钠、乙酰唑胺等药物减少肌强直现象。美西律为一线用药,从小剂量开始,逐渐增加剂量,根据病情调整剂量。

2. **避免加重诱因**　避免寒冷、紧张、高强度运动等加重诱因,避免应用利尿剂、肾上腺素等导致症状加重的药物。

3. **心理支持**　儿童成长过程中,出现运动受限、摔倒等与同龄儿不同的症状,容易出现心理变化,必要时建议心理咨询。

预后

先天性肌强直和先天性副肌强直通常预后良好,不影响生存期。

(戴 毅　陈 琳)

参考文献

[1] Gutmann L,Phillips LH Myotonia congenita. Semin Neurol,1991,11(3):244-248.

[2] de Silva SM,Kuncl RW,Griffin JW,et al. Paramyotonia congenita or hyperkalemic periodic paralysis? Clinical and electrophysiological features of each entity in one family. Muscle Nerve,1990,13(1):21-26.

[3] Bretag AH,Dawe SR,Kerr DI,et al. Myotonia as a side effect of diuretic action. British Journal of Pharmacology,1980,71(2):467-471.

23

先天性脊柱侧凸
congenital scoliosis

定义

先天性脊柱侧凸(congenital scoliosis,CS)指由胚胎期脊柱椎体发育异常引起的脊柱畸形,可单独存在,也可与其他先天性异常导致的器官缺陷形成综合征。

同义词

先天性脊柱侧弯。

病因和发病率

先天性脊柱侧凸的病因尚未完全阐明,目前研究主要集中在遗传因素,其本质是胚胎期椎体(体节)形成异常。这一过程受到 WNT、NOTCH 及 FGF 通路共同调节。目前研究人类先天性脊柱侧凸的候选基因包括 *PAX1*、*WNT3A*、*DLL3*、*SLC35A3*、*T*(*Brachyury*)和 *TBX6*。近来发现 *TBX6* 基因复合杂合突变可解释约 10% 的中国汉族先天性脊柱侧凸患者的发病。此外,母孕期不良环境因素的暴露包括维 A 酸、丙戊酸、糖尿病、低氧、一氧化碳、乙醇等也可能导致先天性脊柱畸形。

先天性脊柱侧凸在活产婴儿中的发病率约为 0.5/1000~1/1000,部分患者有家族聚集现象,但目前认为散发情况较为常见。

临床表现

先天性脊柱侧凸的临床定义为椎体结构异常导致的脊柱侧方弯曲超过 10°,可呈"S"或

"C"形。大体表现为直立时两肩不等高、一侧腰部皱褶、腰前屈出现背部不对称("剃刀背"),有时可见骨盆两侧不对称、步态异常等。影像学特点主要为椎体形态异常,目前临床上根据此将先天性脊柱侧凸分为三型:Ⅰ型——椎体形成障碍型(如楔形椎、半椎体或蝴蝶椎等);Ⅱ型——椎体分节不良型(如阻滞椎、骨桥形成等);Ⅲ型——混合型。此外,先天性脊柱侧凸还可伴发其他系统缺陷,如椎管内畸形、先天性心脏病等。

诊断

先天性脊柱侧凸的诊断主要依靠体格检查和影像学表现。体格检查时需进行视诊和触诊,观察患者有无双肩不等高、剃刀背、脊柱序列弯曲等典型征象,有无其他骨骼畸形。此外还需进行神经系统检查,观察患者有无肌张力增高或低下,有无四肢感觉异常。确诊需进行X线或CT摄片,观察患者椎体有无发育结构性异常,并据此进行临床分型。

鉴别诊断

先天性脊柱侧凸与其他脊柱侧凸鉴别要点主要在影像学检查有无先天性椎体结构异常,即椎体形成障碍或分节不良。

1. **特发性脊柱侧凸**　生长发育期间原因不清的脊柱侧凸,相对常见于青少年期起病患者,目前认为与平衡功能、本体感觉等神经系统异常导致的长期脊柱两侧肌力不平衡密切相关。

2. **神经肌肉型脊柱侧凸**　可分为神经源性和肌源性,继发于神经或肌肉疾病导致的脊柱两侧肌力不平衡,常见病因包括小儿麻痹症、脊髓空洞症、进行性萎缩性肌病等。

遗传咨询与产前诊断

先天性脊柱侧凸的遗传致病机制目前尚未完全阐明,但已有明确的候选致病基因。有相关家族史的家庭可通过基因测序进行亲本潜在致病突变的筛查,但无法明确产前诊断。

治疗

先天性脊柱侧凸的治疗主要包括非手术治疗和手术治疗。

常见的非手术治疗包括支具治疗、理疗、石膏等,其原理为物理矫形,适用于畸形进展缓慢且程度较轻、骨骼尚未发育成熟、侧弯节段较长且脊柱相对柔软的患者。非手术治疗期间应进行密切随访,每4~6个月进行一次全脊柱正侧位X线检查,如侧弯进展迅速应及时调整治疗方案或尽早手术。

如快速进展、影响心肺发育或有神经损害危险者,应尽早进行手术治疗,一般理想的手术时机在 3~5 岁。手术方法主要包括病变椎体切除、凸侧阻滞生长、凹侧撑开、节段内固定等。对于生长空间大的幼儿患者较多采用生长棒技术进行内固定,并定期再次行撑开术保证脊柱生长。对于合并严重胸廓畸形、有心肺功能不全风险的患者,还需行胸廓扩大成形术或人工肋骨植入矫正胸廓畸形。

预后

先天性脊柱侧凸相较于其他类型的脊柱侧凸具有起病早、进展快、畸形重、并发症多等特点,严重者可能继发心肺功能不全、神经功能受损。多数先天性脊柱侧凸患者接受手术治疗后长期预后良好,但需要定期随诊,有生长需要的患儿需定期进行撑开手术。

(吴志宏　吴　南　林嘉琛)

参考文献

[1] 刘森,刘嘉琦,吴南,等.先天性脊柱侧凸伴发畸形.中国骨与关节外科,2014,3:258-261.

[2] 马兆龙,邱勇,王斌,等.先天性脊柱侧凸患者中的脊髓畸形和脊椎畸形.中国脊柱脊髓杂志,2007,8:588-592.

[3] 余可谊,邱贵兴,王以朋.先天性脊柱侧凸手术治疗策略——进展与挑战.中国骨与关节外科,2008,2:158-163.

[4] Marks DS,Qaimkhani SA. The natural history of congenital scoliosis and kyphosis. Spine(Phila Pa 1976),2009,34(17):1751-1755.

[5] Pahys JM,Guille JT. What's New in Congenital Scoliosis? J Pediatr Orthop,2018,38(3):172-179.

[6] Wu N,Ming X,Xiao J,et al. TBX6 null variants and a common hypomorphic allele in congenital scoliosis. N Engl J Med,2015,372(4):341-350.

24

冠状动脉扩张
coronary artery ectasia

定义

冠状动脉扩张(coronary artery ectasia,CAE)是一种少见但容易识别的解剖形态学异常，一般是指心外膜下冠状动脉的弥漫性扩张，超过邻近正常节段的 1.5 倍，超过 2 倍以上的局限性扩张一般被称作冠状动脉瘤。CAE 可以单发也可以多发，可为囊状(瘤体横径大于长径)或梭形(瘤体横径小于长径)。50% CAE 患者合并冠状动脉粥样硬化。单纯性 CAE 是指排除动脉粥样硬化、血管炎、川崎病、感染性疾病、先天性冠状动脉疾病等病因者。

同义词

冠状动脉瘤(coronary artery aneurysm,CAA)。

病因和发病率

CAE 的病因学机制尚未完全明确，病理表现主要为冠状动脉血管壁中层结构的破坏，弹力纤维降解，可能病因主要有以下几种。①基因易感性：特殊 HLA Ⅱ类基因型，基质金属蛋白酶基因变异；②血管紧张素转换酶过度表达；③自身免疫或者炎症反应；④感染等因素。

1967 年前的 CAE 流行病学资料均来自于尸体检查，检出率 0.22%~1.4%。冠状动脉造影大大提高其检出率，在 1.2%~9.9%，其中冠心病和腹主动脉瘤患者的检出率较高。单纯性 CAE 检出率为 0.1%~0.32%。冠状动脉 3 支血管均可以发生 CAE，在冠心病患者中以右冠状动脉多见。

临床表现

男性多于女性,部分 CAE 患者胸痛症状不典型,在行冠脉造影或冠脉 CT 时发现。当存在以下情况时,患者往往有临床症状:①合并阻塞性动脉粥样硬化性疾病、血栓、血流缓慢、夹层、破裂时可有劳力性心绞痛或急性冠脉综合征表现;②压迫邻近组织;③少见的有动脉瘤破裂,可引起急性心脏压塞;④虽然无显著的冠状动脉狭窄,也可发生因微血管功能障碍导致心肌缺血。

诊断

CAE 诊断的金标准是冠状动脉造影。冠状动脉造影提示冠状动脉管腔的扩张程度达到 CAE 标准,合并或者不合并冠状动脉粥样硬化斑块、狭窄、血栓。同时不伴随川崎病、系统性血管炎(红斑狼疮、多发性大动脉炎、结节性多动脉炎和白塞病等)、梅毒以及冠状动脉旋磨、支架植入等介入治疗并发症等情况。

发现 CAE 后,要除外川崎病、结缔组织病、先天性冠状动脉疾病、真菌、梅毒或者结核等感染、外伤、介入和手术等所致 CAE。

治疗

因为该病发病率低、机制复杂,目前尚无最佳或者公认的 CAE 治疗。现有治疗包括药物治疗、介入治疗和手术治疗。

1. **药物治疗** CAE 病理生理学特征是血流缓慢、内皮及血管壁损伤、局部易血栓形成,抗血小板和抗凝治疗应该合理有效,但尚缺乏随机试验和循证医学证据。经验用药方案为:华法林(维持 INR 2.0~2.5,预防凝血和血栓形成);阿司匹林(75~360mg/d,预防血小板聚集);CAE 同时合并冠脉痉挛患者可以使用地尔硫䓬(剂量个体化)。曲美他嗪可通过增加血浆腺苷水平改善 CAE 患者的冠脉血流,双嘧达莫(潘生丁)可能同样有效。CAE 患者应避免应用硝酸酯类药物,以免加重心外膜血管扩张而诱发或加重心绞痛。由于 CAE 和血管紧张素转化酶(ACE)基因多态性相关,推测 ACE 抑制剂可能有助于遏制冠脉扩张的进展。由于基质金属蛋白酶(MMPs)水平升高可能促进 CAE 的演变,MMPs 可望成为治疗靶点。他汀类药物可抑制 MMPs 活性,而且 CAE 患者多伴有动脉粥样硬化,故也推荐使用。

2. **介入治疗** 以往合并狭窄的 CAE 患者血运重建多采用外科手术治疗。近期研究显示,在扩张的 CAE 瘤体内植入覆膜支架,可使瘤体减小甚至消失,并可减少心血管事件。另外,对一些囊状 CAE 或 CAE 并发冠状动脉瘘,可采取弹簧圈封堵治疗。

3. **手术治疗** 左主干 CAA,瘤体直径 >10mm 或者内径 >3~4 倍起源血管的 CAE 首选外科手术。根据瘤体大小、侧支分布和狭窄程度,采用冠脉旁路手术同时结扎或切除血管瘤。

一旦出现危及生命的并发症(如瘤体破裂心脏受压或严重分流的瘘管形成)则需要紧急外科手术处理。外科手术治疗预后良好。

预后

无冠脉狭窄的单纯 CAE 中有 38.7% 的患者存在心肌梗死病史,但随访发现心脏事件发生率与冠状动脉粥样硬化狭窄患者相似。合并冠状动脉粥样硬化的 CAE 患者,预后可能取决于粥样硬化本身而不是 CAE。

(田 庄)

参考文献

[1] Hartnell GG, Parnell BM, Pridie RB. Coronary artery ectasia:its prevalence and clinical significance in 4993 patients. Br Heart J,1985,54:392-395.

[2] Manginas A,Cokkinos DV. Coronary artery ectasias:imaging,functional assessment and clinical implications. Eur Heart J,2006,27(9):1026-1031

25

先天性纯红细胞再生障碍性贫血
Diamond-Blackfan anemia

定义

先天性纯红细胞再生障碍性贫血（Diamond-Blackfan anemia,DBA）是核糖体蛋白结构基因突变导致核糖体生物合成异常的一种遗传性疾病,由红细胞内源性生成缺陷所致,呈常染色体显性或隐性遗传,绝大多数发生于 1 岁以内,表现为大细胞贫血、骨髓红系细胞明显减少、发育畸形和肿瘤易感性增高等。

同义词

Diamond-Blackfan 综合征。

病因和发病率

通过连锁分析揭示 DBA 的遗传基因位点至少有 3 个,其中 2 个位点已确定,分别为 19q13.2 和 8p23.3-p22。已在 19q13.2 区克隆出相关的致病基因,为核糖体蛋白 S19(ribosomal protein S19,RPS19)基因。序列分析发现约 25%DBA 患者具有 *RPS19* 突变。其他新发现的突变,如核糖体蛋白质 rps24,被 *RPS24* 基因编码,位于染色体 10q22-q23。核糖体蛋白质 rps 17,被 *RPS 17* 编码,位于染色体 15q25.2,两者均在大约 2% 的患者中发生。其他核糖体蛋白质基因缺失,如核糖体蛋白质基因 *RPL5*、*RPL11*、*RPL35A*、*RPS7*、*RPS10*、*RPS17*、*RPS19*、*RPS24* 及 *RPS26* 的缺失等均被论证,这些核糖体蛋白异常提示 DBA 的本质可能为核糖体疾病。

由于 DBA 颇为少见,其确切的发病率难以确定。欧洲回顾性研究表明 DBA 在≤15 岁儿童中年发病率约为 1.5/100 万 ~5.0/100 万。此病发生于婴幼儿,多数患儿出生后 2 周 ~2 年后发病,绝大多数(超过90%)患儿在1岁内确诊,本病男女患者之比约为1.1：1,约10%~25%有家族史。

临床表现

1. 骨髓衰竭　35%患儿出生时即表现为贫血,常于生后2周至2年确诊。贫血为大细胞或正细胞正色素性、网织红细胞减少、白细胞正常或轻度降低、血小板正常或轻度增高、骨髓红系增生低下而粒系和巨核细胞系增生活跃、胎儿血红蛋白和腺苷脱氨酶增高。

2. 先天发育异常　30%~35%DBA患者可能存在先天发育异常,主要涉及头、上肢、心脏和泌尿生殖系统。如身材矮小,颅面部畸形包括颅面部过宽、宽平鼻梁、小头、先天性白内障、青光眼、斜视、硬腭高拱及唇腭裂甚至Turner综合征外貌,拇指畸形,先天性心血管发育异常,泌尿生殖器官畸形。

3. 癌症易患性　DBA患者肿瘤发生率约为4%,高于同年龄正常人群。且肿瘤发生年龄早,中位年龄为15岁。包括血液系统急性髓系白血病、急性淋巴细胞白血病、骨髓增生异常综合征、淋巴瘤及实体瘤,如恶性肉瘤、胸腺癌、肝细胞癌、黑色素瘤、纤维组织细胞瘤、胃癌和肠癌等。患肿瘤后较患同样肿瘤的一般人群预后差,病死率高。

诊断

符合以下4条标准的患者可以诊断DBA：
1. 发病年龄小于1岁;
2. 大细胞性贫血,白细胞和血小板正常;
3. 网织红细胞明显减少;
4. 骨髓增生活跃,红系前体细胞明显减少。

如果临床特征不足以诊断,分子学检测发现典型致病基因缺陷,也可以诊断DBA。其他支持的指标包括:有家族史,有典型的DBA患者中先天发育异常存在,胎儿血红蛋白增加,红细胞腺苷脱氨酶活性增强,促红细胞生成素增高,没有其他遗传性红细胞衰竭的证据。

遗传咨询与产前诊断

40%~50%的DBA患者为常染色体显性遗传,其余为散发的或者有不同遗传特征的家族性。因为受下降的外显率及轻重两种形式共存在同一家谱内等因素的影响,DBA的遗传规律很难预测,即受多因素影响,表现型和基因型不一致。在DBA家族中应进行遗传咨询指导优生优育。

治疗

1. 糖皮质激素　常用泼尼松 2mg/kg，以早晨单剂量一次给予。约 70% 患者初次治疗时有效，越早治疗有效率越高，建议尽早接受治疗。有效后激素剂量可逐渐减量，甚至激素完全停用。需注意婴儿尤其是早产儿中激素长期应用可能出现生长延迟，学步时期易出现神经肌肉发育不良及运动神经延迟。

2. 输血治疗　激素及其他药物治疗无效的患者依赖长期间断性输血。血红蛋白水平维持在 80g/L 以上，可保证生长和发育的需要。长期输血可引起铁过载，需加用去铁治疗。

3. 基因治疗　伴有 rpsl9 缺陷的 DBA 患者的基因治疗正在研究中，体外试验显示，在患者红系祖细胞中增加 rpsl9 的表达可促进红细胞发育，用转基因病毒载体来验证基因治疗功效的动物模型（去除 rpsl9 表达的）已经被成功制成。

4. 造血干细胞移植　造血干细胞移植可治愈 DBA，输血依赖型 DBA 可以考虑进行造血干细胞移植。同胞供者需注意筛查排除供者携带致病基因突变，由于移植物抗宿主反应，无关供者造血干细胞移植成功率并不高。

预后

10%~20% 患者可自发缓解；约 70% 经治疗可达完全缓解或治愈，但仍有部分患者复发，经治疗还可达完全缓解；部分患者治疗效果较差，主要靠输血改善症状，故易引起血色病等；部分患者死于充血性心功能衰竭、骨髓增生异常综合征、白血病、恶性淋巴瘤及各种实体瘤等。

（韩　冰）

26

Erdheim-Chester 病
Erdheim-Chester disease

定义

Erdheim-Chester 病（Erdheim-Chester disease，ECD）是一种少见的组织细胞疾病，属于非朗格汉斯细胞组织细胞增多症之一。目前认为 ECD 属于炎性髓系肿瘤。

同义词

脂质肉芽肿病。

病因和发病率

目前发现 50%~70% 的 ECD 患者病变组织存在着 $BRAF^{V600E}$ 突变，此外丝裂原活化蛋白激酶（MAPK）信号通路其他基因突变（如 $MAP2K1$，$NRAS$，$KRAS$ 和 $ARAF$ 突变等）在 ECD 中有所报道。ECD 总体发病率不详，至今全世界约有 1000 例 ECD 报道。中老年发病多见，男女发病率无明显差异。

临床表现

ECD 的临床表现因受累部位不同而表现各异。常见的临床表现包括骨痛、多饮、多尿、突眼、皮疹、发热、胸闷、憋气等。绝大多数 ECD 患者在诊断时候都有骨骼受累，以下肢骨最为常见。同时多数患者还会有至少一处骨外器官受累，包括上颌窦、大血管、腹膜后、心脏、肺、中枢神经系统、皮肤、垂体和眶周。

骨骼 X 线为双侧长骨骨干的对称性骨硬化表现即骨髓质缺失，皮质不规则，骨膜增厚，

MRI T1 加权相散在信号缺失,T2 加权相可见高低混合信号,骨扫描可见特征性的股骨远端和胫骨近端的 ^{99m}Tc 的异常放射性浓聚(图 1)。

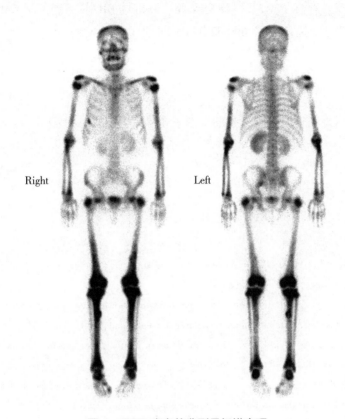

Right　Left

图 1　ECD 患者的典型骨扫描表现

诊断

ECD 的诊断需要结合典型的临床表现、影像学特征和病理学特征。病理诊断是金标准。病理中发现组织中存在片状泡沫状组织细胞,伴有炎性细胞和多核巨细胞(Touton 细胞)浸润以及纤维组织混合其中或包绕在外。组织细胞表达 CD68 和 CD163,S100 部分患者可以阳性,但不表达 CD1a 或 CD207;电镜无 Birbeck 颗粒。

主要需要与其他组织细胞疾病相鉴别,如朗格汉斯细胞组织细胞增生症(LCH)和 Rosai-Dorfman 病(RDD)。LCH 中 CD1a 阳性,同时电镜下可以看到特征性的 Birbeck 颗粒。RDD 与 ECD 病理上并无绝对的鉴别诊断标准,典型的临床表现和骨扫描的特征以及 $BRAF^{V600E}$ 突变有助于 ECD 的诊断(图 1)。

治疗

ECD 目前尚无标准治疗。由于 ECD 临床表现的高度异质性,例如一些患者仅有缓慢进展的单个器官受累,如单独垂体受累表现为尿崩症的患者,在经手术切除后病情可稳定多年不需要治疗;而另一些有重要脏器受累如中枢神经系统、心血管等,或者进展迅速的患者,则需要积极全身治疗。存在 $BRAF^{V600E}$ 突变患者可以首选 BRAF 抑制剂治疗。而 BRAF 野生型患者可首选大剂量干扰素治疗(600~900MIU,每周 3 次)。

预后

ECD 患者预后差别较大。早期诊断早期干预是关键。

(曹欣欣 李 剑)

参考文献

[1] Diamond EL,Dagna L,Hyman DM,et al.Consensus guidelines for the diagnosis and clinical management of Erdheim-Chester disease. Blood,2014,124:483-492.

[2] Arnaud L,Gorochov G,Charlotte F,et al. Systemic perturbation of cytokine and chemokine networks in Erdheim-Chester disease:a single-center series of 37 patients. Blood,2011,117:2783-2790.

[3] Emile JF,Abla O,Fraitag S,et al.Revised classification of histiocytoses and neoplasms of the macrophage-dendritic cell lineages. Blood,2016,127:2672-2681.

[4] Arnaud L,Malek Z,Archambaud F,et al. 18F-fluorodeoxyglucose-positron emission tomography scanning is more useful in followup than in the initial assessment of patients with Erdheim-Chester disease. Arthritis Rheum,2009,60:3128-3138.

[5] Cao XX,Sun J,Li J,et al. Evaluation of clinicopathologic characteristics and the BRAF V600E mutation in Erdheim-Chester disease among Chinese adults. Ann Hematol,2016,95:745-750.

27

法布里病
Fabry disease

定义

法布里病是一种罕见的 X 伴性显性遗传病,由 X 染色体长臂中段编码 α- 半乳糖苷酶 A(α-Gal A)的基因突变,导致 α- 半乳糖苷酶 A 结构和功能异常,使其代谢底物三己糖酰基鞘脂醇(GL3)和相关鞘糖脂在全身多个器官大量贮积所导致的临床综合征。

同义词

安德森 - 法布里病(Anderson-Fabry disease),α- 半乳糖苷酶 A 缺乏病(alpha-galactosidase A deficiency),弥漫性体血管角质瘤(angrakeratomacorporis diffusum universal),糖鞘脂类沉积症(glycosphingolipidosis)。

病因和发病率

Fabry 病属于溶酶体蓄积病,正常情况下人体细胞溶酶体中 α- 半乳糖苷酶 A 可水解神经鞘脂类化合物(绝大部分为三聚己糖神经酰胺 GL-3)末端的 α- 半乳糖残基,而 Fabry 病患者的位于 X q22 染色体上编码 α- 半乳糖苷酶 A(α-Gal A)基因的突变,导致 α-Gal A 功能部分或全部缺失,GL-3 的降解受阻,未降解的底物在心、肝、肾、眼、脑及皮肤的神经、血管等多种组织细胞溶酶体中堆积,造成组织和器官的缺血、梗死及功能障碍。

确切发病率尚不清楚,国外报道在男性新生儿中发病率约为 1/110 000~1/40 000,国内尚无数据。

临床表现

Fabry病常表现为多器官、多系统受累，临床表现男性重于女性患者。由于α-Gal A底物GL3的沉积是一个渐进的过程，因此Fabry病的临床表现也随着年龄的变化而累及不同的器官。

1. **面容**　男性患者多在12~14岁出现特征性的面容，表现为眶上嵴外凸，额部隆起和嘴唇增厚。

2. **皮肤血管角质瘤**　常见于经典型患者，多见于"坐浴区"即脐膝之间的外生殖器、阴囊、臀部和大腿内侧，凸出皮肤表面的红色斑点。

3. **神经系统**　多数患者会出现周围神经疼痛，表现为足底和手掌难以忍受的烧灼感，并放射到四肢近端，甚至出现痛性痉挛；自主神经受累时表现为少汗或无汗；中枢神经系统多表现为早发的短暂性脑缺血发作或缺血性卒中。

4. **眼**　特征性的改变包括主要表现为结膜血管迂曲、角膜涡状混浊、晶状体后囊混浊、视网膜血管迂曲，严重者可导致视力降低甚至丧失。常为女性患者就诊的主要原因之一。

5. **胃肠道**　多在进食后出现腹泻、恶心、呕吐、腹胀、痉挛性腹痛等，也可表现为胃肠道吸收不良和便秘。

6. **肾脏**　早期表现为尿浓缩功能障碍，如夜尿增多、多尿、遗尿，随病程进展出现蛋白尿甚至达肾病综合征水平，伴随肾功能损害，多在30岁左右出现终末期肾病。

7. **心血管系统**　多为疾病的晚期表现和死亡原因，可表现为高血压、冠状动脉受累的心肌缺血，心脏瓣膜病变和肥厚性心肌病。严重者可导致心绞痛、心肌梗死和心力衰竭。

诊断

典型的临床、病理表现有重要的提示作用，基因诊断是金标准，而α-Gal A酶活性的检查可以反映和预测疾病的严重程度。

1. **α-Gal A酶活性检测**　最为简易快速，可采取外周血白细胞、血浆、血清或培养的皮肤成纤维细胞等。男性患者酶的活性常明显下降，约30%女性患者的酶活性可在正常范围。

2. **血、尿GL3测定**　男性患者血、尿GL3，血浆脱乙酰基GL3（lyso-GL3）均明显高于健康人，部分女性患者血、尿GL3可高于健康人，较酶活性检测其敏感性高。

3. **病理检查**　特征性改变是肾脏、皮肤、心肌、神经等全身组织内广泛的糖鞘磷脂结晶沉积，光镜下呈反折光的十字形，伴随细胞空泡改变；电镜下可见细胞质内充满嗜锇"髓样小体"的特征性表现。

4. **基因检测**　是诊断的金指标，可提取外周血、头发毛囊或其他组织，提取DNA进行*GLA*相关基因检测。

蛋白尿、肾功能不全需与原发性肾小球肾炎或其他继发性肾小球疾病进行鉴别。心脏受累的患者需与其他原因导致的肥厚性心肌病、心律失常、心功能不全进行鉴别。疼痛需与幼年类风湿关节炎、雷诺综合征和其他原因导致的感觉神经病等鉴别。消化道症状需与肠胃炎、消化不良、肠易激综合征等鉴别。

遗传咨询与产前诊断

Fabry 病是一种 X 伴性遗传性疾病,患者及携带者均建议接受相应的遗传咨询,测定羊膜细胞 α- 半乳糖苷酶 A 水平可进行产前诊断。

治疗

1. **非特异性治疗**　针对各脏器受累情况给予相应的对症处理。
2. **特异性治疗**　酶替代治疗,即利用基因重组技术体外合成 α-Gal A 替代体内缺陷的酶,可减少患者细胞内 GL3 的沉积,减轻肢端疼痛、胃肠道症状,改善心肌肥厚,稳定肾功能,进而改善患者的生活质量和预后。主要药物不良反应有输注反应,表现为皮疹、头痛、腹痛、发热,甚至休克等,通常可经对症治疗而有效缓解。妊娠及哺乳期女性患者和合并严重并发症的患者不建议给予酶替代治疗。

预后

儿童至青少年时期出现临床症状,并随病程进展而逐渐加重,许多患者尤其是男性患者常在中青年死于严重的肾功能衰竭或心脑血管并发症。

(马　杰　李雪梅)

参考文献

[1] 中国法布里病专家协作组 . 中国法布里病(Fabry 病)诊治专家共识 . 中华医学杂志,2013,93(4):243-247.

[2] 马杰,李雪梅 . 12 例 Fabry 病患者临床及病理分析 . 基础医学与临床,2015,35(1):90-94.

[3] Alberto Ortiza,Dominique P. Fabry disease revisited:Management and treatment recommendations for adult patients. Molecular Genetics and Metabolism,2018,123:416-427.

[4] Germain DP,Hughes DA. Treatment of Fabry's disease with the pharmacologic chaperone migalastat. N Engl J Med,2016,375(6):545-555.

28

家族性地中海热
familial mediterranean fever

定义

家族性地中海热（familial mediterranean fever，FMF）是一种常染色体隐性遗传病，其致病基因 *MEFV* 位于 16p13.3，临床以反复发作的短暂的炎性反应和浆膜炎为主要表现，亦可以淀粉样变为首发症状。

病因和发病率

MEFV 基因突变所致。

MEFV 基因突变，导致其编码的蛋白 Pyrin 减少，Pyrin 蛋白抑制 NALP3- 炎症复合体的作用减弱，从而致使 NALP3- 炎症复合体过度活化，产生炎性反应。

位于 16p13.3 的 *MEFV* 基因是 FMF 的致病基因，编码 Pyrin 蛋白。FMF 虽被认为是常染色体隐性遗传，但最近研究发现 *MEFV* 基因的杂合突变亦可导致 FMF 发病。国外报道的最常见致病位点为 M694V、V726A、M680I、M694I，且致病性明确，然而这些位点在中国人中极为罕见。中国人所常见的几个突变位点的致病性存在很大争议，如 E148Q、L110P、P369S、R408Q、G304R、C.1759+8 C>T 等。这些位点虽然曾报道致病，但在正常人群中频率很高，部分位点最小等位基因频率（minor allele frequency，MAF）>0.1，甚至 E148Q 在亚洲人群中的等位基因频率 >0.3。携带这些争议位点的纯合或复合杂合突变的中国人可表现为正常表型、不典型的部分 FMF 临床表型，典型 FMF 症状的患者极为罕见。这些突变可能为条件致病多态位点，而非明确的致病突变，携带多个变异位点有可能发病，但病情可能不典型，故 FMF 的发病机制需要更多研究证实。

FMF 在地中海地区的人群中患病率较高，患病率为 1/1000~1/200，因此该病以地域命名。男女比例为 1.2：1.0。大多数患儿在 10 岁前发病。目前国内报道较少，尚缺乏大宗流行病学调查数据。

临床表现

FMF 分为 1 型和 2 型。

1 型主要表现为反复发作的炎性反应和浆膜炎,包括反复发热、腹痛及关节炎。发热为反复发作的发热,可有寒冷、剧烈运动、手术、感染等诱因,持续 1~3d 自行缓解。腹痛为最常见临床表现,见于 95% 的患儿。表现为突然发作的全腹痛,常伴发热,腹部查体可有腹胀、腹部压痛、反跳痛、肌紧张,听诊肠鸣音消失。立位腹平片可见小肠气液平。腹痛常在 24~48h 后自行缓解。关节炎亦为常见临床表现,见于 75% 的患儿。常累及下肢大关节,如髋关节、膝关节。可有关节肿胀、疼痛。皮疹见于 7%~40% 的患儿,主要累及下肢伸侧,典型皮疹为丹毒样红斑。胸膜炎见于 45% 的患儿,表现为突然发作的单侧胸痛,常伴发热。心包炎较少见。

2 型以淀粉样变起病。表现为持续大量的蛋白尿,常致终末期肾病。淀粉样物质亦可在心脏、胃肠道、肝脏等器官沉积,并导致相应临床表现。

诊断

目前 FMF 的诊断依靠临床诊断。约有 30% 的典型表现的 FMF 患者未发现 MEFV 的复合杂合或纯合变异。基因支持可以帮助明确诊断,但未发现基因突变也不能除外诊断。

成人多使用 Tel Hashomer 标准:符合以下 2 项主要标准或 1 项主要标准 +2 项次要标准,排除其他疾病,方可诊断 FMF。主要标准:①反复发热伴浆膜炎;②继发性 AA 型淀粉样变;③秋水仙碱治疗有效。次要标准:①单纯反复发热;②丹毒样红斑;③ FMF 家族史。儿童常用 2009 年 Yalçinkaya 提出的诊断标准,符合以下 5 项标准中的 2 项,排除其他疾病,可诊断 FMF:①发热,腋下体温 >38℃;②腹痛;③咽痛;④滑膜炎;⑤ FMF 家族史,其中①~④需满足持续 6~72h,发作 3 次以上。

对于临床诊断困难,但高度怀疑者,可进行基因检测或秋水仙碱治疗协助诊断。秋水仙碱治疗 6 个月,临床症状明显好转,则支持 FMF 诊断。

需要与遗传性周期热、幼年特发性关节炎、成人 Still 病、强直性脊柱炎、系统性红斑狼疮、急腹症、肾病综合征等疾病相鉴别。

治疗

秋水仙碱可有效控制 FMF 发作,确诊后应尽早应用。起始剂量:<5 岁,≤0.5mg/d;5~10 岁,0.5~1.0mg/d;>10 岁,包括成人,1.0~1.5mg/d。儿童最大剂量可用至 2mg/d,成人最大剂量可用至 3mg/d。

　　秋水仙碱无效者,可使用生物制剂,如 IL-1 拮抗剂、TNF-α 抑制剂;亦可使用沙利度胺、柳氮磺胺吡啶、非甾体抗炎药等。肾衰患者需透析治疗或肾移植。

(宋红梅　李　冀)

参考文献

[1] 宋红梅.家族性地中海热[J].中华实用儿科临床杂志,2016,9:650-652.

[2] Kondi A,Hentgen V,Piram M,et al. Validation of the new paediatric criteria for the diagnosis of familial Mediterranean fever:data from a mixed population of 100 children from the French reference centre for auto-inflammatory disorders. Rheumatology(Oxford),2010,49(11):2200-2203.

[3] Yalçinkaya F,Ozen S,Ozçakar ZB,et al. A new set of criteria for the diagnosis of familial Mediterranean fever in childhood. Rheumatology(Oxford),2009,48(4):395-398.

29

范可尼贫血
Fanconi anemia

定义

范可尼贫血(Fanconi anemia,FA)是最常见的遗传性再生障碍性贫血,是由于基因异常引起基因组不稳定所致的疾病,主要表现为先天性发育异常、进行性骨髓衰竭和发生恶性肿瘤风险增高。

同义词

Fanconi 贫血。

病因和发病率

范可尼贫血基因突变或缺失,导致 DNA 损伤后修复调节以及 DNA 链间交联修复等多个过程异常。迄今已有至少 21 个基因被克隆,定位在不同的染色体上,命名为 BRCA2, BRIP1,ERCC4,FANCA,FANCB,FANCC,FANCD2,FANCE,FANCF,FANCG,FANCI, FANCL,FAMCM,MAD2L2,PALB2,RAD51,RAD51C,RFWD3,SLX4,UBE2T 和 XRCC2 等。新的基因仍有可能被发现。不同基因突变或缺失可表现为不同的亚型和临床表现。

在不同种族、不同地区发病率有所不同。在亚洲人群中发病率为 1/160 000,男女发病比例约 1.2∶1。部分近亲婚配人群中发病率更高。我国报道甚少。

临床表现

主要表现为先天性发育异常,进行性骨髓衰竭和肿瘤发生率增高,也有患者无发育异常或骨髓衰竭表现。

1. 发育异常　生长缺陷、异常皮肤色素沉着、上肢单侧或双侧骨骼畸形、小头畸形、眼部异常、泌尿生殖道畸形、内分泌异常、听力损失、外耳异常、先天性心脏缺陷、消化道异常、中枢神经系统发育异常及面部畸形、脊柱畸形、颈部畸形及发育迟缓和(或)智力残疾等。

2. 进行性骨髓衰竭　血细胞减少起病年龄差异较大,即使同胞之间。中位发病年龄约为 7.6 岁,罕见于婴儿和幼童,90% 患者的血液学异常在 40 岁前发病。血小板减少或白细胞减少通常先于贫血出现,常伴随大红细胞,胎儿血红蛋白增加,全血细胞减少逐渐加重。

3. 肿瘤发生风险增高　急性髓系白血病(AML)发生危险增加约 500 倍,50 岁时 AML 累计发生率约 13%,多发生于 15~35 岁。7 号染色体缺失,del(7q)与骨髓增生异常综合征(MDS)/AML 发生率增高相关。

FA 可以罹患实体肿瘤为首发表现。头颈部鳞状细胞癌(HNSCCs)是 FA 患者最常见的实体瘤,较普通人群发病率增加 500~700 倍,而且发病年龄更早(20~40 岁),大多数发生于口腔(如舌癌),多处于进展期,对治疗反应差。皮肤、食管癌、肝肿瘤和泌尿生殖道肿瘤发生率也增加。FA 患者对肿瘤化疗或放疗耐受性差。

诊断

环氧丁烷(DEB)和丝裂霉素 C(MMC)刺激的淋巴细胞染色体断裂试验提示染色体断裂增加,可考虑诊断 FA。如果临床怀疑 FA 诊断而淋巴细胞染色体断裂试验的结果正常或可疑,不能除外回复性嵌合,可再以皮肤成纤维细胞检测。有下列之一基因改变,可确诊。

1. 具有已知可导致常染色体隐性遗传 FA 的 18 个基因之一的双等位致病突变。
2. RAD51 杂合致病突变,引起常染色体显性遗传 FA。
3. FANCB 半合子致病突变,引起 X 连锁遗传 FA。

遗传咨询与产前诊断

范可尼贫血的遗传方式包括常染色体隐性遗传、常染色体显性遗传(RAD51- 相关 FA),或 X 连锁遗传(FANCB- 相关 FA)。

1. 常染色体隐性遗传的 FA　患者的同胞有 25% 可能遗传了双等位致病基因而发病,50% 可能遗传一个致病等位基因而成为携带者,25% 可能正常。杂合子携带者无症状。

2. 常染色体显性遗传的 FA　目前发现的 RAD51- 相关 FA 患者均为原发 RAD51 突变,其他家庭成员患病的可能性小。

3. X 连锁遗传 FA　女性携带者每次妊娠遗传致病基因的可能性为 50%。遗传了致病基因的男性会发病,女性会成为无症状携带者。

如果已知家族致病基因,常染色体隐性遗传和 X 连锁遗传 FA 的亲属可以做携带者检测和妊娠产前检测。

治疗

1. 血液学表现的治疗

(1) 雄激素:可以促进造血,延长端粒长度。

(2) 粒细胞集落刺激因子(G-CSF):可提高部分患者中性粒细胞计数。需警惕 G-CSF 刺激白血病克隆生长的风险。

(3) 造血干细胞移植(HSCT):是惟一的根治性治疗。但患者发生实体瘤的高危风险仍然存在,甚至在 HSCT 后增加。移植预处理方案需要考虑到 FA 患者对化疗和放疗敏感、耐受性差以及放疗会增加移植后第二肿瘤发生率,尽量避免放疗。

(4) MDS 或 AML 的治疗仍然具有挑战性,包括化疗、造血干细胞移植和参加临床试验。FA 患者对化疗耐受性差,可能导致严重的或不可逆的骨髓抑制。

2. 肿瘤的治疗和监测　实体瘤的治疗仍有赖于早期发现、手术切除治疗。采用化疗和放疗治疗因毒性增加可能出现致死性并发症,目前还没有明确的剂量减量方法,建议定期筛查和监测。

预后

未用雄激素治疗前,一旦出现贫血,5 年生存率约为 50%。经用激素治疗后生存率大为提高,但有 5%~10% 病例发生急性髓系白血病或其他恶性肿瘤。

(韩　冰)

30

半乳糖血症
galactosemia

定义

半乳糖血症（galactosemia，GAL）是一种由于半乳糖代谢通路中某种酶缺陷所引发的常染色体隐性遗传代谢病。根据酶缺陷的类型将半乳糖血症分为三型：半乳糖 -1- 磷酸尿苷转移酶缺乏型（galactose-1-phosphate uridyltransferase［GALT］deficiency）、半乳糖激酶缺乏型（galactokinase［GALK］deficiency）和尿苷二磷酸 - 半乳糖 -4- 表异构酶缺乏型（uridine diphosphate galactose-4-epimerase［GALE］deficiency），其中 GALT 缺乏引起的半乳糖血症相对常见，也被称为经典型半乳糖血症。

同义词

经典型半乳糖血症，半乳糖 -1- 磷酸尿苷转移酶缺乏症。

病因和发病率

经典型半乳糖血症为常染色体隐性遗传病，由于 *GALT* 基因致病变异所致，*GALT* 基因定位于 9p13。不同人种的 *GALT* 突变热点有所不同，如高加索人群中 Q188R 和 K285N 常见，非洲黑种人人群中 S315L 常见。亚洲人群中该基因的突变热点暂未明确。

人体内半乳糖主要通过 Leloir 途径进行代谢，半乳糖在 GALK、GALT 以及 GALE 先后作用下生成 1- 磷酸葡萄糖，继而进入糖酵解途径为机体提供能量。当 Leloir 途径中的酶发生缺陷时，体内的半乳糖通过焦磷酸酶旁路、半乳糖醇及半乳糖酸等途径进行代谢。然而，旁路代谢途径不能完全代偿 Leloir 途径，使得半乳糖及其旁路代谢产物堆积，引起半乳糖血症。经典型半乳糖血症发生于半乳糖代谢的第 2 步，即 GALT 缺乏导致其前体半乳糖 -1- 磷酸堆积。

根据美国全国新生儿筛查结果,经典型半乳糖血症的发病率为 1/48 000。然而,当以红细胞 GALT 酶活性 <5% 作为对照活性,且红细胞半乳糖 -1- 磷酸浓度 >2mg/dl 用作诊断标准时,一些新生儿筛查项目记录的发病率为 1/10 000。浙江省新生儿筛查数据显示,半乳糖血症总体患病率为 1 /189 857,其中 GALT 缺乏导致的经典型半乳糖血症的发病率为 1 /759 428。

临床表现

经典型半乳糖血症患儿常在围生期发病,在摄取母乳或含乳糖配方奶粉数天内,患儿会出现危及生命的并发症,喂养问题,腹泻,呕吐,低血糖,肝功能损伤,出血,黄疸,白内障。如果未及时治疗,可能会发生败血症、休克和死亡。存活至婴儿期的患儿,如果继续摄取乳糖,可能会出现严重的脑损伤。半乳糖代谢的中间代谢物半乳糖 -1- 磷酸及半乳糖醇具有细胞毒性,因此一些半乳糖血症患儿智力落后、生长发育延迟、共济失调、失明以及女性患者的卵巢功能障碍等远期并发症。

诊断

经典型半乳糖血症患儿常在围生期发病,临床表现无特异性,主要依赖实验室检查进行确诊,目前常用的特异性实验室检查主要有酶学检测、血和尿中半乳糖及其代谢产物的检测和基因诊断。患者红细胞半乳糖 -1- 磷酸浓度升高,红细胞 GALT 酶活性降低,*GALT* 双等位基因存在致病变异,可明确诊断。

本病需要与其他疾病导致的肝病鉴别,如希特林蛋白缺乏症、胆汁淤积症、尼曼匹克病C 型、肝豆状核变性及其他代谢性疾病。

遗传咨询与产前诊断

本病为常染色体隐性遗传病。先证者父母通常为无症状的 *GALT* 致病变异携带者。先证者同胞成为患者或成为正常个体的概率均为 25%,成为致病等位基因携带者的概率为50%。当先证者基因诊断明确时,可以通过羊水细胞或绒毛膜细胞对胎儿进行产前诊断。对未经产前检查出生的高危新生儿应进行红细胞 GALT 酶检测和(或)基因检测,以便早期筛查、诊断和治疗。

治疗

一旦考虑本病,应立即停止母乳及普通配方奶粉的摄入,改用不含乳糖的特殊治疗奶粉。由于患儿体内半乳糖代谢酶的缺乏并不会随年龄增长而逐渐改善,因此需终身进行饮食控制。对于出现低血糖、出血、败血症等并发症的患者,可予以积极的对症治疗。为了预防继发性疾病,建议补充钙和维生素 D。定期检测患儿红细胞中的半乳糖 -1- 磷酸、钙及维生素 D 的水平。对于存在运动、语言以及认知障碍的患儿建议进行神经心理评估。

预后

经典型半乳糖血症患儿临床表现重、病死率高,重点在于早诊断、早治疗。开始控制饮食的时间越早,则患儿的预后越好。经新生儿筛查发现的患儿,早期无乳糖奶粉治疗预后良好,但需终身治疗随访。

（白晋丽　宋　昉）

参考文献

[1] 叶军.半乳糖血症[M].见:顾学范.新生儿疾病筛查.上海:上海科学技术文献出版社,2003.

[2] National Newborn Screening and Genetics Resource Center. National newborn screening status report. Available online,2014,Accessed 3-6-17.

[3] Bosch AM,Ijlst L,Oostheim W,et al. Identification of novel mutations in classical galactosemia. Hum Mutat, 2005,25:502.

[4] 杨茹莱,童凡,洪芳,等.新生儿半乳糖血症筛查及基因谱分析.中华儿科杂志,2017,55(2):104-108.

[5] Welling L,Bernstein LE,Berry GT,et al.International clinical guideline for the management of classical galactosemia:diagnosis,treatment,and follow-up.J Inherit Metab Dis,2017,40(2):171-176.

31

戈谢病
Gaucher disease

定义

戈谢病（Gaucher disease，GD）是较常见的溶酶体贮积病，为常染色体隐性遗传病。该病由于葡萄糖脑苷脂酶基因突变导致机体葡萄糖脑苷脂酶（glucocerebrosidase，又称酸性 β 葡萄糖苷酶，acid β-glucosidase）活性缺乏，造成其底物葡萄糖脑苷脂（glucocerebroside）在肝、脾、骨骼、肺，甚至脑的巨噬细胞溶酶体中贮积，形成典型的贮积细胞即"戈谢细胞"，导致受累组织器官出现病变，临床表现为多脏器受累并呈进行性加重。

同义词

葡糖脑苷脂病，高雪氏病，家族性脾性贫血，脑甙病，脑苷脂网状内皮细胞病。

病因和发病率

葡糖脑苷脂是一种可溶性的糖脂类物质，是细胞的组成成分之一，在人体内广泛存在。GD 由于葡糖脑苷脂酶的缺乏而引起葡糖脑苷脂在肝、脾、骨骼和中枢神经系统的单核 - 巨噬细胞内蓄积而发病，产生相应的临床表现。

葡萄糖脑苷脂酶基因位于染色体 1q21，已报道戈谢病患者该基因突变超过 400 种，突变类型及比例有种族差异，且基因型与临床表型的关系尚不确定。

戈谢病为常染色体隐性遗传，致病基因位于 1 号染色体。目前发现位于染色体 1q21 的 *GBA* 基因点突变。*GBA* 基因可见到错义突变、剪接突变、转移突变、基因缺失、基因与假基因融合等，导致葡糖脑苷脂酶的催化功能和稳定性下降，使大量的葡糖脑苷脂在肝、脾、骨骼、肺和脑组织的单核-巨噬细胞中蓄积，形成典型的戈谢细胞。不同的人种基因型的变异不同。

少数患者可能为激活蛋白缺陷。

戈谢病在世界各地均有发病,在不同种族间有很大差异,犹太人群发病率较高。我国自1948年首次报道以来,各地均有报告,尤其河北、山东、河南及辽宁病例报告较多。国内目前暂无准确的流行病学数据。

临床表现

根据戈谢病发病的急缓、内脏受累程度及有无神经系统症状将其分为三种类型:Ⅰ型(慢性型、成人型、非神经型)、Ⅱ型(急性型、婴儿型、神经型)、Ⅲ型(亚急性型、幼年型、神经型)。同时根据亚急性型临床表现又分为Ⅲa、Ⅲb、Ⅲc。

由于葡糖脑苷脂酶缺乏的程度不同,临床表现会较大的差异。主要表现:①生长发育落后于同龄人,甚至倒退;②肝脾进行性肿大,尤以脾大更明显,出现脾功能亢进、门脉高压;③骨和关节受累,可见病理性骨折;④皮肤表现为鱼鳞样皮肤改变,暴露部位皮肤可见棕黄色斑;⑤中枢神经系统受侵犯出现意识改变、语言障碍、行走困难、惊厥发作等;⑥肺部受累有咳嗽、呼吸困难、肺动脉高压;⑦眼部受累表现眼球运动失调、水平注视困难、斜视等。

诊断

根据肝、脾肿大或有中枢神经系统症状,骨髓检查见有典型戈谢细胞,血清酸性磷酸酶增高,可做出初步诊断。进一步确诊应做白细胞或皮肤成纤维细胞GC活性测定。值得注意的是,有时在骨髓中看到一种与戈谢细胞很相似的假戈谢细胞(pseudo gaucher's cell),它可出现在慢性粒细胞白血病、地中海贫血、多发性骨髓瘤、霍奇金淋巴瘤及浆细胞样淋巴瘤等疾病中,它与戈谢细胞的不同点是胞质中无典型的管样结构,鉴别诊断时可做GC酶活性测定。

基因诊断优于酶学诊断,它是定性诊断,而酶学诊断是定量诊断,而且标本稳定。通过突变型的分析可推测疾病的预后,如筛查L444P可确诊GD,N370S基因型患者,既是纯合子,预后也好,一般无神经系统症状。患儿基因型确定后,其母再次妊娠时可做产前基因诊断,也可于杂合子检出。基因诊断可用两步PCR法。基因型与临床表型之间没有确定的联系。

脑电图检查可早发现神经系统浸润,在神经系统症状出现前即有广泛异常波型。Ⅲ型患者在未出现神经系统症状前很难与Ⅰ型鉴别。通过脑电图检查可预测患者将来是否有可能出现神经系统症状。

遗传咨询与产前诊断

患者的母亲再次妊娠时可取绒毛或羊水细胞经酶活性测定做产前诊断,若患者的基因型已确定,也可做产前基因诊断。通过羊膜穿刺术或绒毛取样诊断特定的戈谢病等位基因,编码葡萄糖苷酸的基因定位于人类染色体的 1q21 位置。

治疗

1. **酶替代治疗**　β- 葡糖脑苷脂酶制剂对于延长患者寿命、提高生存质量有显著效果。绝大多数临床症状改善,脏器不再继续受累。主要用于戈谢病 I 型治疗。婴儿型应用后,肝、脾可缩小,但脑症状多不能好转。III 型患者不是酶替代疗法的适应证。

剂量不统一,现较通用的方法是 60U/kg,每 2 周 1 次。婴儿型的剂量一般认为应较大,每月 70~120U/kg,每周 2 次或 3 次。

2. **脾切除**　适用于巨脾伴脾功能亢进者,年龄在 4~5 岁或 5 岁以上,可以改善临床症状。对于 I 型和 III 型部分患者建议脾切除术。

3. **基因治疗**　应用造血祖细胞,成肌细胞移植,将 GBA 基因导入患者体内,并通过其增生特性在体内获得大量含有 *GBA* 基因的细胞,产生具有生物活性的 β- 葡糖脑苷脂酶,起到持久治疗作用。

4. **对症治疗**　包括支持、营养、输血等。对 II 型患者还需止痛、解痉等。

5. **造血干细胞移植**　异基因造血干细胞移植治疗能使酶活力上升,肝、脾缩小,戈谢细胞减少,但手术危险性与疗效必须慎重衡量考虑。

预后

戈谢病 I 型进展缓慢,脾切除后可长期存活,智力正常,但生长发育落后。对葡糖脑苷脂酶制剂替代治疗反应显著,预后最好。

戈谢病 II 型多于发病后 1 年内死于继发性感染,少数患者可存活 2 年以上。

戈谢病 III 型多由于神经系统症状较重,死于并发症。

(韩　冰)

32

全身型重症肌无力
generalized myasthenia gravis

定义

全身型重症肌无力（generalized myasthenia gravis, GMG）是一种自身免疫性神经肌肉接头疾病。主要表现为骨骼肌病态疲劳，活动后加重，休息后减轻。症状多分布于四肢的骨骼肌，严重者累及呼吸肌造成呼吸衰竭。

病因和发病率

由特异性抗体介导，体液免疫和细胞免疫参与，累及神经肌肉接头突触后膜，导致神经肌肉接头传递障碍的疾病。患者外周血中可发现抗乙酰胆碱受体（AchR）抗体、抗骨骼肌特异性酪氨酸受体激酶（MuSK）抗体或脂蛋白 4（LRP4）抗体。

在任何年龄段均可发病。年平均发病率约为 8.0/100 000~20.0/100 000 人。

临床表现

经常从一组肌群开始，逐渐累及到其他肌群，骨骼肌无力表现为波动性和易疲劳性，晨轻暮重。约 10%~20% 患者伴有胸腺肿瘤，50% 合并胸腺增生。根据临床表现，按 Osserman 分成五型，I 型：眼肌型，表现为上睑下垂、复视等，可有眼轮匝肌轻度受累，一半眼肌型有发展成全身型的概率，本章节目前只讨论全身型。IIA 型：轻度全身型，四肢肌群轻度受累，通常无延髓肌受累。IIB 型：中度全身型，四肢肌群中度受累，通常有咀嚼、吞咽和构音障碍等延髓肌受累。III 型：重度激进型，进展快，数周或数月内累及咽喉肌，半年内累及呼吸肌。IV 型：迟发重度型，缓慢进展，两年内由 I 型或 II 型发展至全身并累及呼吸肌。V 型：肌萎缩型，起病半年内出现骨骼肌萎缩，临床少见。

诊断

1. 临床表现　一组或以上的肌群无力，表现出波动性和易疲劳性，晨轻暮重，活动后加重，休息后减轻。疲劳试验阳性。

2. 诊断性试验　新斯的明试验阳性。

3. 实验室检查　约 80% 可检测到 AchR 抗体，AchR 抗体阴性的全身型中约 10%~20% 检测到 MuSK 抗体，或双阴性病例约 20%~50% 可检测到 LRP4 抗体。

4. 电生理检查　重复频率电刺激提示低频刺激递减 10%~15%，高频无递增现象。单纤维肌电图提示"颤抖"增宽，伴或不伴阻滞。

具有典型的临床特征和诊断试验，合并一条电生理检查或实验室检查阳性，可做出诊断。

在诊断重症肌无力后要注意检查甲状腺功能和胸腺 CT，因重症肌无力病例容易合并甲亢和胸腺瘤。

需要与以下疾病进行鉴别诊断：兰伯特 - 伊顿（Lambert-Eaton）综合征、吉兰 - 巴雷综合征、延髓麻痹综合征、代谢性肌病、肉毒素中毒、进行性脊肌萎缩症等。

治疗

1. 药物治疗

（1）胆碱酯酶抑制剂：为治疗 MG 的一线药物，如溴吡斯的明，可作为初始治疗，也可长期用于症状控制。

（2）糖皮质激素：为治疗 MG 的一线药物，口服药物目标剂量一般为 0.75~1mg/（kg·d）顿服，缓慢减量。对于全身型或难治性重症肌无力，可予甲泼尼龙冲击治疗，治疗应遵循个体化。过快减量可能导致病情反复。部分病人在服用激素后（特别是激素冲击治疗），会出现病情一过性加重并有可能促发肌无力危象，因此，对肌无力危象和危象前期的病人慎用激素冲击疗法。长期应用激素可引起内分泌紊乱、骨质疏松等副作用，应重视并发症的预防，提倡多科协作。

（3）硫唑嘌呤及其他免疫抑制剂：如他克莫司、环孢素、吗替麦考酚、环磷酰胺、CD20 靶向药物等是治疗 MG 的二线药物，可以与糖皮质激素联用，有助于减少糖皮质激素用量。因可能导致骨髓抑制和肝功能异常，建议逐渐加量，并定期监测血常规、肝功能，应用时应充分考虑到适用人群和不良反应，有条件的可在使用前做 *TMPT* 基因检测。

（4）静注免疫球蛋白或血浆置换：用于急性进展的 MG，耐受性较好。

2. 手术治疗　对于可疑胸腺瘤的患者应尽早行胸腺手术。胸腺手术后部分患者仍需接受长期规范的免疫治疗。对于不伴有胸腺瘤的重症肌无力患者胸腺手术目前不作为积极推荐。

3. 肌无力危象治疗　积极人工辅助呼吸,加强护理,积极预防或控制肺部感染。血浆置换或丙种球蛋白冲击有效,并在充分抗感染及控制并发症前提下应用激素治疗。

预后

患者在病情控制不良阶段均可出现重症肌无力危象,诱因包括感染、药物、妊娠、疲劳等。而随着免疫抑制药物和重症治疗技术的进步,目前全身型重症肌无力的病死率已降至0~5%。

（谭　颖　管宇宙）

参考文献

[1] Sussman J.Myasthenia gravis:Association of British Neurologists' management guidelines. Pract Neurol,2015, 15(3):199-206.

[2] 李柱一 . 中国重症肌无力诊断和治疗指南(2015 年简版). 中华医学会第十八次全国神经病学学术会议, 成都,2015:2.

[3] Sanders D.B.International consensus guidance for management of myasthenia gravis:Executive summary. Neurology,2016,87(4):419-425.

[4] Sieb J.P.Myasthenia gravis:an update for the clinician. Clin Exp Immunol,2014,175(3):408-418.

33

Gitelman 综合征
Gitelman syndrome

定义

Gitelman 综合征是由编码肾脏远曲小管钠 - 氯协同转运蛋白（NCC）的 *SLC12A3* 基因突变所致的一组常染色体隐性遗传的失盐性肾病，以肾性失钾（低血钾）、代谢性碱中毒为主要临床特点，多伴低血镁、低尿钙、肾素 - 血管紧张素 Ⅱ - 醛固酮系统（RAAS）活化、血压正常或偏低。

同义词

家族性低钾低镁血症，原发性肾小管性低钾低镁血症合并低尿钙。

病因和发病率

Gitelman 综合征是常染色体隐性遗传病，因为编码噻嗪类利尿剂敏感的钠氯协同转运体（NCC）的 *SLC12A3* 基因突变，导致 NCC 结构功能障碍而致病，目前已经发现的 *SLC12A3* 基因突变近 500 种（http://www.hgmd.cf.ac.uk/ac/ gene.php?gene=SLC12A3）。临床发病的患者不少为复合杂合突变，近 20% 患者甚至为单杂合突变，可能与目前基因检测技术的局限性相关。Gitelman 综合征临床表现也和性别和饮食习惯等多种因素相关。

Gitelman 综合征患病率约为 1/40 000~10/40 000，亚洲人群中杂合突变比例稍高，但缺乏大样本流行病学数据。男性和女性发病率无明显差异。

临床表现

Gitelman 综合征常于青少年后起病，临床表现可无症状或症状轻微，多数病人表现为肌无力、疲乏、心悸、夜尿增多、口渴、嗜盐、多饮、呕吐、便秘、感觉异常、肢体麻木、手足痉挛、抽搐、晕厥(与低血压相关)等与低血钾、低血镁和碱中毒相关的症状和体征,血压偏低或正常,部分患者可出现发热、关节痛和软骨钙化(痛性痉挛)等;少数患者可表现为 Q-T 间期延长所致的严重心律失常、心脏骤停、横纹肌溶解继发急性肾损伤。也有报道患者糖耐量异常、蛋白尿、低龄患儿生长发育障碍和青春期延迟。

诊断

Gitelman 综合征的诊断依靠临床表现、基因诊断和功能试验。临床表现包括:①青少年起病的慢性肾性失钾;②代谢性碱中毒;③可伴有低血镁或低尿钙;④血浆肾素 - 血管紧张素 - 醛固酮系统轻度活化、血压正常或偏低;⑤除外长期使用利尿剂或缓泻剂;免疫性疾病(如干燥综合征)、浆细胞病、损伤肾小管功能的药物。确诊需要检测 *SLC12A3* 基因缺陷。有条件的单位可以通过改良氯离子清除实验,观察口服氢氯噻嗪前后氯离子排泄分数的变化程度(△FECl)的变化,进行 NCC 定位和功能定量评价。

Gitelman 综合征主要与以下疾病鉴别:编码氯离子通道 CLC-Kb 的 *CLCNKB* 基因突变可导致类似 Gitelman 综合征的临床症状,属于 Bartter 综合征Ⅲ型。据报道,编码转录因子 HNF1-β 的 *HNF1B* 基因突变也可产生类似临床表现。药物、免疫或者血液系统疾病导致的 NCC 功能障碍。与肾小管酸中毒、原发醛固酮增多症等原因导致的低钾血症相鉴别。

遗传咨询与产前诊断

Gitelman 综合征是常染色体隐性遗传病,如有需求,可进行产前诊断和遗传咨询。由于大多数 Gitelman 综合征患者预后良好,目前临床并不常规推荐产前诊断。

治疗

Gitelman 综合征暂无根治疗法,目前治疗以替代为主,以期达到缓解症状、提高生活质量、避免严重并发症和生长发育延迟的目标。

1. **替代治疗**　推荐高盐饮食,进食富含钾、镁的食物,其次通过口服氯化钾、镁盐等药物补充钾和镁,紧急或严重情况下可静脉输注。2017 年 KDIGO 建议血钾和血镁治疗目标分别为 3.0mmol/L 和 0.6mmol/L。

2. **其他治疗**　保钾利尿剂(螺内酯、依普利酮)、肾素血管紧张素系统抑制剂(低血压时慎用)抑制 RAAS 活化,COX2 抑制剂有助于减少补钾量,改善低钾相关症状,但需要监测副作用和个体耐受性。

3. **患者管理和宣教**　强调个体化的疾病管理,培养和加强患者自我管理意识,正确使用药物、适时规律随诊、重视心理健康的意识。

4. 特殊情况　对于妊娠期、围术期及合并其他疾病的 Gitelman 综合征患者,应加强监测并积极随访,及时调整药物,避免病情加重及严重并发症。

预后

多数 Gitelman 综合征长期预后良好,但需要定期监测、规律随诊、终身替代治疗。有研究表明,该疾病患者中糖尿病和慢性肾功能不全发病风险增高。

（陈丽萌　张　磊）

参考文献

［1］Blanchard A,Bockenhauer D,Bolignano D,et al. Gitelman syndrome:consensus and guidance from a Kidney Disease:Improving Global Outcomes(KDIGO)Controversies Conference. Kidney Int,2017,91:24-33.

［2］彭晓艳,蒋兰萍,袁涛,等. 氯离子清除试验在 Gitelman 综合征鉴别诊断中的应用. 中国医学科学院学报,2016,38(3):8.

［3］Jiang L,Chen C,Yuan T,et al. Clinical severity of Gitelman syndrome determined by serum magnesium. Am J Nephrol,2014,39:357-366.

［4］Tseng MH,Yang SS,Hsu YJ,et al. Genotype,phenotype,and follow-up in Taiwanese patients with salt-losing tubulopathy associated with SLC12A3 mutation. J Clin Endocrinol Metab,2012,97:E1478-E1482.

34

戊二酸血症 I 型
glutaric acidemia type I

定义

戊二酸血症 I 型（glutaric acidemia type I, GA-I）是一种常染色体隐性遗传有机酸血症，由于细胞内戊二酰辅酶 A 脱氢酶（glutaryl-CoA dehydrogenase, GCDH）缺陷导致赖氨酸、羟赖氨酸及色氨酸代谢异常，造成体内大量戊二酸、3-羟基戊二酸蓄积而致病。

同义词

戊二酸尿症 I 型，戊二酰辅酶 A 脱氢酶缺乏症。

病因和发病率

GCDH 基因位于 9p3.2，含 12 个外显子，编码 438 个氨基酸。已报道的突变达 208 种（http://www.hgmd.cf.ac.uk）。*GCDH* 基因突变造成戊二酸、3-羟基戊二酸等在体内异常蓄积，在中枢神经系统尤为明显，可引起急性脑病危象。其他可能的致病机制包括因戊二酸及相关代谢物所致的神经毒性、线粒体功能障碍和氧化应激等。

戊二酸血症 I 型在世界范围内的发病率约为 1/100 000，具有种族和地区差异，国内报道约为 1/60 000。

临床表现

大多数戊二酸血症 I 型患儿于婴幼儿期发病，表现多样。最早出现的体征是头大，多数患儿出生时头围较同龄儿大，或生后不久头围迅速增大，可伴轻微的非特异性症状，包括易激惹、喂养困难和呕吐等。通常在发热、感染或轻微颅脑外伤等诱因后，出现症状加重伴急性脑病危象表现，包括肌张力低下、意识丧失和惊厥发作等，对症治疗后症状缓慢，但恢复不完全。如果急性脑病危象反复发生，神经系统损伤将进行性加重，可有发育倒退现象，最终可出现认知功能障碍。极少数患者于青春期甚至成年时期发病，首次发病之前可无症状。

诊断

戊二酸血症Ⅰ型患者临床表现复杂多样，头围增大具一定提示作用，当患者合并发育落后、肌张力障碍等神经系统损伤表现时，应警惕戊二酸血症Ⅰ型的可能，并做进一步检查。

生化诊断：采用质谱技术分析血氨基酸谱及酰基肉碱谱，戊二酰肉碱（C5DC）及其与辛酰肉碱（C8）的比值（即 C5DC/C8）增高，游离肉碱降低；同时，尿戊二酸及 3- 羟基戊二酸增高，为重要的生化诊断指标。

基因诊断：GCDH 检测发现 2 个等位基因致病突变可确诊，若患者仅检测到 1 个突变，需要根据筛查血 C5DC 及 C5DC/C8 增高且尿中排泄戊二酸及 3- 羟基戊二酸增多，可辅助临床诊断。

需与以下疾病进行鉴别诊断：

1. 婴幼儿期头围迅速增大伴激惹、喂养困难和呕吐等异常，主要应与其他原因导致的脑积水相鉴别。

2. 急性脑病危象，需与中枢神经系统感染和其他代谢病相鉴别。

3. 对于尿戊二酸水平升高的患者，尚需与其他疾病鉴别，如戊二酸血症Ⅱ型、α- 氨基脂肪酸血症、短肠综合征，服用赖氨酸制剂的患者尿液戊二酸常轻度增高。

遗传咨询与产前诊断

1. 戊二酸血症Ⅰ型是常染色体隐性遗传病，患者的同胞有 25% 可能性为患者。

2. 产前诊断的必要条件是患者有明确的 GCDH 基因 2 个等位基因致病突变。

3. 若患者的父母拟再次生育，建议妊娠前进行遗传咨询。通常在孕9~13周行绒毛穿刺，或于妊娠 17~22 周行羊膜腔穿刺获取胎儿 DNA，以家系中已知的 2 个等位基因致病突变为基础进行胎儿基因分析。

4. 成年患者可以结婚，在准备生育之前，应行遗传咨询。

5. 对同一家系中其他患者和突变携带者应进行遗传咨询。

治疗

戊二酸血症Ⅰ型以饮食治疗、左卡尼汀及对症治疗为主。治疗原则为减少戊二酸及其旁路代谢产物的生成和（或）加速其清除。主要通过饮食及药物治疗维持代谢，急性脑病危象发生时采取积极对症治疗以及避免神经系统严重并发症。维持期治疗包括限制饮食中赖氨酸及色氨酸的摄入,并适当补充不含赖氨酸和低色氨酸的特殊奶粉或蛋白粉以及各种营养素。药物治疗主要左卡尼汀,对合并神经系统并发症的患者,需补充精氨酸,对肌张力不全的患者可给予巴氯芬。急性期治疗包括补充足量的高糖类及高脂肪食物,保证能量供给;严格限制天然蛋白质摄入;补充足量左卡尼汀,碱化尿液等。

预后

戊二酸血症Ⅰ型患者的预后与首次发病年龄、诊断是否及时和治疗时间及依从性有关。早期诊断并治疗对改善预后有重要意义。戊二酸血症Ⅰ型最终会影响患者的精细运动和语言功能,但经早期治疗的患者,其智力能力有可能不受影响。患者预后存在个体差异性,即使同胞患者,预后也有很大差异。

(石静琳　邱正庆)

参考文献

[1] Goodman SI, Kohlhoff JG. Glutaric aciduria: inherited deficiency of glutaryl-CoA dehydrogenase activity. Biochem Med, 1975, 13(2): 138-140.

[2] Zhang YH, Li HX, Ma RY, et al. Clinical and molecular investigation in Chinese patients with glutaric aciduria type Ⅰ. Clinica Chimica Acta, 2016, 453: 75-79.

[3] 王峤, 丁圆, 刘玉鹏, 等. 戊二酸尿症 1 型 28 例的临床与实验室特征. 中华儿科杂志, 2014, 52(6): 415-419.

[4] S. Kölker, S.F. Garbade, C.R. Greenberg, et al. Natural history, outcome, and treatment efficacy in children and adults with glutaryl-coa dehydrogenase deficiency Pediatr Res, 2006, 59: 840-847.

35

糖原累积病（Ⅰ型、Ⅱ型）
glycogen storage disease（type Ⅰ、Ⅱ）

定义

糖原累积病（Ⅰ型、Ⅱ型）均是常染色体隐性遗传病。

GSDⅠa 型（MIM232200）是由于 *G6PC* 突变使肝脏葡萄糖 -6- 磷酸酶缺乏所致，典型表现为婴幼儿期起病的肝脏肿大、生长发育落后、空腹低血糖、高脂血症、高尿酸血症和高乳酸血症等。

GSDⅠb 型（MIM232220）是由于 *SLC37A4* 基因突变使葡萄糖 6 磷酸转移酶缺乏所致。患者除了有Ⅰa 型表现之外，还可有粒细胞减少和功能缺陷的表现。

GSDⅡ型（MIM232300）是由 *GAA* 突变导致 α-1,4- 葡萄糖苷酶缺陷，造成糖原堆积在溶酶体和胞质中，使心肌、骨骼肌等脏器损害。根据发病年龄、受累器官、严重程度和病情进展情况可分为婴儿型（infantile-onset Pompe disease，IOPD）和晚发型（late-onset Pompe disease，LOPD）。

同义词

糖原贮积症（Ⅰ型、Ⅱ型），von Gierke 病，庞贝病（Pompe disease），酸性 -α- 葡糖苷酶缺乏症（acid alpha-glucosidase deficiency）。

病因和发病率

G6PC 位于 17q21，含 5 个外显子，已报道的突变达 116 种，中国人最常见突变是 *c.648G>T*（56.3%~57%）和 *c.248G>A*（12.1%~14%）。*SLC37A4* 位于 11q23，含 9 个外显子，已报道的突变 111 种，中国人最常见的突变是 c.572C>T 和 c.446G>A。*GAA* 位于 17q25.3，含 20 个外显子，

已知突变 565 种（http://www.hgmd.cf.ac.uk）。

在国外不同人种之间，GSDⅠ型总发病率约为 1/100 000~1/20 000，Ⅰa 型占 80%；GSDⅡ型发病率约 1/100 000~1/14 000，中国台湾约 1/50 000。国内无准确的流行病学数据。

临床表现

GSDⅠ型：腹部膨隆、生长迟缓、低血糖抽搐、反复鼻衄、腹泻和呕吐为儿童患者主要就诊原因，极少数以肉眼血尿、便血、反复骨折、贫血或痛风等为首发表现。从未确诊的成年患者可以多发肝腺瘤、慢性肾衰、严重痛风伴多发痛风石、骨质疏松等就诊。查体可见身材矮小和肝脏明显增大。

GSDⅠb 型患者还可有反复感染伴中性粒细胞减少、口腔溃疡、炎症性肠病、肛周溃疡、关节炎和脾大等。

GSDⅡ型婴儿型根据预后分为经典婴儿型和非经典婴儿型。经典婴儿型大部分在生后第 1 个月即出现全身性肌肉无力，运动发育迟缓，胸部 X 线片示心脏增大，心电图见高 QRS 波和短 PR 间期，心脏彩超见肥厚性心肌病，血肌酸激酶不同程度升高等，多于生后 1 年之内死于左心衰竭或肺部感染后心肺功能衰竭。非经典婴儿型在生后 1 年内出现肌肉无力，运动发育落后，多于幼儿期死于呼吸衰竭。

GSDⅡ型晚发型患者于 1 岁后起病，可晚至 60 岁发病。多表现为慢性进行性近端肌力下降和呼吸功能不全，心脏受累少见，呼吸功能衰竭是主要的致死原因。临床表现为疲劳，跑步、仰卧起坐、上下楼梯、蹲起困难和行走无力，少数以突发呼吸衰竭起病。病程中 CK 均升高。

诊断

糖原累积症（Ⅰ型、Ⅱ型）的诊断需要结合临床表现、实验室检查及基因检测综合判断。

1. **GSDⅠ型**　对于所有身高增长缓慢伴肝脏明显增大的患者均应考虑 GSDⅠ型的可能。典型生化改变包括空腹低血糖、高乳酸血症、高脂血症和高尿酸血症等。GSDⅠb 型患者可有反复或持续性白细胞和中性粒细胞减少。发现 *G6PC* 或 *SLC37A4* 基因 2 个等位基因致病突变有确诊意义。

2. **GSDⅡ型**　对于 1 岁前起病、肌无力、心脏扩大、心肌肥厚、血清 CK 升高的患者，应怀疑婴儿型 GSDⅡ。所有缓慢进展的肌无力患者均应考虑晚发型 GSDⅡ的可能。肌肉活检病理检查可见胞浆内大量空泡，PAS 染色糖原聚集，SBB 染色脂滴成分正常，酸性磷酸酶活性增高。外周血白细胞或皮肤成纤维细胞培养 GAA 酶活性明显降低有确诊意义。发现 *GAA* 基因 2 个等位基因致病突变也有确诊意义。

需与以下疾病进行鉴别诊断：

1. **GSDⅠ型**　主要与肝脏增大伴低血糖的疾病鉴别，包括其他类型的 GSD（Ⅲ型、Ⅵ型和Ⅸ型)、Fanconi-Bickel 综合征、果糖 1,6 二磷酸酶缺乏等。

2. GSDⅡ型 婴儿型 GSDⅡ应注意与心内膜弹力纤维增生症、GSD Ⅲ型及Ⅳ型、脊髓性肌萎缩Ⅰ型、先天性甲状腺功能减低症、原发性肉碱缺乏症等鉴别。晚发型患者应注意与肢带型肌营养不良、多发性肌炎、线粒体肌病、Danon 病、强直性肌营养不良、GSD(Ⅲ型、Ⅳ型、Ⅴ型)等鉴别。

遗传咨询与产前诊断

1. 糖原累积症(Ⅰ型、Ⅱ型)是常染色体隐性遗传病,患者的同胞有 25% 可能性为患者。

2. 产前诊断的必要条件是患者有明确的 *G6PC* 或 *SLC37A4* 或 *GAA* 基因 2 个等位基因致病突变。

3. 若患者的父母拟再次生育,建议妊娠前进行遗传咨询。通常在孕 9~13 周行绒毛穿刺,或于妊娠 17~22 周行羊膜腔穿刺获取胎儿 DNA,以家系中已知的 2 个等位基因致病突变为基础进行胎儿基因分析。绒毛或羊水细胞胎儿酸性 -α- 葡糖苷酶活性测定可以辅助 GSDⅡ型诊断。

4. 患者准备生育之前,应行遗传咨询。

5. 同一家系中其他患者和突变携带者应进行遗传咨询。

治疗

1. GSDⅠ型 原则是维持血糖在正常范围、纠正代谢紊乱、减少或延迟严重并发症的发生。

(1) 营养:营养来源 60%~70% 为糖类,10%~15% 为蛋白质。限量进食含葡萄糖、蔗糖、乳糖和果糖的食物。

(2) 血糖管理:目标为餐前或空腹 3~4h 血糖 3.9~5.6mmol/L(70~100mg/dl)。生玉米淀粉:建议 1 岁左右开始添加,每次 1.6~2.5g/kg,以 1∶2 比例与凉白开水混合,每 3~6h 一次。

(3) 高脂血症:建议选择以麦芽糊精为主要糖类、不含乳糖的奶粉。美国医学遗传学会指南不建议 10 岁以下的患者使用降脂药物。

(4) 高尿酸血症:血尿酸持续高于 600μmol/L 时,口服别嘌醇 10~15mg/(kg·d)。

(5) 高乳酸血症:婴幼儿选择无乳糖奶粉。年长儿口服碳酸氢钠 85~175mg/(kg·d)。

(6) 肝腺瘤:治疗方法包括随诊观察、手术切除、肝动脉栓塞、肝动脉化疗栓塞、射频消融和肝脏移植。

(7) 肾脏病变的治疗:肾脏病变监测包括尿微量白蛋白、尿蛋白、尿钙、尿红细胞、肾功能和肾脏超声等。建议在肾脏专科医生指导下治疗。

(8) 粒细胞减少:可用粒细胞刺激因子治疗与粒细胞缺陷相关的严重感染、骨关节炎和炎症性肠病等。

（9）其他并发症治疗：建议在相关专科医生指导下进行。

2. GSDⅡ治疗

（1）对症治疗

心血管系统：疾病早期表现为左室流出道梗阻，应避免使用地高辛及其他增加心肌收缩力的药物、利尿剂及降低后负荷的药物如 ACE 抑制剂；但在疾病后期出现左室功能不全时可适当选用。

呼吸系统：积极预防和控制呼吸道感染，出现睡眠呼吸障碍时给予持续正压通气（CPAP）或双水平气道正压通气（BiPAP）治疗。出现严重呼吸功能衰竭时给予侵入性机械通气治疗。

营养支持：建议高蛋白、低糖类饮食，并保证足够的能量、维生素及微量元素的摄入。

其他：运动和康复治疗。麻醉风险高，应尽量减少全身麻醉。不宜使用异丙酚及氯化琥珀胆碱。

（2）酶替代治疗（ERT）：患者可使用 rhGAA，剂量 20mg/kg，每 2 周 1 次，缓慢静脉滴注。婴儿型患者要尽早使用 ERT，可以明显改善生活质量和延长生存时间。晚发型患者出现症状前，应每隔 6 个月评估肌力和肺功能，一旦出现肌无力和（或）呼吸功能减退或 CK 升高，应尽早开始酶替代治疗。

预后

1. GSDⅠ型　预后主要与肝腺瘤并发症（癌变、腺瘤内出血）和肾功能损害相关，现有干预措施能有效延缓或推迟严重并发症和死亡的发生。大多数从儿童期开始治疗的患者，生活质量明显改善，可以正常上学、工作、结婚和生育。

2. GSDⅡ型　婴儿型患者常在 1 岁前死于心肺衰竭。早期诊断，尤其是症状前诊断，早期酶替代治疗可显著改善生活质量和延长生存时间。晚发型患者在 ERT 治疗后，也能明显延长带病生存时间。

（朱莉思　马明圣　邱正庆）

36

血友病
hemophilia

定义

血友病(hemophilia)是一种 X 染色体连锁的隐性遗传性出血性疾病,可分为血友病 A 和血友病 B 两种。前者为凝血因子Ⅷ缺乏,后者为凝血因子Ⅸ缺乏,均由相应的凝血因子基因突变引起。

病因和发病率

因子Ⅷ(FⅧ)和因子Ⅸ(FⅨ)两个基因均位于 X 染色体,女性常是携带者(46;XX),而男性是发病者(46;XY),女性发病极为罕见(通常是由 2 个 FⅧ或者 FⅨ基因同时发生缺陷,或者是 X 染色体非随机失活所致)。在 FⅧ和 FⅨ基因中点突变、缺失、插入和重排/倒位均可见,点突变是最常见的基因缺陷。

国际上较为公认的血友病发病率:在男性人群中,血友病 A 的发病率约为 1/5000,血友病 B 的发病率约为 1/25 000。现有资料表明血友病患病率没有种族或地区差异,但我国 1990 年血友病流行病调查结果显示:中国大陆血友病患病率为 2.73/100 000 人口,说明我国大多数血友病患者没有得到诊断或被误诊。

临床表现

血友病患者几乎均发生在男性。两者的临床表现相同,主要表现为关节、肌肉和深部组织出血,也可表现胃肠道、中枢神经系统等内部脏器出血等。若反复出血,不及时治疗可导致关节畸形和(或)假肿瘤形成,严重者可危及生命。外伤或手术后延迟性出血是本病的特点。根据患者凝血因子活性水平可将血友病分成轻型、中间型和重型(表 1)。

111

表 1　血友病 A 和血友病 B 的临床分型

临床分型	因子活性水平(IU/dl)	出血症状
轻型	>5~40	大手术或外伤可致严重出血,罕见自发性出血
中间型	1~5	小手术/外伤后可有严重出血,偶有自发性出血
重型	<1	肌肉或关节自发性出血

诊断

　　临床上如存在婴幼儿期易出现瘀伤、"自发性"出血(无明显/已知原因的出血,特别是关节、肌肉和软组织)、手术或外伤后过量出血等病史,应考虑血友病的可能。对疑诊患者需追问家族史,约有 2/3 的患者有出血家族史,同时行相关筛查:血小板计数正常、凝血酶原时间(PT)、凝血酶时间(TT)正常,纤维蛋白原正常;活化部分凝血活酶时间(APTT)不同程度延长。血友病 A 患者的 FⅧ活性减低或缺乏,血管性血友病因子抗原(VWF:Ag)正常;血友病 B 患者的 FIX 活性减低或缺乏。

　　本病主要需要与以下疾病鉴别:①血管性血友病(VWD);②获得性血友病;③遗传性凝血因子Ⅺ(FⅪ)缺乏症;④其他凝血因子缺乏症。

遗传咨询与产前诊断

　　如上述,血友病是 X 染色体连锁的隐性遗传性疾病,建议对患者进行基因检测,确定致病基因,以便筛查出同一家族中的携带者。在女性携带者妊娠时,须进行产前诊断,通过羊膜穿刺术和绒毛膜取样等对羊水、羊水细胞及绒毛膜进行遗传学分析,以判断胎儿的染色体及基因是否正常。

治疗

　　血友病的治疗原则是综合治疗。以替代治疗为核心,根据患者的病情、经济及药物供应等多种因素决定采用按需或预防治疗。血友病 A 的替代治疗首选人基因重组 FⅧ制剂或病毒灭活的血源性 FⅧ制剂,无条件者可选用冷沉淀或新鲜冰冻血浆等;血友病 B 的替代治疗首选人基因重组 FIX 制剂或病毒灭活的血源性凝血酶原复合物,无条件者可选用新鲜冰冻血浆等。应用因子浓缩物最严重的并发症为抑制物的产生,在重型血友病 A 中发生率为 20%~30%,而在血友病 B 中发生率仅为 5%。一旦产生抑制物,将导致患者的病死率和治疗费用增加,在急性出血时,可加大因子剂量或使用旁路制剂(如基因重组凝血因子 FⅦ或凝血酶原复合物);同时可考虑免疫耐受治疗清除抑制物。

　　血友病除替代治疗以外,仍需要其他治疗,包括物理治疗预防残疾和促进关节肌肉系统功能恢复;反复关节出血进展至慢性滑膜炎,则需要行滑膜切除术,及早去除增生的滑膜、阻止关节腔内反复出血、减轻血友病关节病的进展;凝血因子制品的充分替代和实验室监测下进行外科手术治疗假肿瘤和终末期关节病,改善患者生活质量。

血友病的基因治疗近年来在动物实验和临床试验上都取得了突破性进展,但目前尚未广泛应用于临床。

预后

由于有效和安全的凝血因子浓缩物的应用,血友病患者的预期寿命已由 1939 年的 7.8 岁明显提高到 2001 年的 70 岁以上,若能获得充分的替代治疗,患者可像正常人一样生活工作。

(蔡华聪)

参考文献

[1] 中华医学会血液学分会血栓与止血学组,中国血友病协作组.血友病诊断与治疗中国专家共识(2017年版).中华血液学杂志,2016,37(5):364-370.

[2] Srivastava A,Brewer AK,Mauser Bunschoten EP,et al. Guidelines for the management of hemophilia. Haemophilia,2013,19(1):1-47.

[3] Blanchette VS,Key NS,Ljung LR,et al. Definitions in hemophilia:communication from the SSC of the ISTH. J Thromb Haemost,2014,12(11):1935-1939.

[4] Christine Lee,Erik E. Berntorp,W. Keith Hoots.Textbook of Hemophilia.Third Edition. Wiley-Blackwell. ISBN:978-1-118-39824-1.

37

肝豆状核变性
hepatolenticular degeneration

定义

肝豆状核变性(hepatolenticular degeneration)是一种常染色体隐性遗传病,由位于第 13 号染色体的 *ATP7B* 基因突变导致体内铜离子转运及排泄障碍,铜在肝脏、神经系统、角膜、肾脏等脏器蓄积,出现一系列临床表现。如果不治疗,疾病发展可致命;如果早期诊断和治疗,患者可有正常的生活和寿命。

同义词

威尔逊氏病(Wilson disease)。

病因和发病率

ATP7B 位于 13q14.3,含 21 个外显子,编码一种铜转运蛋白——P 型 ATP 酶。已报道的 *ATP7B* 突变超过 500 种(http://www.hgmd.cf.ac.uk),存在人种差异,中国人最常见突变是 *c.2333G>T*,*p.R778L*(34.5%)、*c.2621C>L*,*p.A874V*(11.9%) 和 *c.2975C>T*,*p.P992L*(9.7%)。*ATP7B* 基因突变导致 P 型 ATP 酶功能障碍,肝脏铜蓝蛋白合成减少,胆道铜排泄障碍,铜在肝脏沉积,肝细胞坏死,所释放的游离铜沉积于神经、肾脏、角膜等其他脏器,导致多脏器损害。

肝豆状核变性在人群中的发生率为 1/30 000,*ATP7B* 基因突变携带率为 1/90,近年来不同研究表明,其实际发病率可能更高。

临床表现

肝豆状核变性可累及全身多个脏器,临床表现多样。发病年龄多为 3~60 岁,也有 8 个月及 70 多岁发病的患者报道。儿童患者多以肝脏受累为首发表现,青少年及成人以神经系统受累为首发症状的患者较多。

肝豆状核变性患者肝脏病变是病理基础,可表现为无症状的转氨酶持续升高、慢性肝炎、肝硬化和急性肝功能衰竭。神经系统受累可表现为运动功能障碍,震颤,共济失调,舞蹈症,自主运动障碍,肌张力障碍,一些患者表现为面具脸、四肢僵硬、步态异常等。一些患者合并精神行为异常,如淡漠、攻击行为、性格改变、智力倒退等。肾脏受累可表现为血尿、蛋白尿、微量蛋白尿等。血液系统受累可表现为溶血性贫血,肝硬化,脾功能亢进,血液三系下降,凝血功能异常等。相对少见的受累系统还包括骨关节、心脏和内分泌系统等。

诊断

肝豆状核变性的诊断主要依靠临床表现、辅助检查及基因分析。

根据国内 2008 年肝豆状核变性的诊断与治疗指南,患者具有锥体外系症状或肝病表现,K-F 环阳性,血清铜蓝蛋白低于正常下限,24h 尿铜 >100μg(儿童 24h 尿铜 >40μg),可临床确诊为肝豆状核变性。对不符合以上诊断指标的患者,应进一步行 *ATP7B* 基因突变检测,发现 2 个等位基因致病突变具有确诊价值。

对于肝脏受累为主的患者,应与慢性病毒性感染、自身免疫性肝炎、非酒精性肝硬化、药物性肝损、原发性硬化性胆管炎、HFE 相关的原发性血色素沉着症、α1 抗胰蛋白缺乏症和酒精性肝病等鉴别。

对于神经系统受累为主的患者,应与帕金森病、肌张力障碍、亨廷顿舞蹈病、原发性震颤、神经退行性病变、中枢神经系统肿瘤及其他遗传代谢病鉴别。

遗传咨询与产前诊断

1. 肝豆状核变性是常染色体隐性遗传病,患者的同胞有 25% 可能性为患者。
2. 产前诊断的必要条件是患者有明确的 *ATP7B* 基因 2 个等位基因致病突变。
3. 若患者的父母拟再次生育,建议妊娠前进行遗传咨询。通常在孕 9~13 周行绒毛穿刺,或于妊娠 17~22 周行羊膜腔穿刺获取胎儿 DNA,对家系中已知的 *ATP7B* 基因 2 个等位基因突变为基础进行胎儿基因分析。
4. 患者可以结婚,在准备生育之前,应行遗传咨询。
5. 对同一家系中的其他患者和突变携带者,应进行遗传咨询。

治疗

治疗目的是减少铜摄入,阻止铜吸收,排出体内多余的铜,维持体内铜代谢平衡。一经诊断,应及早治疗,在医生指导下终身低铜饮食和药物治疗。

1. **铜螯合剂**:青霉胺为首选,可用于所有临床类型的肝豆状核变性患者。曲恩汀常作为青霉胺不耐受的二线用药,国内尚无此药,二巯丁二酸胶囊在国内常作为青霉胺不耐受的二线用药。

2. **金属硫蛋白诱导剂**:主要为锌剂,金属硫蛋白在小肠黏膜细胞中和铜结合,从而阻止铜离子进入血液循环,使铜通过粪便排出。推荐用于有症状的肝豆状核变性患者的维持期治疗,同时也可作为症状前儿童患者的一线用药。目前常用的锌制剂包括硫酸锌、葡萄糖酸锌、醋酸锌等。

3. **肝移植**　当患者出现爆发性肝衰竭、失代偿性肝硬化、药物治疗无效和难以控制的神经系统症状时,可考虑肝移植。

4. **对症治疗**:对于出现了神经、血液等系统症状的患者,可分别予对症治疗。

预后

肝豆状核变性是少数可被控制的一种遗传代谢病。如果早期诊断和正规治疗,患者可有正常的生活和寿命。若诊断或治疗不及时,可出现致死性肝硬化、肝衰竭等,或遗留严重的不可逆的神经系统后遗症。

(王　伟　邱正庆)

参考文献

[1] Ala A,Walker AP,Ashkan K,et al.Wilson's disease. Lancet,2007,369:397-408.

[2] Bandmann O,Weiss KH,Kaler SG. Wilson's disease and other neurological copper disorders. Lancet Neurol,2015,14(1):103-113.

[3] Kim JW,Kim JH,Seo JK,et al. Genetically confirmed Wilson disease in a 9-month old boy with elevations of aminotransferases. World J Hepatol,2013,5(3):156-159.

[4] Roberts EA,Schilsky ML,American Association for Study of Liver Diseases(AASLD). Diagnosis and treatment of Wilson disease:an update. Hepatology,2008,47(6):2089-2111.

38

遗传性血管水肿
hereditary angioedema

定义

遗传性血管水肿(hereditary angioedema)是由于 C1 抑制物(C1 inhibitor,C1-INH)及其他基因(*F12*、*ANGPTI*、*PLG* 以及其他未知基因)突变所致的一种常染色体显性遗传病,临床特征是由于缓激肽水平增高导致反复发生的局限性皮肤和(或)黏膜水肿。

同义词

遗传性血管神经性水肿。

病因和发病率

由于 *C-INH* 基因突变、*F12* 基因突变,血管生成素 -1 基因(*ANGPTI*)突变和纤溶酶原基因(*PLG*)突变,导致补体系统、纤溶系统和激肽系统过度活化,缓激肽水平增高,局限性血管扩张和渗出,最终导致皮肤和黏膜水肿。此外,尚有部分患者发病机制不清。文献报道的发病率约为 1/50 000,我国目前仍然缺乏流行病学数据。

临床表现

HAE 的临床表现具有很大的异质性,甚至同一家系中的患者表现也有很大差异。HAE 通常在 30 岁前起病,以反复发作、难以预测的皮肤和黏膜下水肿为特征,不伴风团疹。水肿以四肢、颜面、生殖器、呼吸道和胃肠道黏膜较为常见。水肿具有自限性,一般约 3~5d 自然缓解,呈非对称性,非可凹性。最致命的是呼吸道黏膜水肿,可因喉水肿迅速进展导致呼吸困难,如抢救不及时可窒息死亡。消化道黏膜水肿发作表现为剧烈腹痛,伴恶心、呕吐。

诊断

依据家族史,典型的临床表现及补体 C4、C1 INH 浓度和(或)功能低下,即可做出诊断。需要注意的是,无家族史不能除外诊断,因有 25% 的 HAE 患者由自发突变所致。

实验室检查:C4 降低,且 C1-INH 浓度降低为Ⅰ型 HAE;C4 降低,C1-INH 浓度正常或升高,C1-INH 功能下降为Ⅱ型。以上补体检查需重复 1 次。对于 1 岁以下婴幼儿,由于正常情况下 C4 和 C1-INH 的水平偏低,确诊需要检测 *C1-INH* 等基因突变。如果 C1-INH 的浓度和功能均正常,需要进行 *F12*、*ANGPTI*、*PLG* 基因突变的检测。

需要与以下疾病相鉴别:继发于淋巴增殖性疾病的获得性血管水肿,ACEI 相关的水肿,过敏原因所致水肿,特发性血管水肿。

遗传咨询与产前诊断

HAE 是一种常染色体显性遗传病,家系成员发病概率为 1/2,男女相等,如有需求,可进行产前诊断和遗传咨询。由于 HAE 可以进行有效预防和治疗,多数患者预后良好,目前临床并不常规推荐产前诊断。

治疗

HAE 作为遗传病目前无根治法,治疗包括急性发作期的治疗和预防治疗。

1. 急性发作期治疗　适应证为颜面部及气道水肿、胃肠道水肿发作,目的在于缓解症状,挽救生命,我国目前缺乏此类药物。

(1) C1 INH 替代疗法:包括血源性 C1 INH 和重组人 C1 INH,有效控制水肿,安全性好。

(2) 缓激肽抑制剂:包括激肽释放酶抑制剂和缓激肽受体拮抗剂,二者通过抑制缓激肽的产生和与受体的结合,抑制缓激肽的作用,抑制水肿的发生,安全有效。

(3) 冻干新鲜血浆:缺乏以上药物时,可选择输入血浆。

2. 预防性治疗

(1) 短期预防:患者处于缓解期,在择期手术、口腔操作之前推荐使用。最安全有效的方法为给予 CI-INH 浓缩剂,但我国目前尚没有该药。我国推荐的药物是弱雄性激素。

(2) 长期预防:目的是减少 HAE 对日常生活的影响,防止致命性水肿的发作。国外推荐的药物是血浆 C1-INH 浓缩剂。我国弱雄性激素使用最为广泛,多数人有效,但不良反应常见。儿童和妊娠、哺乳期妇女禁忌。儿童推荐应用抗纤维蛋白溶解药,但疗效不确切。

预后

反复喉水肿的患者如抢救不及时,易窒息死亡。如患者坚持长期预防和随身携带急性发作治疗药物,多数患者预后良好,建议定期监测,规律随诊。

(支玉香)

参考文献

[1] Donaldson VH, Evans RR. A biochemical abnormality in hereditary angioneurotic edema: absence of serum inhibitor of C1-esterase. Am J Med, 1963, 35: 37-44.

[2] Bork K, Barnstedt SE, Koch P, et al. Hereditary angioedema with normal C1-inhibitor activity in women. Lancet, 2000, 356: 213-217.

[3] Bork K, Wulff K, Meinke P, et al. A novel mutation in the coagulation factor 12 gene in subjects with hereditary angioedema and normal C1-inhibitor. Clin Immunol, 2011, 30141 (1): 31-35.

[4] Bork K, Wulff K, Steinmüller-Magin L, et al. Hereditary angioedema with a mutation in the plasminogen gene. Allergy, 2018, 73 (2): 442-450.

[5] Bafunno V, Firinu D, D'Apolito M, et al. Mutation of the angiopoi- etin-1 gene (ANGPT1) associates with a new type of hereditary angioedema. J Allergy Clin Immunol, 2017, pii: S0091-6749 (17) 30921-1.

39

遗传性大疱性表皮松解症
hereditary epidermolysis bullosa

定义

遗传性大疱性表皮松解症（epidermolysis bullosa，EB）是一大类先天性大疱性皮肤病，其临床特征是皮肤或黏膜受到轻微外伤或摩擦后出现表皮下水疱。致病机制是表皮角蛋白或真皮 - 表皮间锚定蛋白的基因缺陷导致的皮肤结构改变。其临床特点包括皮肤脆性增加和创伤后水疱形成。组织病理均表现为表皮内 / 下疱，无炎症细胞浸润。EB 可以根据皮肤分离的位置不同分为三大类：单纯型 EB（水疱位于表皮内）、交界型 EB（水疱位于透明板和中央基底膜）和营养不良型 EB（水疱位于致密板下）。

同义词

半桥粒大疱性表皮松解症，大疱性表皮松解症。

病因和发病率

大部分单纯型 EB（epidermolysis bullosa simplex，EBS）为常染色体显性遗传，是由 *KRT5* 和 *KRT14* 基因发生显性负性错义突变导致的，基因编码表达于表皮基底层的角蛋白。基因突变影响位于角蛋白分子中心 α 螺旋结构棒状结构的开始（N- 末端结构域）或末端（C- 末端结构域）保守区，抑制角蛋白纤维尾对尾聚合并引起细胞骨架严重破坏，导致对摩擦应力的表皮脆性增加以及临床表型的发生。编码网蛋白的 *PLEC1* 基因突变可导致肌营养不良性和幽门闭锁性单纯型 EB。*DSP* 基因发生功能丧失性基因突变可以导致常染色体隐性遗传性致死性表皮棘层松解性 EBS（lethal acantholytic EBS，LAEB）的发生。营养不良型 EB 分为常染色体显性遗传（dominant dystrophic，DDEB）或隐性遗传（recessive dystrophic，RDEB），是由编码Ⅶ型胶原 α-1 链的 *COL7A1* 基因发生突变所致。Ⅶ型胶原是位于表皮基底膜带致密层下的锚原纤维的主要组成成分。交界型 EB 包括一组常染色体隐性疾病,大多数病例由层黏连蛋白 -332 基因(*LAMA3*、*LAMB3* 和 *LAMC2* 基因)常染色体隐性突变导致,该突变引起位于基底膜带的透明层和上致密层中的锚丝结构缺陷。此外,交界型 EB 的罕见变异型与编码半桥粒蛋白胶原ⅩⅦ型(*COL17A1*)、整合素 α-6 和整合素 β-4 的基因(*ITGB4* 和 *ITGA6* 基因)发生基因突变相关。

遗传性大疱性表皮松解症的所有类型和亚型都很罕见,在美国其总发病率大约为 1/53 000 活产,患病率大约为 1/125 000。一些欧洲国家的数据也类似。所有种族均可患病,无性别差异。

临床表现

大疱性表皮松解症出生即起病,临床表现的轻重与疾病亚型相关。临床表现为手、肘、膝及足部和其他容易摩擦的部位或周身出现水疱大疱。可以出现口腔黏膜水疱或是溃疡,导致吞咽困难和声音嘶哑。部分患者伴有斑驳性色素异常、秃发、掌跖角化过度、牙釉质缺陷、甲增厚和甲营养不良。系统损害包括反复瘢痕形成导致的指端残毁、贫血、骨质疏松,肌肉萎缩、心肌病、耳聋等。部分亚型晚期可伴发基底细胞癌、鳞状细胞癌及恶性黑色素瘤。

诊断

遗传性大疱性表皮松解症最佳的诊断、分类的方法是详细询问个人和家族史,并通过皮肤组织病理、免疫荧光、透射电镜及基因检测来进一步核实。

大疱性表皮松解症主要与以下两种疾病进行鉴别。

1. 获得性大疱性表皮松解症　本病属于自身免疫性皮肤病,靶抗原为Ⅶ型胶原。疾病好发于成年人,表现为摩擦部位的水疱大疱,但本病缺乏家族史。免疫荧光可见基底膜带 IgG 沉积。

2. 大疱性类天疱疮　好发于老年人,表现为红斑基础上多发张力性大疱,少见黏膜受累,瘙痒剧烈。组织病理可见嗜酸性粒细胞浸润,免疫荧光可见基底膜带 IgG 及 C3 沉积,血清中抗 BP180 抗体阳性。

遗传咨询与产前诊断

大疱性表皮松解症致病基因已知,疾病有多重遗传方式,在临床表型重的患者中,可进行产前诊断和遗传咨询。

治疗

治疗以防止机械性损伤和感染为主，系统应用糖皮质激素无效。口服和外用抗感染药物可以预防创面的继发感染，溃疡面可以应用水性敷料或人工皮肤加快愈合。食管狭窄需扩张食管。后期形成肢体畸形可外科手术矫正。疾病继发鳞状细胞癌定期皮肤活检及时诊断并手术切除。

预后

患者预后差异大，取决于遗传性大疱性表皮松解症亚型和患者总体健康状况，轻型的EB 随年龄增加症状改善，重型的 EB 患者因反复瘢痕形成出现肢体残毁、活动受限及食道狭窄。极重型的 EB 患者常在婴幼儿期死亡。

（刘佳玮　马东来）

参考文献

［1］ Bruckner-Tuderman L，Has C. Disorders of the cutaneous basement membrane zone-the paradigm of epidermolysis bullosa. Matrix Biol，2014，33：29-34.

［2］ Uitto J，Richard G. Progress in epidermolysis bullosa：genetic classification and clinical implications. Am J Med Genet C Semin Med Genet，2004，131C（1）：61-74.

［3］ El Hachem M，Zambruno G，Bourdon-Lanoy E，et al. Multicentre consensus recommendations for skin care in inherited epidermolysis bullosa. Orphanet J Rare Dis，2014，20：9-76.

［4］ Cohn HI，Teng JM. Advancement in management of epidermolysis bullosa. Curr Opin Pediatr，2016，28（4）：507-516.

40

遗传性果糖不耐受症
hereditary fructose intolerance

定义

遗传性果糖不耐受症(hereditary fructose intolerance,HFI)是一种罕见的常染色体隐性遗传性果糖代谢病,是由于编码果糖 -1,6- 磷酸醛缩酶 B(fructose-1,6-bisphosphate aldolase,醛缩酶B)*ALDOB* 基因突变致 B 型醛缩酶缺乏导致的疾病。如不能及时诊治,可导致严重肝病、低血糖脑病及肾损害,有潜在致命危险。

病因和发病率

醛缩酶 B 蛋白分子为一个四聚体结构,由 364 个氨基酸残基组成。人类醛缩酶 B 基因 *ALDOB* 定位于染色体 9q22.3。*ALDOB* 基因突变,使醛缩酶 B 的结构和活性均发生改变,患者摄入或输注含果糖成分的物质后,1- 磷酸果糖在肝中堆积,消耗细胞内库存的无机磷酸盐,造成三磷酸腺苷(ATP)缺乏,导致肝线粒体氧化磷酸化减少,肝细胞 ATP 依赖性离子泵功能障碍,细胞肿胀,细胞内容物外溢,引起组织如肝脏、肾小管功能障碍,导致多种物质代谢紊乱,阻碍糖原分解和糖异生作用,出现低血糖及多脏器损害。患者对一切来源的果糖都很敏感,包括饮食、药物中的蔗糖、山梨醇及果糖。

遗传性果糖不耐受症在活产婴儿发病率大约为 1/20 000。欧洲人群预测患病率在 1/31 000~1/18 000,非欧洲人群患病率估算为 1/34 461,我国尚无流行病学资料。

临床表现

经典型遗传性果糖不耐受患儿于 6 个月左右起病,通常在首次食用了含有果糖的食物,如水果、蜂蜜和某些蔬菜时发病。另外,部分配方奶粉及加入甜味剂的药品中含有蔗糖、山梨醇等成分,在肝脏中水解为果糖,导致患儿发病。遗传性果糖不耐受患者的临床表现随年龄、接触果糖的量和时间而存在差异。一般而言,发病年龄越小,症状越重。常见临床症状包括恶心、呕吐、腹痛、肝大、腹水、黄疸、生长发育迟缓及代谢紊乱,如低血糖、代谢性酸中毒、低磷酸盐血症、高尿酸血症、高镁血症、高氨酸血症。病情严重者出现多脏器损害,肝肾功能衰竭,抽搐、昏迷,甚至死亡。

诊断

关于遗传性果糖不耐受目前尚无统一的诊断标准,病史调查为诊断关键。当患者进食果糖、蔗糖或山梨醇后出现以下代谢异常及临床症状,可考虑为疑似病例。特征性代谢紊乱包括:低血糖、高乳酸血症、低磷血症、高尿酸血症、高镁血症和高丙氨酸血症。特征性的临床症状主要为恶心、呕吐、腹痛等消化道症状和慢性生长发育落后。疑似病例的确诊方法:患者 *ALDOB* 基因检出 2 个等位基因致病突变,分别来源于双亲;肝脏活检提示果糖 1- 磷酸醛缩酶活性缺乏。

遗传咨询及产前诊断

遗传性果糖不耐受为常染色体隐性遗传病,通常患者父母双方均为无症状的致病基因突变携带者。患者同胞的发病风险为 25%,男女机会均等,有 50% 的概率成为无症状携带者,25%的概率为正常个体。如果先证者明确了 *ALDOB* 基因致病突变,建议受累的家庭成员进行携带者筛查。高危妊娠产妇可以通过羊水细胞或胎盘绒毛膜细胞进行胎儿的 *ALDOB* 基因检测。

治疗

虽然遗传性果糖不耐受尚无根治疗法,但是,饮食控制效果良好。必须严格限制一切含果糖、蔗糖或山梨醇成分的食物和药物。对于急性期患者建议住院治疗,积极纠正低血糖,保肝治疗,包括输注新鲜冰冻血浆或全血,改善机体营养状态,纠正出血倾向。对于低血糖患者,可以静脉注射葡萄糖,对于抽搐患者,应酌情使用镇静剂止惊。注意补充维生素,严密监测肾功能,特别是近端肾小管功能,预防慢性肾功能不全的发生。

预后

本病预后尚可,经正确诊断,严格的饮食控制,患儿可获得正常的生长发育。部分患儿经治疗,肝脏病变可以好转。

(彭晓音　宋昉)

参考文献

［1］迟贞旎,洪洁.遗传性果糖不耐受症.国际遗传学杂志,2008,31(5):381-384.

［2］Fiocchi A,Dionisi-Vici C,Cotugno G,et al. Fruit-Induced FPIES Masquerading as Hereditary Fructose Intolerance. Pediatrics,2014,134(2):602-605.

［3］http://www.genereviews.org.

［4］叶晓琴,常国营,李娟,等.儿童遗传性果糖不耐受症1例临床和基因突变分析.临床儿科杂志,2017,35(12):885-888.

41

遗传性低镁血症
hereditary hypomagnesemia

定义

遗传性低镁血症是一组表现为血镁降低，伴或不伴其他电解质代谢异常的基因缺陷性疾病，目前已知的致病基因有 10 余种。疾病类型主要包括 Gitelman 综合征、家族性低镁血症合并高钙尿和肾钙沉着症、家族性低镁血症伴继发性低钙血症、常染色体显性遗传性低镁血症合并低尿钙、孤立性常染色体隐性遗传性低镁血症等。

同义词

家族性低镁血症，家族性肾性失镁。

病因和发病率

不同的遗传性低镁血症因致病基因不同，遗传方式不同，包括常染色体隐性遗传和常染色体显性遗传。目前已知的致病基因包括 *SLC12A3*、*CLDN16*、*CLDN19*、*FXYD2*、*TRPM6*、*CASR*、*KCNA1*、*HNF1B*、*EGF*、*CNNM2*、*CLCNKB*、*BSND*、*KCNJ10*、*PCBD1*、*EGFR*、*FAM111A*。

不同类型遗传性低镁血症的遗传方式、发病率 / 患病率各不相同。其中最常见的类型是 Gitelman 综合征，患病率约为 1/40 000~10/40 000，男性和女性无明显差异（详见本书 Gitelman 综合征部分）。而其他类型的遗传性低镁血症患病率尚缺乏详细的流行病学资料。

临床表现

主要表现为低血镁以及可能伴发的低血钾、低血钙、高尿钙等相关的临床表现。可出现肌无力、手足搐搦、惊厥、疲乏、心悸、多尿、肾结石、肾钙质沉着、软骨钙化等。不同类型遗传性低镁血症的起病年龄、临床表现及实验室特点各不相同（表1）。部分类型还会出现其他系统受累，如家族性低镁血症合并高钙尿和肾钙沉着症可合并眼部病变，包括眼球震颤、视野缺损、近视等。

诊断

临床诊断主要依靠病史（包括家族史）、临床表现和血尿生化检验进行分类，确诊需依靠基因检测确定致病基因和致病突变。二代测序可同时完成多个基因检测，极大地提高了临床表型类似的低镁血症病因的诊断效率，对于新发突变需要进行体外功能验证。

遗传性低镁血症需与其他可能引起低血镁的疾病相鉴别。胃肠道丢失、多种药物、免疫或者血液中异常蛋白对肾小管的损伤，都可以导致获得性低镁血症。此外，镁丢失可作为急性肾小管坏死恢复期、肾移植后或肾后性梗阻解除后肾小管功能障碍的一部分出现。酗酒、未控制的糖尿病、高钙血症等代谢因素也可引起低镁血症。通过仔细病史询问、血尿生化检验，结合基因检测等可进一步鉴别（表1）。

表 1　遗传性低镁血症主要疾病类型

疾病 /OMIM	致病基因 /遗传方式	编码蛋白	起病年龄	主要临床 / 实验室检查特点
Gitelman 综合征 /263800	SLC12A3/AR	NCC	常于青少年或成年早期起病	肌无力，疲乏，心悸，手足搐搦，麻木等 低血镁，低血钾，低尿钙
家族性低镁血症合并高钙尿和肾钙沉着症 /248250/248190	CLDN16/AR CLDN19/AR	Claudin-16 Claudin-19	常于婴儿期起病	多尿，肾结石，肾钙质沉着，眼部病变等 低血镁，高尿钙
常染色体显性遗传低镁血症合并低尿钙 /154020	FXYD2/AD	Na+/K+-ATP 酶的 γ 亚单位	常于儿童期至成年早期起病	惊厥，软骨钙化等 低血镁，低尿钙
家族性低镁血症伴继发性低钙血症 /602014	TRPM6/AR	TRPM6	常于新生儿或婴儿早期起病	手足搐搦，惊厥等 低血镁，低血钙
孤立性常染色体隐性遗传低镁血症	EGF/AR	EGF	常于儿童期起病	手足搐搦，惊厥等 低血镁，正常尿钙

AR. 常染色体隐性遗传；AD. 常染色体显性遗传；NCC. 钠氯协同转运体；TRPM6. 瞬时受体电位阳离子通道 M6；EGF. 表皮生长因子

遗传咨询与产前诊断

遗传性低镁血症病因各异，包括常染色体显性及隐性遗传，基因确诊后建议遗传咨询，明确病因及家系成员风险。对于其中的严重类型，经充分知情同意后，需考虑行产前诊断。

治疗

不同类型的遗传性低镁血症目前暂无根治疗法,可根据不同的临床表现,予以对症治疗,保持电解质平衡,以期达到缓解症状、提高生活质量、避免严重并发症的目标。

1. **替代治疗**　可通过口服门冬氨酸钾镁、硫酸镁、氯化镁等药物予以补充,紧急或严重情况下可静脉输注镁制剂,但需注意应缓慢输注,且在此过程中监测血镁及膝腱反射,防止镁中毒的发生。此外,Gitelman 综合征还合并有低钾血症,需要补钾治疗。

2. **高尿钙的治疗**　噻嗪类利尿剂可以减少尿钙的排泄量,而枸橼酸盐的补充可以使尿中枸橼酸排出增多,从而减少草酸钙结石形成的风险。

3. **其他对症支持治疗**　包括惊厥发作时的对症处理,肾结石继发泌尿系感染的治疗,出现慢性肾功能不全时的非透析治疗以及进展至终末期肾病阶段的肾脏替代治疗等。

4. **患者管理和宣教**　强调个体化的疾病管理,加强患者及家庭对所患疾病的正确认识,重视患者及家庭成员的心理健康。

预后

遗传性低镁血症类型各异,预后不同。家族性低镁血症合并高钙尿和肾钙沉着症的多数患者在青春期就发展为慢性肾功能衰竭;而伴继发性低钙血症患者,若未能及时治疗,会导致患儿死亡或严重精神发育迟滞,而病情相对较轻的类型,如 Gitelman 综合征等相对预后较好。

(张　磊　陈丽萌)

参考文献

[1] Horinouchi T,Nozu K,Kamiyoshi N,et al. Diagnostic strategy for inherited hypomagnesemia. Clin Exp Nephrol,2017,21(6):1003-1010.

[2] Knoers NV. Inherited forms of renal hypomagnesemia:an update. Pediatr Nephrol,2009,24(4):697-705.

[3] Wolf MT. Inherited and acquired disorders of magnesium homeostasis. Curr Opin Pediatr,2017,29(2):187-198.

[4] Blanchard A,Bockenhauer D,Bolignano D,et al. Gitelman syndrome:consensus and guidance from a Kidney Disease:Improving Global Outcomes(KDIGO)Controversies Conference. Kidney Int,2017,91(1):24-33.

42

遗传性多发脑梗死性痴呆
hereditary multi-infarct dementia

定义

遗传性多发脑梗死性痴呆又称伴有皮质下梗死和白质脑病的常染色体显性遗传性脑动脉病，是 *Nothch3* 基因突变所致的一种成年发病的遗传性脑小血管病。

同义词

伴有皮质下梗死和白质脑病的常染色体显性遗传性脑动脉病，cerebral autosomal dominant angiopathy with subcortical infarcts and leukoencephalopathy（CADASIL）。

病因和发病率

19 号染色体（19p13）上 *NOTCH3* 基因突变是本病的病因。*NOTCH3* 基因编码主要在血管平滑肌上表达的跨膜受体，具有信号传导和受体功能。至今发现超过 150 种该基因突变，其中 95% 为错义突变，其他如小的读框内缺失突变、剪切位点突变等。所有的致病突变都位于第 2~ 第 24 号外显子，以第 3 和第 4 号外显子错义突变最常见。各种突变都导致奇数半胱氨酸残基，使蛋白质构象发生改变，干扰信号传递，从而导致血管平滑肌发育和功能异常。

尚缺乏准确的患病率报道，来自英国 Scotland 地区的研究显示 *Notch3* 基因突变率约 4.14/100 000 成年人。

临床表现

CADASIL 患者的临床表现、总体病程具有很大的个体差异，主要临床表现如下。①偏头痛：先兆偏头痛常为 CADASIL 的首发症状，见于 20%~40% 的患者，是普通人群的 5 倍；也可出现无先兆的偏头痛，发病率与普通人群无差异。②皮层下缺血性事件：短暂性脑缺血发作（TIA）和缺血性卒中是 CADASIL 最常见的临床表现，见于 60%~85% 的症状性患者，且大多数患者缺乏常见的脑血管病危险因素。2/3 的患者表现为经典的腔隙综合征。③情感障碍与淡漠：20% 的 CADASIL 患者具有情感障碍，抑郁状态最常见。极少数可表现为抑郁与躁狂状态交替出现。淡漠见于 40% 的患者。④60% 的患者逐渐出现认知功能障碍与痴呆。

此外，约 5%~10% 患者有癫痫发作，也有听力下降、意识障碍、脊髓梗死、颅内出血的报道。

所有致病基因携带者在 35 岁之后均出现不同程度的核磁影像改变，包括白质高信号、多发腔隙、扩大的血管周围间隙、微出血以及新发皮层下腔隙性脑梗死等。其中 T2 加权像或 FLAIR 像上脑白质高信号是本病最早和最常见的核磁改变，早期表现为点状或结节状，主要累及侧脑室周围和半卵圆中心白质，病灶对称，逐渐融合成片；外囊和颞叶前部受累被认为是 CADASIL 的特征性改变，基底节和丘脑也容易受累，有时脑干、胼胝体也可受累。

诊断

NOTCH3 基因筛查是诊断 CADASIL 的金标准，推荐用于有典型 CADASIL 临床表现、明确神经影像改变（颞极和外囊区特征性白质高信号）或有阳性家族史的人群，尤其是无高血压等血管危险因素的脑血管病家系。80%~95% 患者皮肤活检可见到小动脉壁平滑肌层特征性的嗜铬颗粒沉积；但皮肤活检目前仅推荐用于以下两种情况：①NOTCH3 基因 23 个外显子筛查阴性，但临床症状和 MRI 高度提示 CADASIL；②NOTCH3 基因筛查发现一段未知的变异序列且不在半胱氨酸残基上。

遗传咨询与产前诊断

对于仅有先兆偏头痛，伴 MRI T2WI 白质高信号而无家族史的患者是否进行 NOTCH3 基因筛查有一定的争议。除非患者强烈要求，否则不作为常规检查。这是因为 CADASIL 患者从出现先兆偏头痛到首次卒中发作或者出现认知障碍，可以有长达 30 年的间隔期，而 CADASIL 目前尚缺乏特异性治疗，早期进行基因筛查诊断后临床意义有限。此外，在 CADASIL 患者无症状成年亲属中，进行 Notch3 基因筛查，容易引起心理压力，也不推荐。NOTCH3 基因筛查对于无症状儿童也并无益处。

治疗

对于 CADASIL 目前缺乏有效的治愈措施，以对症治疗为主。

1. 偏头痛的治疗：大多数患者偏头痛发作频率低，很少需要进行预防性治疗，必要时可

用抗抑郁药或者 β 受体阻滞剂预防发作。由于血管收缩剂存在减少脑灌注的风险，不建议用于 CADASIL 患者的偏头痛发作急性期治疗。偏头痛发作期可选用经典的镇痛剂或非甾体类抗炎药控制发作。

2. 目前缺乏针对 CADASIL 患者 TIA 或者缺血性卒中的特异性预防或治疗药物。现有的预防措施主要基于常见的非心源性缺血性卒中的预防，即应用抗血小板药物及控制同时存在的其他血管危险因素。

3. 对于 CADASIL 患者出现的抑郁情绪，可以对症应用抗抑郁药物。

4. 康复、理疗、心理疏导和支持、护理在本病的治疗中不可缺少。

预后

经典的 CADASIL 患者通常在 30 岁左右出现偏头痛，40~60 岁反复出现缺血性事件，50~60 岁时出现痴呆；整体病程多在 25 年左右，少数患者进展缓慢，或者在 60 岁后发病。男性和女性患者的平均寿命分别为 65 岁和 71 岁。

（姚　明　朱以诚）

参考文献

[1] Razvi SS, Davidson R, Bone I, et al. The prevalence of cerebral autosomal dominant arteriopathy with subcortical infarcts and leucoencephalopathy (CADASIL) in the west of Scotland. J Neurol Neurosurg Psychiatry, 2005, 76 (5): 739-741.

[2] Chabriat H, Joutel A, et al. Cadasil. Lancet Neurol, 2009, 8 (7): 643-653.

[3] Hervé D, Chabriat H. CADASIL. J Geriatr Psychiatry Neurol, 2010, 23 (4): 269-276.

43

遗传性痉挛性截瘫
hereditary spastic paraplegia

定义

遗传性痉挛性截瘫（hereditary spastic paraplegia, HSP）是一组以渐进性下肢痉挛（肌张力增高）、步态异常为主要表现的上运动神经元基因缺陷性退行性疾病。

同义词

家族性痉挛性截瘫，familial spastic paraplegia。

病因和发病率

随着分子生物学发展，遗传性痉挛性截瘫已发现超过 70 种相关致病基因。遗传方式分为常染色体显性遗传、常染色体隐性遗传和 X 连锁隐性遗传。常见致病基因主要包括 *ATL1*，*SPAST*，*NIPA1*，*WASHC5*，*ALDH18A1*，*KIF5A*，*RTN2*，*HSPD1*，*BSCL2*，*REEP1*，*ZFYVE27*，*SLC33A1*，*CYP7B1*，*SPG7*，*SPG11*，*ZFYVE26*，*ERLIN2*，*SPART*，*SPG21*，*B4GALNT1*，*DDHD1*，*KIF1A*，*FA2H*，*PNPLA6*，*C19orf12*，*GJC2*，*NT5C2*，*GBA2*，*AP4B1*，*AP5Z1*，*TECPR2*，*AP4M1*，*AP4E1*，*AP4S1*，*VPS37A*，*DDHD2*，*C12orf65*，*CYP2U1*，*TFG*，*ARL6IP1*，*ERLIN1*，*AMPD2*，*ENTPD1*，*IBA57*，*MAG*，*CAPN1*，*FARS2*，*ALDH3A2*，*ALS2*，*L1CAM*，*PLP1*，*VAMP1*，*KIF1C*，*MARS2*，*MTPAP*，*AFG3L2*，*SACS* 等。随着新一代测序技术的发展和应用，不断有新的 HSP 致病基因被发现。

遗传性痉挛性截瘫的患病率约为 2/100 000~6/100 000。不同基因型的发病率不同，其中 SPG4 约占常染色体显性遗传性痉挛性截瘫的 40%。

临床表现

遗传性痉挛性截瘫主要症状为缓慢进展的双下肢痉挛、无力。查体可见双下肢肌张力增高、腱反射亢进、病理征阳性。发病年龄可从幼儿期、青少年期至成年期。除了主要症状，遗传性痉挛性截瘫不同亚型还常合并其他神经系统损害，如尿便障碍、下肢深感觉障碍、视力听力损害、共济失调、癫痫、智能认知障碍、周围神经病等。传统上，按照临床症状受累的广度，将遗传性痉挛性截瘫分为单纯型（仅有下肢痉挛性瘫痪，可合并尿便障碍、深感觉障碍）和复杂型（比单纯型合并更多神经系统损害）。

诊断

遗传性痉挛性截瘫的诊断依靠临床表现、家族史、影像学检查和基因检测。若患者出现渐进性双下肢痉挛无力、步态异常，查体有双侧锥体束损害，有阳性家族史，并通过颅脑和脊髓影像学除外其他可能病因，可临床拟诊。具体分型和确诊需依靠基因检测明确致病基因及突变类型。

婴幼儿起病患者需与起病年龄及临床表现类似疾病，如脑瘫、多巴反应性肌张力障碍、脑白质营养不良等相鉴别。青少年及成年起病患者需与获得性疾病，如多发性硬化、视神经脊髓炎、亚急性联合变性、脊髓压迫症等相鉴别。遗传性痉挛性截瘫影像学检查可发现胼胝体萎缩、小脑萎缩等改变，但不会出现炎性脱髓鞘、弥漫性脑白质病变等异常信号。因此，神经影像学检查（头颅 MR、脊髓 MR 等），对鉴别诊断意义重大。

同时需要与其他神经系统遗传变性病，如遗传性脊髓小脑共济失调、腓骨肌萎缩症、散发型运动神经元病，特别是原发性侧索硬化等相鉴别。

遗传咨询与产前诊断

遗传性痉挛性截瘫亚型众多，遗传方式多样。基因确诊后建议遗传咨询，明确病因及家系成员患病风险。对于严重致残的亚型，在家属充分知情，征求意见后，可考虑再次生育产前诊断。

治疗

遗传性痉挛性截瘫目前尚无病因治疗。治疗以对症支持，改善生活状态为主。治疗原则如下：

1. **对症药物治疗**　巴氯芬可减低下肢肌张力，有助于改善步态，病情严重的患者，可考虑巴氯芬泵硬膜下腔持续泵入治疗。肌张力持续增高造成关节挛缩的患者，可考虑肉毒毒素治疗。排尿障碍可试用奥昔布宁（oxybutinin）治疗。

2. 康复治疗　因下肢肌张力增高导致的无力、步态异常，在药物治疗基础上，规范的康复指导有助于维持更好的步态和生活能力，建议早期、规范、规律治疗。部分患者可试用足踝支具帮助行走。

3. 患者管理和宣教　宣教"与疾病共存"的理念，患者及家庭需对所患疾病有正确认识，学会自我管理，重视患者及家庭成员的心理健康。

预后

遗传性痉挛性截瘫通常进展缓慢，多数亚型对生存期无明显影响。但部分严重亚型，特别是合并视听损害、癫痫、认知障碍的复杂型患者，对生存期有明显影响，患者需家人终生照顾。

（戴　毅　彭　斌）

参考文献

［1］Harding AE. Classification of the hereditary ataxias and paraplegias. Lancet, 1983, 1(8334): 1151-1155.

［2］Depienne C, Stevanin G, Brice A, et al. Hereditary spastic paraplegias: an update. Curr Opin Neurol, 2007, 20 (6): 674-680.

［3］Margetis K, Korfias S, Boutos N, et al. Intrathecal baclofen therapy for the symptomatic treatment of hereditary spastic paraplegia. Clinical Neurology and Neurosurgery, 2014, 123: 142-145.

［4］Hecht MJ, Stolze H, Auf Dem Brinke M, et al. Botulinum neurotoxin type A injections reduce spasticity in mild to moderate hereditary spastic paraplegia—Report of 19 cases. Movement Disorders, 2008, 23(2): 228-233.

全羧化酶合成酶缺乏症
holocarboxylase synthetase deficiency

定义

全羧化酶合成酶缺乏症（holocarboxylase synthetase deficiency，HLCS）是由 *HLCS* 基因（既往称 *HCS*）突变引起的以脂肪酸合成、糖原异生及氨基酸分解代谢障碍为主要特征的常染色体隐性遗传的有机酸代谢病。疾病发生机制与生物素酶缺乏相同，因 HLCS 活性下降不能催化生物素与生物素依赖的多种羧化酶结合从而影响后者的活性，导致异常代谢产物在体内大量堆积并引起一系列临床症状。

同义词

新生儿型多种羧化酶缺乏症，早发型多种羧化酶缺乏症。

病因和发病率

HLCS 缺乏症是由 *HLCS* 基因发生突变导致，属于早发型多种羧化酶缺乏症。*HLCS* 基因位于 21q22.1。根据突变所处部位，可分为 Km 突变和非 Km 突变两种类型。其中，Km 突变多发生在生物素结合区，直接导致酶与生物素的亲和力下降，携带这类突变的患者通常对常规剂量生物素治疗（10mg/d）即效果明显；而非 Km 突变则多数发生在生物素结合区域以外，酶与生物素的结合力正常或稍高，但酶催化反应的最大反应速度下降，携带此类突变者对生物素治疗的反应程度存在较大差异。*HLCS* 热点突变在不同人群有所差异：欧美患者的常见突变是 c.1519+5G>A；日本患者中 c.710T>C（p.L237P）和 c.780delG 是最主要的两个突变，而

c.1522C>T（p.R508W）和 c.1648G>A（p.V550M）则是较广泛存在的突变,在不同种族的患者中都有过报道。上海交通大学附属新华医院曾对 11 例中国 HLCS 缺乏症患儿进行基因检测,发现 c.1522C>T（p.R508W）和 c.1088T>A（p.V363D）为中国人可能的热点突变。

全羧化酶合成酶是一种催化生物素与生物素依赖的合成酶相互结合的酶,它对于生物素依赖的多种羧化酶的生物素化过程具有至关重要的作用。这些羧化酶主要包括丙酰辅酶 A 羧化酶、丙酮酸羧化酶、3- 甲基巴豆酰辅酶 A 羧化酶及乙酰辅酶 A 羧化酶等。全羧化酶合成酶缺乏症的发生即是由于 HLCS 活性下降导致的生物素与生物素依赖的羧化酶结合减少造成的。

欧美国家的多种羧化酶缺乏以生物素酶缺乏症者为主,亚洲国家中日本曾报道 HLCS 缺乏症的发病率为 1/100 000。目前我国尚无有关发病率的报道。

临床表现

HLCS 缺乏症患儿多数于新生儿期或婴儿早期发病,临床表现与生物素酶缺乏相似,通常可见神经、皮肤、呼吸、消化和免疫等多个系统的非特异损害,以神经系统和皮肤损害较常见,主要表现有呕吐、腹泻、喂养困难、肌张力低下、惊厥、精神萎靡、嗜睡、发育落后、反复发作的皮疹、脱皮、气促、代谢性酸中毒、高乳酸血症等。患儿就诊时常表现为全身多个系统的非特异性症状,因此临床误诊率较高。皮肤损害中较多见的是颅面部、颈部、躯干、臀部等处的红疹、红斑、溃烂或水疱以及片状鳞屑,少数患者可仅在口周、眼周及肛周局部出现皮疹。部分患者因免疫功能低下可合并真菌及细菌感染。极少数患儿可在 1 岁以后发病,此外也有晚发型 HLCS 缺乏症。

诊断

1. 皮疹、酸中毒及发育落后等临床表现,新生儿期筛查诊断的患者可无临床表现;

2. 急性期常规实验室检测出现酸中毒,全血细胞减少,电解质紊乱;

3. 血酰基肉碱谱检测表现为血 3- 羟基戊酰肉碱（C5OH）增高,可伴有丙酰肉碱（C3）或 C3 与乙酰肉碱（C2）比值增高;

4. 尿有机酸检测显示尿 3- 甲基巴豆酰甘氨酸、3- 羟基异戊酸、3- 羟基丙酸、甲基枸橼酸、甲基巴豆酰甘氨酸等增高,可伴有乳酸、丙酮酸、3- 羟基丁酸、乙酰乙酸、丙酰甘氨酸等代谢产物明显增高;

5. *HLCS* 基因检测到突变。

此病需要与血 C5OH 增高的其他疾病鉴别,包括 3- 甲基巴豆酰辅酶 A 羧化酶缺乏症、3- 甲基戊烯二酸尿症、3- 羟基 -3- 甲基 - 戊二酰辅酶 A 裂解酶缺乏症、β 酮硫解酶缺乏症及生物素酶缺乏症。

遗传咨询与产前诊断

HLCS 为常染色体隐性遗传,一般情况下患者的双亲均为致病变异携带者,但是没有表型。每次妊娠胎儿均有 25% 的概率为患者,50% 的概率为无症状的携带者,25% 的概率为正常个体。

对于先证者分子遗传学诊断明确的 HLCS 家系,可通过胎盘绒毛膜上皮细胞或羊水细胞 *HLCS* 基因分析进行胎儿的产前诊断。Bandaralage 等回顾分析 687 篇文献中的 75 例 HLCS 患者后发现了如下 3 个共同的影像学改变:室管膜下囊肿、巨脑室及脑室内出血,或可作为高危胎儿的提示性信息协助确立诊断。

治疗

所有患者一经诊断均需立即使用游离型生物素进行治疗,一般推荐的起始剂量为 15~45mg/d,但国外有文献报道个别 HLCS 患儿在使用 100mg/d 的剂量时症状才得以改善,因此,应根据不同个体的临床症状严重程度、生物素酶活性测定结果及实验室分析情况综合考量调整药量。少数患儿即使使用大剂量生物素(200mg/d)治疗时病情仍有进展,甚至可能产生生物素抵抗,具体机制尚不明确。对于合并代谢性酸中毒或高氨血症的重症患儿,应同时限制蛋白质摄入、补充大量葡萄糖供能并使用左旋肉碱纠正酸中毒。

预后

及时应用生物素进行治疗者多数预后良好,因相关检查或诊断不利贻误病情者可导致死亡。

(姜 茜 宋 昉)

参考文献

[1] 顾学范.临床遗传代谢病.北京:人民卫生出版社,2015.6.

[2] Suzuki Y,Yang X,Aoki Y,et al. Mutations in the holocarboxylase synthetase gene HLCS. Hum Mutat,2005,26(4):285-290.

[3] 王彤,叶军,韩连书,等.羧化全酶合成酶缺陷病的临床诊治及基因突变分析.中国当代儿科杂志,2009,11(8):609-612.

[4] Malvagia S,Morrone A,Pasquini E,et al. First prenatal molecular diagnosis in a family with holocarboxylase synthetase deficiency. Prenat Diagn,2005,25(12):1117-1119.

[5] Bandaralage SP,Farnaghi S,Dulhunty JM,et al. Antenatal and postnatal radiologic diagnosis of holocarboxylase synthetase deficiency:a systematic review. Pediatr Radiol,2016,46(3):357-364.

45

高同型半胱氨酸血症
hyperhomocysteinemia

定义

同型半胱氨酸是甲硫氨酸向半胱氨酸转化过程中形成的一种中间氨基酸。同型半胱氨酸尿症或严重高同型半胱氨酸血症是一种罕见的常染色体隐性遗传疾病,由于胱硫醚 β- 合成酶(cystathionine beta synthase,CBS)缺乏或缺陷,引起机体同型半胱氨酸堆积及尿液中同型半胱氨酸过量的一种疾病,其特点是血浆和尿液中同型半胱氨酸浓度大幅上升导致发育迟缓、骨质疏松症、眼部异常、马方综合征样表现、血栓栓塞性疾病以及过早出现的严重动脉粥样硬化。

同义词

同型半胱氨酸尿症,家族性高同型半胱氨酸血症。

病因和发病率

高同型半胱氨酸血症是常染色体隐性遗传病,基因位于 21 号染色体长臂。本病有 5 种不同的生化缺陷型:

1. **胱硫醚合成酶缺乏型** 是由同型半胱氨酸变为胱硫醚的代谢途径发生阻滞。本型最为多见。

2. **甲基四氢叶酸 - 同型半胱氨酸甲基转移酶缺乏型** 是同型半胱氨酸经甲基转移酶作用变为蛋氨酸的代谢途径发生紊乱。维生素 B12 是甲基转移酶的辅酶。

3. **5,10-N- 甲烯四氢叶酸还原酶缺乏型** 该还原酶为同型半胱氨酸提供甲基,以转变为蛋氨酸。此酶缺乏时,同型半胱氨酸的甲基化作用不足导致其浓度增加。

4. **氰钴胺还原酶(cyanocobalamin reductase)缺乏**　该还原酶是维生素 B12 的主要代谢酶,其含量不足可影响多种酶的活性。

5. **混合型酶缺乏**　通常情况下,多为甲基四氢叶酸 - 同型半胱氨酸甲基转移酶与氰钴胺还原酶缺乏。

根据新生儿筛查和临床病例检测报告,全球同型半胱氨酸尿症的发生率为 1/344 000。

临床表现

1. **骨骼肌肉异常表现**　类马方综合征表现,纤弱高个体型、肢体细长、蜘蛛样细长指趾、肌肉细弱、脊柱侧凸及后凸等;毛发淡黄、稀少而质脆,面色潮红并伴网状青斑;高弓足、膝外翻、漏斗胸及鸡胸等。

2. **眼部异常**　晶状体异位、近视、青光眼、视神经萎缩、视网膜脱离、白内障、家族性渗出性玻璃体视网膜病变样表现。

3. **心血管系统**　广泛性粥样硬化(其他类型年轻者可不侵袭冠状动脉),青春期患者可死于血栓形成和冠状动脉闭塞。

4. **轻度精神衰退及心理和精神障碍**　智力低下,癫痫发作、偏瘫和失语、精神发育迟滞。

诊断

根据临床症状,如典型骨骼发育畸形、晶状体异位等眼症状、智力发育迟滞及精神衰退,伴血栓形成性或栓塞性血管闭塞病变,辅以实验室检查见血浆同型半胱氨酸、蛋氨酸增高,即可初步确诊。高同型半胱氨酸血症诊断的金标准是检查空腹同型半胱氨酸。正常空腹血浆同型半胱氨酸水平为 5~15μmol/L,高于 15μmol/L 则可诊断为高同型半胱氨酸血症。根据美国心脏协会推荐,高同型半胱氨酸血症分为轻度(15~30μmol/L)、中度(30~100μmol/L)和重度(>100μmol/L),其中,重度高同型半胱氨酸血症常为遗传性因素所引起的。

需与马方综合征鉴别。还需要与胱硫醚尿症、高蛋氨酸血症、蛋氨酸吸收不良综合征、甲基丙二酸尿症等疾病相鉴别。

遗传咨询与产前诊断

推荐推行遗传咨询,携带者基因检测及产前诊断。

治疗

尚未有非常成熟的治疗具体措施,故新生儿筛查、早期评估和检查对疾病的诊断和治疗尤其重要。高同型半胱氨酸血症治疗的目的是减少同型半胱氨酸在血液中的蓄积,预防神经系统、心血管系统等并发症。富含水果、蔬菜和低脂奶制品以及低饱和脂肪和总脂肪的膳食可降低空腹血清同型半胱氨酸水平。维生素 C 能减轻高同型半胱氨酸血症患者的内皮功能异常,但并不降低血浆同型半胱氨酸水平,可能对患者的长期心脑血管预后有改善作用。一些患者吡哆醇治疗有效,则应该与叶酸和维生素 B12 同时补充。对吡哆醇无反应的个体,推荐的治疗是限制蛋氨酸、补充胱氨酸并联合使用吡哆醇、叶酸和维生素 B12。无水甜菜碱是甲基供体,可降低同型半胱氨酸水平,可作为此类饮食的辅助,于 2007 年获得了欧盟市场授权,作为治疗高胱氨酸尿症的孤儿药。

预后

因常发生广泛动脉粥样硬化、血栓、心脑血管意外、晶体脱位等,故预后不良。

（田　庄）

参考文献

[1] Yap S,Naughten E. Homocystinuria due to cystathionine beta-synthase deficiency in Ireland:25 years'experience of a newborn screened and treated population with reference to clinical outcome and biochemical control.J Inherit Metab Dis,1998,21(7):738-747.

[2] Morris AA,Kožich V,Santra S,et al. Guidelines for the diagnosis and management of cystathionine beta-synthase deficiency. J Inherit Metab Dis,2017,40(1):49-74.

[3] Pullin CH,Bonham JR,McDowell IF,et al. Vitamin C therapy ameliorates vascular endothelial dysfunction in treated patients with homocystinuria. J Inherit Metab Dis,2002,25(2):107-118.

46

纯合子家族性高胆固醇血症
homozygous familial hypercholesterolemia

定义

家族性高胆固醇血症（familial hypercholesterolemia，FH）是由低密度脂蛋白胆固醇（LDL-C）分解代谢关键基因之一突变引起的一种遗传性疾病。纯合子 FH 是指这些关键基因纯合性突变或者复合性杂合突变所致，临床表现为 LDL-C 水平明显升高，胆固醇在皮肤、眼睛和肌腱等多处沉积和早发动脉粥样硬化性心血管疾病的倾向。

病因和发病率

目前已经发现 FH 患者通常具有以下四种之一的基因功能性突变：LDL 受体，前蛋白转化酶枯草杆菌蛋白酶 9（PCSK9），载脂蛋白 B（APOB）和 LDL 受体衔接蛋白 1（LDLRAP1），其中 90% 为 LDL 受体基因突变。纯合子 FH 可以分为三种：①真正的纯合子，每个等位基因上均为相同突变，可见于父母为有血缘关系的杂合子 FH 个体或者父母无血缘关系，但所在地域内有相关基因突变的高患病率。②复合性杂合子：每个等位基因上的突变为同一基因的不同突变。③双杂合子：极为少见，每个等位基因上突变来自不同基因，通常一个是 LDL 受体基因，另一个是其他三个中的一种。

纯合子 FH 极为少见，估测发病率在 1/300 000~1/160 000，女性略多于男性。

临床表现

纯合子 FH 患者主要表现有出生后即发现 LDL-C 水平明显升高，胆固醇沉积在皮肤、眼睛以及肌腱形成黄色瘤和脂性角膜弓。由于暴露于高水平的 LDL-C 中,纯合子 FH 患者多数会在 20 岁前就出现冠状动脉粥样硬化性心脏病并可能因此死亡。

诊断与鉴别诊断

1. **基因诊断**　通过基因检测发现两个等位基因存在有 *LDLR*、*APOB*、*PCSK9* 或者 *LDLRAP1* 基因位点的突变。

或者

2. **临床诊断标准**　未治疗情况下 LDL-C>500mg/dl(>13mmol/L)或者治疗后 LDL-C≥300mg/dl(>8mmol/L)以及以下情况之一:10 岁之前出现皮肤或者肌腱黄色瘤;父母 LDL-C 水平升高符合杂合子 FH。此外,需要注意的是,在较小的儿童中,未治疗时 LDL-C<500mg/dl 并不能除外纯合子 FH。

需要与其他导致高胆固醇血症、黄色瘤以及早发冠心病的疾病进行鉴别。其他高胆固醇血症合并早发冠心病的疾病可以是多基因、家族性复合性高脂血症以及继发原因所致(如内分泌疾病、肾病综合征等)。黄色瘤多见于 FH,但是也可以见于谷甾醇血症和脑腱黄瘤病等疾病。

遗传咨询与产前诊断

应该对患有黄色瘤和(或)临床诊断为纯合子 FH 的患者进行 *LDLR*、*APOB*、*PCSK9* 和 *LDLRAP1* 基因突变的检测,对于已明确基因突变的家系可进行家庭成员 LDL-C 水平筛查和生殖指导。

治疗

1. **治疗目的**　降低 LDL-C 水平以减少 FH 患者动脉粥样硬化性心血管疾病(ASCVD)风险。

2. **治疗目标**　成人 FH 患者血 LDL-C 的目标值分别为 <1.8mmol/L(合并 ASCVD)和 <2.6mmol/L(不合并 ASCVD);儿童 FH 患者血 LDL-C 的目标值 <3.4mmol/L。若难以达到上述目标值,建议至少将血清 LDL-C 水平降低 50%。

3. **治疗手段**　包括健康生活方式、药物、脂蛋白血浆清除、肝移植和其他手术治疗。

(1) 对所有纯合子 FH 患者应该推荐低饱和脂肪、低胆固醇、心脏健康的饮食。

(2) 药物:研究显示他汀类药物为目前纯合子 FH 的主要治疗方法,但是即使使用最大剂量的他汀,血浆 LDL-C 水平也只有中等下降,多数患者观察到 10%~25% 的降低。加用胆固醇吸收抑制剂依折麦布可以使 LDL-C 进一步降低 10%~15%。他汀与其他降低胆固醇药物联合可进一步降低 LDL-C 水平并成功用于纯合子 FH 患者,包括胆汁酸螯合剂、烟酸、贝特类和普罗布考,但是较多的副作用限制这些药物的使用。PCSK9 单克隆抗体可以在他汀基础上使血 LDL-C 进一步降低 50%~70%,并呈剂量依赖性,从而降低 FH 患者的全因死亡率和心血管病死率。目前,已有 2 种 PCSK9 单克隆抗体在美国和欧洲被批准用于纯合子 FH 患者,分别为阿利库单抗(alirocumab)和依伏库单抗(evolocumab)。洛美他派(lomitapide)和米泊美生钠(mipomersen)是最近美国食品药物监督管理局分别批准用于≥18 和≥12 岁纯合子 FH 患者的辅助治疗。洛美他派是微粒体三酰甘油转运蛋白的口服抑制剂,通过减少极低密度脂蛋白的合成降低血 LDL-C 的水平约 50%。米泊美生是一种针对 ApoB mRNA 的第二代反义寡核苷酸,减少 ApoB 的合成,降低血 LDL-C 的水平,无论单用还是与他汀类联合使用均可使血 LDL-C 降低达 25%~37%。

(3) LDL 血浆清除:若药物联合治疗效果欠佳,可考虑血浆清除,主要用于纯合子 FH 患者,对伴有冠心病的高危杂合子 FH 患者或对他汀类药物不耐受或药物治疗下血 LDL-C 水平仍较高的杂合子 FH 患者也可以采用。

(4) 肝脏移植和外科手术:肝脏是清除血胆固醇的主要器官,通过肝移植可以纠正肝细胞上 *LDLR*、*PCSK9*、*APOB* 等基因的分子缺陷,虽然可以降低 LDL-C 水平,但由于移植后手术并发症和病死率高以及供体匮乏等因素难以作为主要的 FH 治疗手段。部分回肠旁路或血管腔分流术曾是 FH 的治疗方法之一,但目前已不建议使用。

预后

若不加以干预,纯合子 FH 患者通常于 20 岁左右发生动脉粥样硬化性心血管疾病,30 岁左右死亡。因此对于纯合子 FH 要尽早开始降低 LDL-C 的治疗。

(田　庄)

参考文献

[1] Sjouke B,Kusters DM,Kindt I,et al.Homozygous autosomal dominant hypercholesterolaemia in the Netherlands:prevalence,genotype-phenotype relationship,and clinical outcome. Eur Heart J,2015,36:560-565.

[2] Cuchel M,Bruckert E,Ginsberg HN,et al. Homozygous familial hypercholesterolaemia:new insights and guidance for clinicians to improve detection and clinical management. A position paper from the Consensus Panel on Familial Hypercholesterolaemia of the European Atherosclerosis Society. Eur Heart J,2014,35(32):2146-2157.

[3] Raal FJ,Pilcher GJ,Panz VR,et al. Reduction in mortality insubjects with homozygous familial hypercholesterolemia associ-ated with advances in lipid-lowering therapy. Circulation,2011,124(20):2202-2207.

47

亨廷顿病
Huntington's disease

定义

亨廷顿病(Huntington's disease,HD)是一种以舞蹈样不自主运动、精神障碍和痴呆为特征的遗传性神经系统变性病,为常染色体显性遗传,由位于4号染色体短臂的亨廷顿基因(Huntingtin,*HTT*)的三核苷酸CAG异常扩增所致。

同义词

亨廷顿舞蹈病,大舞蹈病,慢性进行性舞蹈病。

病因和发病率

亨廷顿病是常染色体显性遗传病,病因是编码亨廷顿蛋白的*HTT*基因的三核苷酸CAG异常扩增。

全世界亨廷顿病患病率为2.7/100 000,发病率为每年0.38/100 000。欧洲、北美、澳大利亚的患病率为5.7/100 000;亚洲的患病率为0.4/100 000。

临床表现

亨廷顿病的临床特征为运动障碍、精神障碍和认知障碍三联征,通常隐匿起病,缓慢进展。

1. 运动障碍的早期表现为舞蹈症——累及面部、躯干和肢体的快速、不自主、无节律运动,范围和程度常逐渐加重,患者可将舞蹈样动作整合到随意运动中,但正常动作的控制出现困难;疾病晚期舞蹈症常消失,代之以僵直、少动为主的帕金森症。运动保持困难也较常见。

2. 认知障碍最主要的特征是执行功能障碍,晚期则出现记忆丧失。

3. 精神障碍可先于舞蹈症出现,常见症状包括情绪低落、易激惹、淡漠和焦虑,少见症状包括强迫行为和精神病表现,抑郁、偏执、妄想和幻觉均可能出现。

4. 除三联征外,体重减轻和恶病质也是亨廷顿舞蹈病的常见特征。

诊断

亨廷顿病的诊断依据典型的临床三联征(舞蹈症、精神障碍、痴呆)、家族史和 *HTT* 基因检测。体现常染色体显性遗传方式的家族史是诊断的关键因素。致病基因 *HTT* 的 CAG 重复拷贝数的阈值为 36:小于 36 不致病,36~39 不完全外显;大于 39 则完全外显。基因检测敏感性 98.8%,特异性 100%。

类亨廷顿病表现的鉴别诊断包括遗传性病因和获得性病因。前者包括 *C9ORF72* 基因六核苷酸扩增所致的神经系统变性病、DRPLA、HDL2、SCA17、家族性朊蛋白病等;疾病谱广泛,临床表型上鉴别困难,诊断主要依赖基因筛查。获得性病因包括迟发性运动障碍、小舞蹈病、克雅病(CJD)、自身免疫性脑炎等。鉴别诊断主要依据临床特点、疾病演变、用药史、影像、血和脑脊液抗体检查等。

遗传咨询与产前诊断

HTT 基因可作为有风险的家族成员的症状前检测,结果有助于生育决定、职业和教育选择或退休计划。携带致病性 *HTT* 基因的患者可进行产前检查。

治疗

目前针对亨廷顿病(HD)的治疗限于对症及支持治疗,尚无对因治疗。

1. **运动障碍的治疗**　首先需防护舞蹈症导致的外伤;评估舞蹈症对 HD 患者日常生活能力的影响,以确定药物治疗利弊。初始药物治疗建议采用丁苯那嗪,该药可能触发抑郁或使其恶化,必须权衡自杀风险与舞蹈症治疗的必要性。舞蹈症和精神病症状共存或丁苯那嗪无效者,可使用非典型抗精神病药作为初始治疗,包括奥氮平、利培酮或阿立哌唑,喹硫平通常无效。非典型抗精神病药无效,可试用典型抗精神病药,如氟哌啶醇、氟奋乃静等。丁苯那嗪联用一种抗精神病药可能对顽固的重度舞蹈症有效。其他可能的替代治疗包括金刚烷胺、左乙拉西坦和托吡酯。HD 的僵直和运动迟缓一般不需要治疗。

2. **认知障碍的治疗**　目前尚无针对 HD 相关痴呆的有效疗法。

3. **精神障碍的治疗**　精神行为异常若不伴舞蹈症,初始治疗建议采用喹硫平,奥氮平或利培酮是替代选择,但对伴重度舞蹈症的精神症状则可能是首选。抑郁通常使用三环类抗抑郁药或选择性 5- 羟色胺再摄取抑制剂。

4. 饮食及物理支持治疗 HD 患者代谢需求高,常需要高热量饮食;吞咽困难,可能采用鼻胃管喂养。物理治疗师对步态和平衡问题进行评估,选择助行器以防跌倒。

总之,HD 的治疗应由跨学科团队共同完成,对症治疗的同时解决患者和家属的心理及社会需求。

预后

认知障碍和运动控制功能缓慢持续恶化,有很高的致残性。晚期患者行动不便,生活不能自理,甚至卧床,因吞咽障碍常需管饲。通常发病后 10~40 年死亡,吞咽困难和吸入性肺炎是终末期 HD 患者常见的死亡原因。

(杨英麦 万新华)

参考文献

[1] Richards RI. Dynamic mutations:a decade of unstable expanded repeats in human genetic disease. Hum Mol Genet,2001,10:2187-2194.

[2] Pringsheim T,Wiltshire K,Day L,et al. The incidence and prevalence of Huntington's disease:a systematic review and meta-analysis. Mov Disord,2012,27:1083-1091.

[3] Kremer B,Goldberg P,Andrew SE,et al. A worldwide study of the Huntington's disease mutation. The sensitivity and specificity of measuring CAG repeats. N Engl J Med,1994,330:1401-1406.

[4] Wild EJ1,Mudanohwo EE,Sweeney MG,et al. A worldwide study of the Huntington's disease mutation. The sensitivity and specificity of measuring CAG repeats. Mov Disord,2008,23(5):716-720.

[5] Wild EJ1,Tabrizi SJ. Huntington's disease phenocopy syndromes. Curr Opin Neurol,2007,20(6):681-687.

[6] Jankovic J,Roos RA.Mov Disord Chorea associated with Huntington's disease:to treat or not to treat? 2014,29(11):1414-1418.

[7] Armstrong MJ,Miyasaki JM. American Academy of Neurology. Evidence-based guideline:pharmacologic treatment of chorea in Huntington disease:report of the guideline development subcommittee of the American Academy of Neurology. Neurology,2012,79(6):597-603.

48

HHH 综合征(高鸟氨酸血症 - 高氨血症 - 同型瓜氨酸尿症) hyperornithinaemia-hyperammon-aemia-homocitrullinuria syndrome

定义

HHH 综合征(hyperornithinaemia-hyperammonaemia-homocitrullinuria syndrome,HHHS)是一类因鸟氨酸转移蛋白 1(ornithine transporter 1,ORNT1)缺陷而引起的尿素循环代谢障碍性疾病,为常染色体隐性遗传病。新生儿期起病主要表现为昏迷,喂养困难,呕吐和呼吸困难。婴儿或儿童期起病多表现为神经认知缺陷,急性脑病或慢性肝功能异常。

同义词

高鸟氨酸血症 - 高氨血症 - 同型瓜氨酸尿症,鸟氨酸转移酶缺乏症。

病因和发病率

鸟氨酸是一种碱性氨基酸,是很多生化反应的底物,其中最重要的是参与尿素循环。ORNT1 蛋白位于线粒体膜上,将鸟氨酸从细胞质转运到线粒体内参与尿素循环。编码 ORNT1 的 *SLC25A15* 基因突变是导致 HHHS 的病因。该基因突变后使得鸟氨酸从细胞质转运到线粒体内受阻,导致鸟氨酸在细胞质内堆积,形成体内尿素循环障碍。

当 ORTN1 功能发生缺陷,引起以下生化反应:①线粒体内鸟氨酸含量下降,血中鸟氨酸含量升高;②鸟氨酸不能与氨甲酰磷酸充分反应,引起氨甲酰磷酸堆积;③累积的氨甲酰磷酸通过旁路代谢生成乳清酸,也可以与赖氨酸结合生成同型瓜氨酸,引起同型瓜氨酸增多:

147

④尿素循环受阻后导致游离氨蓄积,形成高氨血症,引发相应的临床表现。HHHS 的发病率和患病率尚不清楚,全世界至今已有 100 多例患者被报道。研究显示部分人种由于奠基者突变效应,HHHS 的发病率较高,比如法裔加拿大人的发病率达到 1/5500。目前国内缺乏相应的流行病学资料,但中国大陆和中国台湾都曾有病例报道。

临床表现

发病年龄可以从新生儿期到成年期,并且具有广泛的表型谱。

新生儿期发病通常出现在生后几天内。因高氨血症表现为嗜睡、困倦、拒食、呕吐、伴呼吸性碱中毒和(或)惊厥。与新生儿发病的其他尿素循环障碍疾病难以区分。

大多数患者在婴儿期、儿童期和成年期发病,症状或轻或重。患者通常有拒食高蛋白质饮食的病史。主要症状为神经发育障碍,慢性肝功能不全,高氨血症。神经发育障碍表型有发育迟缓、智力迟滞、痉挛性截瘫、小脑性共济失调、学习困难、癫痫发作等。认知缺陷程度可轻可重,与 ORNT1 缺陷程度或血氨水平有一定关系。慢性肝功能不全表型为肝脏增大、谷丙转氨酶和谷草转氨酶升高,也可伴凝血因子Ⅶ、Ⅸ和Ⅹ缺乏的凝血异常。高氨血症危象可引起急性脑病,多由感染、禁食或损伤引起。

诊断

根据该病在相应年龄阶段出现的症状体征,结合实验室检查结果,依靠阵发性或餐后高氨血症、持续性高鸟氨酸血症、同型瓜氨酸尿排泄的代谢三联体可建立 HHHS 的诊断。肝脏或皮肤成纤维细胞内 ORNT1 活性水平检测以及 *SLC25A15* 基因分子检测是本病最终诊断的金标准。

对于疑似患者,采用基因测序技术确定 *SLC25A15* 基因是否有致病性突变,99% 患者可找到致病性突变。对于高度疑似仅仅找到 1 个致病突变的患者,则可以采用定量 PCR、MLPA 或者染色体芯片技术(array-CGH 或 SNP array)检测是否存在缺失。

与引起高氨血症的其他疾病相鉴别。如引起尿素循环障碍的遗传代谢性疾病,引起高鸟氨酸血症的其他疾病(鸟氨酸氨基转移酶缺乏症,ornithine amino transferasse,OAT),引起同型瓜氨酸尿症的其他疾病(赖氨酸尿性蛋白耐受不良,Lysinuric Protein Intolerance,LPI)。还应考虑高胰岛素血症 - 高氨血症综合征,丙酮酸羧化酶缺乏症等。

遗传咨询与产前诊断

HHHS 为常染色体隐性遗传。通常情况下,先证者双亲均为突变携带者,但是不会发病。先证者的每个同胞有 25% 的概率为患者,50% 的概率为无症状的突变携带者,25% 的概率为正常个体。

先证者家庭成员通过基因检测，确定杂合子携带者，进行遗传咨询；如果先证者的父母再次妊娠，可取羊水或绒毛膜标本提取 DNA 对胎儿完成基因检测。

治疗

和其他引起高氨血症的尿素代谢障碍疾病一样，降低血氨浓度，限制蛋白质摄入是治疗 HHHS 的关键。对于婴儿患者，则需要由包括代谢学专家在内的医疗团队进行综合管理。

主要措施包括：①饮食控制：限制蛋白质摄入，能量供给以糖类和脂肪为主，但也注意适当补充其他必需氨基酸摄入。可补充瓜氨酸或精氨酸，因为两者都是尿素循环底物，可促进氮产物排出。②迅速纠正高氨血症：包括停止蛋白质摄入，静脉注射葡萄糖，采用腹膜或血液透析迅速降低血氨。③促进氨旁路代谢：可采用氮清除剂（苯乙酸钠和苯甲酸钠），使得内源性氨以马尿酸和苯乙酰谷氨酰胺的形式从尿中排出，从而促进氨排泄。

预后

早期诊断有助于改善预后，个人饮食管理能力也是影响预后的重要因素。

（陈晓丽　宋昉）

参考文献

［1］https://www.ncbi.nlm.nih.gov/books/NBK97260/
［2］https://rarediseases.info.nih.gov/diseases/2830/ornithine-translocase-deficiency-syndrome
［3］顾学范.临床遗传代谢.北京:人民卫生出版社,2015.

49

高苯丙氨酸血症
hyperphenylalaninemia

定义

高苯丙氨酸血症（hyperphenylalaninemia，HPA）是由于苯丙氨酸代谢途径中酶缺陷，导致血液苯丙氨酸（phenylalanine，Phe）水平增高，当血 Phe 浓度 >120μmol/L（20mg/dl）及血 Phe 与酪氨酸（tyrosine，Tyr）比值（Phe/Tyr）>2.0 时称为 HPA。根据缺陷酶的不同，HPA 可分为苯丙氨酸羟化酶（PAH）缺乏症（phenylketonuria，PKU），又称苯丙酮尿症（phenylketonuria，PKU）和辅酶四氢生物蝶呤缺乏症（tetrahydrobiopterin deficiency，BH4D）两类。

同义词

苯丙酮尿症。

病因和发病率

PKU 是由于 *PAH* 基因发生致病变异导致 PAH 活性下降，Phe 不能转换为 Tyr，使得 Tyr 及正常代谢产物合成减少，血 Phe 浓度增高，最终影响中枢神经系统发育。四氢生物蝶呤（BH4）是 PAH、酪氨酸羟化酶和色氨酸羟化酶的辅酶。BH4 代谢途径中任何一种酶的缺陷均可导致 BH4D，不仅阻碍 Phe 代谢，还会影响脑内神经递质的合成，患者出现严重的神经系统损害（图 1）。

各个国家与地区 HPA 的发病率不同。我国 1985—2011 年 3500 万新生儿筛查资料显示，发病率为 1 : 10 397。2000—2007 年我国新生儿筛查资料显示，HPA 中 12.9% 为 BH4D，并存在显著的地域差异，南部地区 BH4D 发病率较高。

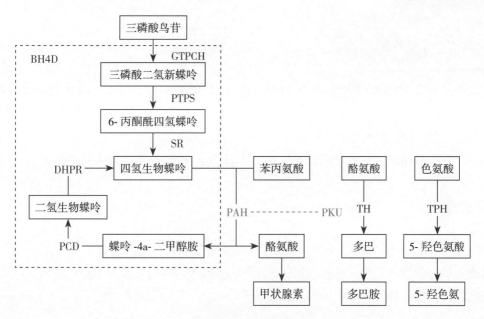

图 1　苯丙氨酸代谢途径示意图

BH4D. 四氢生物蝶呤缺乏症;GTPCH. 鸟苷三磷酸环水解酶;PTPS.6- 丙酮酰四氢蝶呤合成酶;SR. 墨蝶呤还原酶;DHPR. 二氢蝶啶还原酶;PCD. 蝶呤 -4a- 二甲醇胺脱水酶;PAH. 苯丙氨酸羟化酶;TH. 酪氨酸羟化酶;TPH. 色氨酸羟化酶;PKU. 苯丙酮尿症

临床表现

PKU 患者在新生儿期多无临床症状,出生 3~4 个月后逐渐出现典型症状:头发由黑变黄,皮肤颜色浅淡,尿液、汗液鼠臭味。随着年龄增长,逐渐表现出智力发育落后、小头畸形、癫痫发作,也可出现行为、性格、神经认知等异常。

BH4D 患者在新生儿期也多无临床症状,出生 1~3 个月后除 PKU 症状外,主要表现为运动障碍、嗜睡、肌张力低下、眼震颤、吞咽困难和口水增多、反应迟钝、失眠、智力发育严重障碍等。

诊断

HPA 的诊断主要依据血 Phe 浓度以及 Phe 与 Tyr 比值。对新生儿筛查或临床疑似患儿筛查血 Phe 浓度增高者,建议采用定量法(荧光法或串联质谱法)测定其血 Phe、Tyr 浓度,计算 Phe/Tyr 值。排除其他原因所致的继发性血 Phe 增高后,当血 Phe 浓度 >120μmol/L 及 Phe/Tyr>2.0 即可确诊为 HPA。

所有诊断 HPA 者,应及时检测尿蝶呤谱分析(在低 Phe 饮食治疗前)、DHPR 活性测定,或联合 BH4 负荷试验来进行鉴别诊断。还应进行基因检测,包括苯丙氨酸羟化酶及四氢生物蝶呤代谢途径中的多种合成酶的编码基因,以便最终确诊是 PKU 患者还是 BH4D 患者。

遗传咨询与产前诊断

目前已知的 HPA 均为常染色体隐性遗传,通常情况下患者的双亲均为致病变异携带者,但是不会发病。受孕时,患者的每个同胞有 25% 的概率为患者,约 50% 的概率为无症状的携带者,25% 的概率为正常个体。

对于先证者相关基因突变明确的家系,可进行产前诊断或胚胎植入前诊断。

治疗

PKU 及 BH4D 引起的 HPA 均为可治疗的遗传代谢病,但治疗方案有所不同。同时,患者需要多学科的综合管理,包括遗传代谢病专科医师、营养师、心理及神经科专家、社会工作者及政府资助等。具体治疗方案请参阅相应章节。

预后

HPA 的预后与治疗早晚、疾病轻重、胎儿期脑发育、血 Phe 浓度、营养状况、治疗依从性等多种因素有关。经新生儿筛查后在新生儿期即开始治疗的多数患者智力及体格发育可以达到或接近正常水平。但是,少数患者即使早期筛查诊断、早期治疗,智能发育仍落后于正常儿童,成年期存在认知、精神异常或社交能力落后等问题。

（曹延延　宋　昉）

参考文献

[1] 中华医学会儿科学分会内分泌遗传代谢学组,中华预防医学会出生缺陷预防与控制专业委员会新生儿筛查学组.高苯丙氨酸血症的诊治共识.中华儿科杂志,2014,52(6):420-425.

[2] 顾学范.临床遗传代谢.北京:人民卫生出版社,2015.

[3] http://www.genereviews.org.

50

低磷酸酯酶症
hypophosphatasia

定义

低磷酸酯酶症（hypophosphatasia，HPP）是一种以骨骼矿化障碍及牙齿脱落、血液及骨骼碱性磷酸酶（alkaline phosphatase，ALP）矛盾性减低为特征的罕见单基因遗传性疾病。HPP是由 *TNSALP* 基因突变所致，可呈常染色体显性或隐性遗传。

病因和发病率

HPP是由 *TNSALP* 基因突变所致，目前至少有 300 种 *TNSALP* 基因突变被报道，可呈常染色体显性或隐性遗传。*TNSALP* 基因失活性突变致组织非特异性碱性磷酸酶减少，其作用底物焦磷酸盐（e［PPi］）在细胞外堆积，抑制羟基磷灰石形成，同时诱导骨桥蛋白产生，也对羟基磷灰石形成起抑制作用，上述机制共同引起患者骨骼矿化障碍和牙齿的异常。

据统计，低磷酸酯酶症的严重型发病率为 1/100 000，而轻型发病率相对较高。HPP在加拿大人高发，在美国白种人患病率高于黑种人，HPP也在西班牙裔、日本和我国人群中报道，但我国HPP的患病率尚不清楚。

临床表现

HPP的临床表现具有很大程度的差异，患者可表现为骨骼矿化异常、牙齿或关节病变、肌肉乏力等。根据发病年龄及病情轻重不同，HPP主要分为 7 种类型：单纯牙型、成人型、儿童型、婴儿型、围生期型、假性低磷酸酯酶症、良性新生儿型。

1. **单纯牙型** 是最轻、最常见的类型，仅牙齿受累，无佝偻病或软骨病的表现。

2. **成人型HPP** 常中年发病，出现牙齿异常或软骨病表现。成人型HPP可因反复骨折、骨骼和关节疼痛或肌肉无力而引起活动障碍。

3. 儿童型 HPP　常在 6 月龄后发病，可为轻度到重度，有不同程度的牙齿脱落、佝偻病的表现，骨骼疼痛显著，患儿可身材矮小、肢体僵硬、步态蹒跚。主要 X 线片改变：从生长板到干骺端呈毛玻璃样改变，先期钙化带不规则等佝偻病征象。

4. 婴儿型 HPP　6 月龄前发病，常表现为食欲缺乏、呕吐、难以存活、衰弱，可有囟门宽阔或头颅畸形。由于矿物质沉积于骨骼受阻，可出现高钙血症和高尿钙，致肾钙质沉着和肾损害。可有进行性胸廓畸形、肋骨骨折及气管软化，可以诱发肺炎。50% 婴儿型 HPP 会死于各种并发症。影像学检查提示进行性骨骼矿化障碍、骨折及骨骼畸形。

5. 围生期型 HPP　是极端类型，宫内即发病，出生时症状明显，几乎均是致死型。患儿四肢短小、严重骨骼矿化不足，可有不明原因发热、易激惹、高调哭喊、癫痫发作、周期性呼吸暂停、发绀和心动过缓、贫血、颅内出血。X 线征象可见所有骨骼矿化不良，干骺端呈典型杯口征或毛刷征，囟门宽大。

6. 假性低磷酸酯酶症　类似于婴儿型 HPP，具有婴儿型低磷酸酯酶症的表现，但血清 ALP 正常或升高。

7. 良性新生儿型 HPP　宫内出现骨骼畸形，有围生期低磷酸酶活性，但出生后症状改善，没有出现婴儿型低磷酸酯酶症或单纯牙型低磷酸酯酶症的相关表现。

诊断

对于婴幼儿或成年起病患者，具有明显牙齿脱落、佝偻病或软骨病表现或 X 线征象，而血清碱性磷酸酶水平呈现矛盾性降低的患者，应怀疑 HPP 的可能。血清 ALP 活性明显减低是 HPP 最重要的诊断依据。值得注意的是，血清 ALP 水平随着年龄变化，儿童和青少年 ALP 活性明显高于成年人，诊断 HPP 时，应参考与患者相同年龄段的 ALP 正常参考值，以做出正确的诊断。骨骼 X 线平片见佝偻病或软骨病的征象，这对于 HPP 的诊断以及评估患者骨骼病变严重度具有重要价值。如能够进一步行 *TNSALP* 基因突变检查，发现失活性突变，则有利于 HPP 的分子确诊及今后的产前咨询与优生优育。

HPP 应与低血磷性佝偻病 / 骨软化症、假性维生素 D 缺乏性佝偻病、范科尼综合征及成骨不全症等疾病相鉴别，低血磷性佝偻病 / 骨软化症、假性维生素 D 缺乏性佝偻病、范科尼综合征的临床表现及 X 线片征象与 HPP 类似，但生化检查结果与 HPP 明显不同，患者血清 ALP 水平常显著升高，并伴有低磷血症或低钙血症。成骨不全症患者以反复骨折、低骨密度为突出表现，血清钙、磷、碱性磷酸酶水平常在正常范围，影像学检查提示长骨纤细、皮质菲薄、多发骨折，而不是佝偻病或骨软化症的表现。如果能够进行致病基因突变检测，则能够更好地鉴别上述疾病。

遗传咨询与产前诊断

HPP 是由 *TNSALP* 基因突变所致，呈常染色体显性或隐性遗传，如有需求，可进行产前诊断和遗传咨询。

治疗

不建议使用钙剂或维生素 D 制剂，以往认为 HPP 是等待药物治疗的最后一种佝偻病。直至 2008 年，HPP 治疗取得突破。在 *Alpl* 基因敲除小鼠中，予基因重组、骨骼靶向的人源 TNSALP（Asfotase Alfa，AA）皮下注射，避免了婴儿型 HPP 的发生。目前已有临床研究显示，静脉注射 AA 可显著改善 HPP 患者的临床症状、影像学及生化指标异常，因此采用 AA 进行特异性的酶替代治疗（enzyme-replacement therapy）是目前 HPP 最有效的治疗方法，目前已在欧美和日本等国家获得批准用于 HPP。目前，Asfotase Alfa 尚未在我国上市，但未来 HPP 的治疗充满希望。

预后

病情轻的 HPP 相对预后较好，但重型 HPP 预后欠佳，需要尽早采用特异性的酶替代治疗，以改善疾病预后。

（李 梅·夏维波）

参考文献

［1］Rathbun J. C. Hypophosphatasia：a new developmental anomaly. Am J Dis Child，1948，75：822-831.

［2］Mornet E. Hypophosphatasia. Orphanet J Rare Dis，2007，2（4）：40.

［3］Wenkert D，McAlister WH，Coburn SP，et al.Hypophosphatasia：nonlethal disease despite skeletal presentation in utero（17 new cases andliterature review）. J Bone Miner Res，2011，26（10）：2389-2398.

［4］Taillandier A，Zurutuza L，Muller F，et al. Characterization of eleven novel mutations（M45L，R119H，544delG，G145V，H154Y，C184Y，D289V，862+5A，1172delC，R411X，E459K）in the tissue-nonspecific alkaline phosphatase（TNSALP）gene in patients with severe hypophosphatasia. Hum Mutat，1999，13（2）：171-172.

［5］Fedde KN，Blair L，Silverstein J，et al. Alkaline phosphatase knock-out mice recapitulate the metabolic and skeletal defects of infantile hypophosphatasia. J Bone Miner Res，1999，14：2015-2026.

［6］刘海娟，李梅，邢小平，等. 低磷酸酶症一家系组织非特异性碱性磷酸酶（TNSALP）基因突变分析. 基础医学与临床，2011，31（3）：263-267.

［7］赵真，夏维波，邢小平，等. 婴儿型低磷酸酶症组织非特异性碱性磷酸酶基因突变检测. 中华内科杂志，

2013,52(10):824-828

[8] Whyte MP,Greenberg CR,Salman NJ,et al. Enzyme-replacement therapy in life-threatening hypophosphatasia. N Engl J Med,2012,8(10):904-913.

[9] Okazaki Y,Kitajima H,Mochizuki N,et al. Lethal hypophosphatasia successfully treated with enzyme replacement from day 1 after birth. Eur J Pediatr,2016,175:433-437.

[10] Whyte MP.Hypophosphatasia:enzyme replacement therapy brings new opportunities and new challenges. J Bone Miner Res,2017,32(4):667-675.

[11] Xu L,Pang Q,Jiang Y,et al. Four Novel Mutations in the ALPL Gene in Chinese patients with Odonto, Childhood and Adult Hypophosphatasia. Biosci Rep,2018,pii:BSR20171377.

51

低血磷性佝偻病
hypophosphatemic rickets

定义

低血磷性佝偻病是一组由于各种遗传性或获得性病因导致肾脏排磷增多引起以低磷血症为特征的骨骼矿化障碍性疾病,疾病具有较高的致残、致畸率。发生在儿童期称为佝偻病,主要表现为方颅、鸡胸、肋骨串珠、四肢弯曲畸形(O 型或 X 型腿)、生长迟缓等;成人起病的为骨软化症,表现为乏力、体型改变、身材变矮、多发骨折、骨痛,甚至致残等。

同义词

低血磷性软骨病。

病因和发病率

正常的钙磷水平是骨骼矿化的必备条件。低血磷性佝偻病患者由于 *PHEX*、*FGF23*、*DMP1* 等基因突变或其他获得性病因,导致体内调磷因子成纤维生长因子 23(FGF23)产生过多或降解障碍,使循环中 FGF23 水平增加,从而导致近端肾小管上皮内的 Na-Pi 共转运体对尿磷重吸收减少,肾磷阈降低。同时由于 FGF23 可抑制肾脏 1α- 羟化酶的活性,减少 $1,25(OH)_2D_3$ 的生成,减少肠道对钙、磷的吸收,进一步加重低磷血症,导致骨骼矿化障碍,引起佝偻病或软骨病的表现。

低血磷性佝偻病的病因包括遗传性及获得性,遗传性分为:X 连锁显性遗传低磷性佝偻病(XLH)、常染色体显性遗传性低磷佝偻病(ADHR)、常染色体隐性遗传性低磷佝偻病(ARHR)、遗传性低血磷高尿钙性佝偻病(HHRH)、低血磷性佝偻病合并甲状旁腺功能亢进症(HRHPT)、McCune-Albright 综合征(MAS)、颅面骨发育不良(OGD)等。获得性最常见的类型为肿瘤性骨软化症(TIO),其他还包括范科尼综合征等。其中,遗传性低血磷性佝偻病的致病基因如表1。

表1　遗传性低血磷性佝偻病的致病基因

类型	OMIM	致病基因	基因位点
XLH	307800	*PHEX*	Xp22.1
ADHR	193100	*FGF23*	12p13.32
ARHR1	241520	*DMP-1*	4q22.1
ARHR2	613312	*ENPP1*	6q23.2
HRHPT	612089	*Klotho* 易位	13q13.1
MAS	174800	*GNAS*	20q13.32
OGD	166250	*OGD*	8p11.2-p11.1

国外报道低血磷性佝偻病的发病率约为 3.9/100 000,患病率约为 1/21 000,本病在我国的流行病学资料,有待完善。

临床表现

低血磷性佝偻病在儿童期主要表现为方颅、鸡胸、串珠肋、手镯征、足镯征,开始走路负重以后逐渐出现下肢畸形,可出现膝内翻(O 型腿)、膝外翻(X 型腿),并伴有生长发育迟缓、身材矮小、步态摇摆以及牙齿发育异常等。影像学表现为骨骼畸形、长骨干骺端增宽和模糊,呈杯口样、毛刷状改变。在成人期主要表现为肢体乏力、活动受限、骨痛、多发病理性骨折(四肢长骨、肋骨、骨盆和脊柱骨均可发生)、身高变矮。影像学上表现为骨密度普遍减低,骨小梁模糊,呈毛玻璃状,骨盆畸形、假骨折线、椎体呈双凹变形等。

诊断

诊断依据主要包括以下几点:①具有骨痛、乏力、骨骼畸形、活动受限、病理性骨折、身高变矮等症状;②典型佝偻病的体征(方颅、鸡胸、串珠肋、手镯征、足镯征、膝内翻、膝外翻等);③血磷水平降低,肾磷阈下降,血清碱性磷酸酶升高;④影像学示骨骼畸形、长骨干骺端增宽和模糊,呈杯口样、毛刷状改变,骨密度减低,骨小梁模糊,骨盆变形、假骨折线、椎体双凹变形等;⑤奥曲肽显像、Ga-DOTATATE-PET/CT 等功能学检查可用于 TIO 的定位诊断;⑥基因检测,包括二代测序、Sanger 法测序等。

需要与以下疾病相鉴别:维生素 D 依赖性佝偻病(Ⅰ型和Ⅱ型)、骨质疏松症、成骨不全症、多发性骨髓瘤、原发性甲状旁腺功能亢进症、强直性脊柱炎、肿瘤性骨转移及其他代谢性骨病。

遗传咨询与产前诊断

对于遗传性低血磷性佝偻病患者推荐进行产前诊断和遗传咨询。早期诊断及早期治疗对患者预后有较大的改善。

治疗

针对获得性低血磷性佝偻病需积极解除病因,如 TIO 需积极寻找肿瘤病灶行手术治疗,阿德福韦酯及其他药物或毒物相关范科尼综合征需停止相关药物或毒物接触。针对无法解除病因或遗传性低磷佝偻病,建议给予中性磷和活性维生素 D 的治疗,一般给予骨化三醇 30~60ng/(kg·d)(0.5~1.0μg 分 2 次服),磷 1~4g/d,分 5~6 次服用,一般不建议补充钙剂。中性磷溶液配方:磷酸氢二钠($Na_2HPO_4·12H_2O$)73.1g+ 磷酸二氢钾(KH_2PO_4)6.4g,加水至 1000ml(每 100ml 中含磷 779mg)。治疗中应监测血钙、磷、碱性磷酸酶浓度,以调整药量,并建议定期复查骨骼 X 线片及肾脏超声。HHRH 仅补充磷,禁忌使用钙剂和维生素 D。

(池 玥　夏维波)

参考文献

[1] Beck-Nielsen SS, Brock-Jacobsen B, Gram J, et al. Incidence and prevalence of nutritional and hereditary rickest in southern Denmark. Eur J Endocrinol, 2009, 160: 491-497.

[2] Huang X, Jiang Y, Xia W. FGF23 and Phosphate Wasting Disorders. Bone Res, 2013, 1 (2): 120-132.

[3] Sun Y1, Wang O, Xia W, et al.FGF23 analysis of a Chinese family with autosomal dominant hypophosphatemic rickets.J Bone Miner Metab, 2012, 30 (1): 78-84.

[4] Beck-Nielsen SS, Brusgaard K, Rasmussen LM, et al. Phenotype presentation of hypophosphatemic rickets in adults. Calcif Tissue Int, 2010, 87 (2): 108-119.

52

特发性心肌病
idiopathic cardiomyopathy

定义

　　心肌病是一组异质性心肌疾病,由各种不同原因(常为遗传原因)引起,伴有心肌机械和(或)心电活动障碍,常表现为不适当心室肥厚或扩张,可导致心功能不全或心血管死亡。原发性心肌病是指病变仅局限在心肌,根据发病机制又分为遗传性、遗传和非遗传混合性及获得性三种。此处特发性心肌病主要指以遗传性为主(包括混合性)的心肌病,包括家族性扩张型心肌病、致心律失常型右室发育不良心肌病、特发性或者遗传性限制性心肌病、左室致密化不全以及遗传性转甲状腺素蛋白相关心肌淀粉样变。扩张型心肌病(dilated cardiomyopathy,DCM)是指以左室或双心腔扩大和收缩功能障碍等为特征的一种疾病,其中约 50% 无法明确病因,将其定义为特发性 DCM(idiopathic dilated cardiomyopathy),对这些患者进行 3~4 代详细的家族史询问并对一级亲属进行临床筛查,发现其中 20%~35% 患者具有基因突变和家族遗传背景,被称作家族性扩张型心肌病(familial dilated cardiomyopathy,FDCM)。致心律失常性右室心肌病(arrhythmogenic right ventricular cardiomyopathy,ARVC)是一种以心律失常、心力衰竭及心源性猝死为主要表现的非炎性、非冠状动脉心肌疾病,病理特点为右室心肌细胞被脂肪或纤维脂肪组织进行性取代,致使右室弥漫性扩张、收缩运动减弱。限制型心肌病(restrictive cardiomyopathy,RCM)是最为少见的心肌病,通常由于室壁僵硬,导致严重的舒张期功能障碍和充盈受限,临床表现为以右心为主的全心衰。绝大多数患者心室无扩张、室壁厚度正常且左室收缩功能正常。RCM 可以为特发、遗传或者系统性疾病所致。此处指特发和家族性 RCM。左室致密化不全(left ventricular non-compaction,LVNC)是一种以左室心肌小梁突出和小梁间隐窝深陷为特征,导致收缩和舒张功能障碍、传导异常和血栓栓塞事件的心肌疾病。孤立性 LVNC 是指不合并其他心脏或非心脏先天性异常的情况下发生的 LVNC。遗传性转甲状腺素蛋白相关淀粉样变(transthyretin amyloidosis,ATTRm)为常染色体显性遗传,由转甲状腺素蛋白(TTR)基因突变产生异常 TTR 蛋白沉积在多个组织器官,导致淀粉样变,以进行性神经病变和心肌病为主要特征。

病因和发病率

FDCM 大多为常染色体显性遗传,但各种遗传方式都有(常染色体隐性遗传、X 连锁遗传和线粒体遗传),目前已经发现 30 多个基因突变,多为肌节蛋白基因突变。ARVC 家族性发病约占 30%~50%,已经证实主要为编码桥粒的基因突变所致。家族性 RCM 常以常染色体显性遗传为特征,主要累及肌节蛋白基因,少数可能与常染色体隐性遗传(如 *HFE* 基因突变或糖原贮积病引起的血色素沉着症)有关,或与 X 连锁遗传(如 Anders-Fabry 病)有关。孤立性 LVNC 发病机制尚不清楚,一般认为是胚胎发育过程中胎儿心肌原基的疏松网状组织致密化过程停滞所致。直到现在,孤立性 LVNC 到底是一种独立的疾病还是其他心肌病的特殊表现还有争议,约 12%~50% 的 LVNC 患者有家族史,其遗传方式大多为常染色体显性遗传,也可为 X 连锁遗传或常染色体隐性遗传。ATTRm 是 *TTR* 基因突变所致,目前已知突变类型超过 120 种。

估计特发性 DCM 患病率是 36.5/100 000(约为 1/2700),家族性 DCM 在其中通常占 20%~35%,估测患病率在 1/10 000~5/10 000。ARVC 一般人群的患病率为 1/2000~1/1000。特发性和家族性 RCM 具体患病率不详,估计在 1/100 000~9/100 000。尚不明确 LVNC 在一般人群中的患病率,早期在接受超声心动图检查的患者中的患病率为 1.4/10 000。据估计,全球遗传性 TTR 相关淀粉样多发性神经病(ATTR-PN)的患者约有 10 000 人,其中中国的患者人数约 2000 人。

临床表现

特发性心肌病的临床表现有心力衰竭、晕厥、心源性猝死、心律失常和血栓栓塞等。遗传性 ATTR 还会有心脏外的表现,如周围神经病、自主神经病和胃肠道症状等。

诊断

不同的心肌病有各自的诊断标准,此处不详细描述。

遗传咨询和产前诊断

对于大多数特发性心肌病,遗传学信息有助于管理患者和评估亲属的患病风险。鉴于心肌病患者的评估、遗传咨询和基因检测复杂,建议转诊至专业的遗传评估中心。很多心血管遗传学专家推荐,即使家族中没有其他明显疾病,也要对特发性 DCM 患者行基因检测。在一半以上的 ARVC 患者中,该疾病是家族性的,主要是常染色体显性遗传,具有可变的外显率和多态性表达,建议可以考虑进行基因检测并需要专门人员解读。RCM 的遗传谱大多是未知的,目前没有关于 RCM 进行基因检测的明确建议,推荐 IRCM 患者进行基因检测。推荐所有 LVNC 患者都应接受家族和遗传咨询。ATTRm 为常染色体显性遗传疾病,所以如果有需求,推荐进行产前诊断和遗传咨询。

治疗

1. 治疗目标 阻止心肌损害,有效控制心力衰竭和心律失常,预防栓塞和猝死,提高患者的生活质量和生存率。

2. 治疗方法 药物治疗、器械 / 消融治疗和手术治疗。

(1) 药物治疗:射血分数减低时的标准治疗、利尿治疗、抗心律失常治疗、必要时的抗凝治疗。针对 ATTRm,目前国外已经有 TTR 稳定剂氯苯唑酸(tafamidis)上市。

(2) 器械 / 消融治疗:对于严重的室性心律失常考虑消融治疗。对于有相应指征患者可以考虑植入心脏电复律除颤器或心脏再同步化治疗。

(3) 手术治疗:部分患者尽管采用了最佳的治疗方案仍进展到心力衰竭的晚期,需要考虑进行心脏移植。

(田　庄)

参考文献

[1] Mestroni L,Maisch B,McKenna WJ,et al. Guidelines for the study of familial dilated cardiomyopathies. Collaborative Research Group of the European Human and Capital Mobility Project on Familial Dilated Cardiomyopathy. European Heart Journal,1999,20(2):93-102.

[2] Burkett EL,Hershberger RE. Clinical and genetic issues in familial dilated cardiomyopathy. J Am Coll Cardiol,2005,45(7):969-981.

[3] Marcus FI,McKenna WJ,Sherrill D,et al. Diagnosis of arrhythmogenic right ventricular cardiomyopathy/dysplasia. Proposed modification of the Task Force Criteria. Eur Heart J,2010,31(7):806-814.

[4] Kushwaha SS,Fallon JT,Fuster V. Restrictive cardiomyopathy. N Engl J Med,1997,336(4):267-276.

[5] Elliott P,Andersson B,Arbustini E,et al. Classification of the cardiomyopathies. Eur Heart J,2008,29(2):270-276.

[6] Gallego-Delgado M,Delgado JF,Brossa-Loidi V,et al. Idiopathic restrictive cardiomyopathy is primarily a genetic disease.J Am Coll Cardiol,2016,67(25):3021-3023.

[7] Ichida F,Tsubata S,Bowles KR,et al. Novel gene mutations in patients with left ventricular noncompaction or Barth syndrome. Circulation,2001,103(9):1256-1263.

[8] Jenni R,Oechslin E,Schneider J,et al. Echocardiographic and pathoanatomical characteristics of isolated left ventricular non-compaction:a step towards classification as a distinct cardiomyopathy. Heart,2001,86(6):666-671.

[9] Gertz MA,Benson MD,Dyck PJ,et al. Diagnosis,prognosis,and therapy of transthyretin amyloidosis. J Am Coll Cardiol,2015,66(21):2451-2466.

特发性低促性腺激素性性腺功能减退症
idiopathic hypogonadotropic hypogonadism

定义

特发性低促性腺激素性性腺功能减退症（idiopathic hypogonadotropic hypogonadism，IHH）是由于下丘脑 GnRH 分泌不足或 GnRH 作用障碍引起的先天性性腺功能减退。包括合并嗅觉异常的卡尔曼综合征（Kallmann syndrome）和嗅觉正常的 IHH（nIHH）。

同义词

孤立性低促性腺激素性性腺功能减退症，先天性低促性腺激素性性腺功能减退症（CHH）。

病因和发病率

目前 IHH 的病因并未完全清楚。目前已知有约 30 种基因可导致 IHH。nIHH 相关的基因主要包括 *KISS1*、*KISS1R*、*GNRH1* 等，而卡尔曼综合征相关的基因主要包括 *ANOS1*、*FGFR1*、*PROKR2*、*FGF8* 等。不同基因突变致病的机制不完全相同，包括胚胎期 GnRH 神经元迁移异常、GnRH 神经元分化 / 成熟异常、GnRH 分泌异常、GnRH 作用障碍等。且目前部分基因的功能尚未完全明确。在约 2/3 的患者中可发现基因异常，但近年来越来越多的 IHH 相关基因被发现。

根据国外数据显示，IHH 总体患病率在 1/100 000~10/100 000，男女比例为 5：1。国内数据尚缺乏。

临床表现

IHH 的核心表现为先天性性腺功能减退。在新生儿期往往表现为小阴茎、单侧或双侧隐睾，微小青春期缺失。儿童期后表现为第二性征不发育，体毛稀疏，无明显身高激增。男性阴茎、睾丸不发育，无变声和喉结增大，无勃起和遗精，无精子生成；女性无乳房发育和月经来潮。此外还会出现男性乳房发育、骨质疏松、血糖血脂异常等。临床表现相对轻者被称为部分性 IHH，睾丸有一定程度增大，但青春期进展慢或进展不完全。

诊断

IHH 的患者通常因青春不发育就诊，诊断主要根据临床表现。如果在骨龄达到 12 岁或生物年龄达到 18 岁，仍无第二性征发育，性激素符合低促性腺激素性性腺功能减退症改变，同时其他垂体功能和垂体影像学正常，即可诊断 IHH。如有单侧 / 双侧隐睾、嗅觉异常等表现，则进一步支持诊断。通常需要在初次就诊时完整采集病史，男性查体测量阴毛 Tanner 分期、阴茎大小、睾丸容积；女性评价乳房和阴毛 Tanner 分期。并检测肝肾功能、糖脂代谢、骨密度、垂体前叶和后叶功能、骨龄片、垂体磁共振等。性腺轴功能的评价需要借助清晨性激素水平和戈那瑞林或曲普瑞林兴奋试验。基因检测可协助明确病因、预测疗效、指导遗传咨询，但并非诊断所必需。

需要与以下疾病相鉴别，主要包括体质性青春发育延迟、各种原因引起的多种垂体激素缺乏（垂体柄阻断综合征、垂体肿瘤等）、暂时性低促性腺激素性性腺功能减退症（控制不佳的慢性内科疾病、长期营养不良等）、特殊遗传综合征（Prader-Willi 综合征、Laurence-Moon-Biedl 综合征、先天性肾上腺发育不全等）。

遗传咨询与产前诊断

IHH 的致病基因繁多；同一家系中具有相同基因突变的不同患者病情轻重不一，轻者可仅表现为青春发育延迟；在少数患者体内能够发现 2 个或者更多与 IHH 相关的基因异常，使得此类疾病的遗传概率难以预测。举例来说，*ANOS1* 基因主要表现为 X 连锁隐性遗传，几乎所有携带突变的男性均会患病；而 *FGFR1* 基因则可呈不完全外显或完全外显的常染色体显性遗传、常染色体隐性遗传以及不符合经典孟德尔规则的遗传方式。遗传咨询和产前诊断依赖于所发现的异常基因种类以及家系的信息，但对于子代遗传的概率和异常基因是否一定致病仍然难以准确预测。

治疗

IHH 的治疗根据患者是否有生育目的而不同。对于没有生育需求的患者，男性可以给予口服或注射的十一酸睾酮,改善第二性征、促进阴茎增大、改善勃起功能;女性可以给予雌孕激素替代,促进乳房发育和子宫增大,并有月经来潮。对于有生育需求的患者,男性可选择绒促性素联合尿促性素的"双促治疗",或 GnRH(戈那瑞林)皮下脉冲泵治疗,另外芳香化酶抑制剂也可作为部分性 IHH 患者的治疗选择;女性可选择 GnRH 脉冲泵治疗,或接受促排卵药物和辅助生殖(试管婴儿)相关治疗。其他治疗包括针对骨质疏松、糖脂代谢异常的药物治疗。

预后

男性 IHH 生精治疗的成功率在 70%~85%,其中导致疗效不佳的因素包括隐睾史、FGFR1 突变等,既往睾酮治疗不影响生精疗效。女性 IHH 相对少见,虽治疗成功的案例并不少见,但相关数据还有待进一步积累。

(王 曦 伍学焱)

参考文献

［1］中华医学会内分泌学分会性腺学组 . 特发性低促性腺激素性性腺功能减退症诊治专家共识 . 中华内科杂志,2015,54(8):739-744.

［2］黄炳昆,茅江峰,徐洪丽,等 . GnRH 脉冲输注与 HCG/HMG 联合肌注对男性 IHH 患者生精治疗效果比较 . 中华医学杂志,2015,20:1568-1571.

［3］刘兆祥,茅江峰,伍学焱,等 . 芳香化酶抑制剂(来曲唑)可有效治疗男性部分性特发性低促性腺激素性性腺功能减退症 . 中华内分泌代谢杂志,2016,2:125-127.

［4］Melmed S,Polonsky K,Larsen PR,et al. Williams Textbook of Endocrinology. 13th Edition. Philadelphia:ELSEVIER,2016.

［5］Maione L,Dwyer AA,Francou B,et al. GENETICS IN ENDOCRINOLOGY:Genetic counseling for congenital hypogonadotropic hypogonadism and Kallmann syndrome:new challenges in the era of oligogenism and next-generation sequencing. Eur J Endocrinol,2018,178(3):55-80.

54

特发性肺动脉高压
idiopathic pulmonary arterial hypertension

定义

特发性肺动脉高压（idiopathic pulmonary arterial hypertension，IPAH）指由于肺小动脉重构导致肺动脉阻力进行性升高，最终发展为右心衰竭的一类疾病，不伴随任何可能导致该种情况的基础疾病以及肺动脉高压家族史。目前病因不明。

同义词

原发性肺动脉高压（primary pulmonary arterial hypertension）。

病因和发病率

IPAH 是由不明原因的小肺动脉血管重塑引起的。IPAH 患者中约 15%~20% 患者被检测出携带 PAH 易感基因突变，包括有 *BMPR2*、*ACVRL1*、*Eng*、*KCNK3* 以及 *CAV1* 等。目前将这些携带易感基因 PAH 患者重新分类至遗传性 PAH 中。

IPAH 的发病率缺乏大样本流行病学数据。根据欧洲和美国资料显示，成年人 IPAH 的患病率最低约为 5.9/1 000 000 人。

临床表现

IPAH 的临床表现与其他种类的肺动脉高压相似，主要发生在成人，少见于儿童，女性发病率是男性的 2 倍。症状和体征不具特异性,表现为劳力性呼吸困难、乏力、晕厥、胸痛或者下肢水肿等。临床表现会逐渐恶化,约 70% 患者最终出现右心室衰竭的症状和体征(如胸腔积液、腹水等)。

由于症状体征不特异,其诊断常被延误,据估计,肺高压症状存在 2 年以上才被识别出的患者超过 20%。

诊断

IPAH 诊断依据如下:

1. 右心导管是诊断金标准,海平面下静息时平均肺动脉压≥25mmHg,肺动脉楔压≤15mmHg,肺血管阻力 >3wood 单位。

2. 除外可能导致肺高压的其他伴随疾病或者因素,包括药物、遗传等。

出现活动耐力减低和外周水肿时需要与左心衰、心包疾病、肝脏疾病及腔静脉病变进行鉴别诊断。此外还需要与其他疾病导致的肺高压进行鉴别诊断。

遗传咨询和产前诊断

所有 IPAH 患者都应该考虑进行遗传检测和咨询。*BMPR2* 突变可见于 25% 的 PAH 患者。所有 PAH 易感基因都是以常染色体显性遗传和不完全外显方式传代。

治疗

IPAH 是一种进展性疾病,目前无法根治,治疗主要是降低肺循环阻力,改善右心功能、运动耐量和预后。IPAH 治疗主要分为 3 个方面。

1. **一般治疗**　包括指导体力活动和康复运动、怀孕和节育、预防感染、心理社会支持、治疗依从性,遗传咨询、支持治疗和华法林抗凝治疗以及转诊至专门 PAH 中心。

2. **进行右心导管检查**　根据急性肺血管扩张试验结果和风险评估选择合适的药物。

3. **随诊患者**　根据治疗反应,考虑升级治疗(多种药物联合或者肺 / 心肺移植)。

目前可以用于 IPAH 的药物有:

(1)钙通道阻滞剂:对急性肺血管扩张试验阳性的 IPAH 患者建议采用高剂量钙通道阻滞剂治疗,如果血流动力学明显改善,功能分级在 WHO I ~ II 级,建议继续高剂量钙通道阻滞剂治疗;如果功能分级在 III ~ IV 级,血流动力学改善不明显,建议换用靶向药物治疗。

(2)5 型磷酸二酯酶抑制剂:目前国内有西地那非和他达拉非。

(3)内皮素受体拮抗剂:目前国内有波生坦、安立生坦和马西替坦。

(4)前列环素类药物:目前国内有伊洛前列素和瑞莫杜林。

(5)可溶性鸟苷酸环化酶激动剂:目前国内有利奥西呱。

（6）前列环素受体激动剂：赛乐西帕。

预后

经过以上治疗，PAH 患者的 1 年、3 年和 5 年生存率可以分别从 77%、41% 和 27% 升高至 85%、68% 和 57%。

（田　庄）

参考文献

[1] McGoon MD，Benza RL，Escribano-Subias P，et al. Pulmonary arterial hypertension：epidemiology and registries. J Am Coll Cardiol，2013，62（Suppl）：51-59.

[2] Galiè N，Humbert M，Vachiery J L，et al. 2015 ESC/ERS Guidelines for the diagnosis and treatment of pulmonary hypertension：the Joint Task Force for the Diagnosis and Treatment of Pulmonary Hypertension of the European Society of Cardiology（ESC）and the European Respiratory Society（ERS）. Eur Respir J，2015，46（4）：903-975.

55

特发性肺纤维化
idiopathic pulmonary fibrosis

定义

特发性肺纤维化（idiopathic pulmonary fibrosis，IPF）是一种病因和发病机制尚不明确的、慢性进行性纤维化性间质性肺疾病，病变主要局限于肺部，好发于中老年，其肺组织学病理和（或）胸部高分辨率 CT（HRCT）特征性表现为寻常型间质性肺炎（usual interstitial pneumonitis，UIP）。

病因和发病率

病因及发病机制不明，吸烟、粉尘接触、某些病毒感染（如巨细胞病毒、EB 病毒等）、胃食管反流等是 IPF 的危险因素。家族性 IPF 可能与某些基因改变相关。

IPF 的患病率缺乏大样本流行病学数据，在普通人群中的患病率大约在 2/100 000~29/100 000，发病年龄在中年以上，有吸烟史的老年男性更多见。

临床表现

一般起病隐匿，主要表现为干咳、劳力性呼吸困难，杵状指（趾）、双下肺分布为主的爆裂音是其典型体征。终末期可以出现发绀、肺高压、肺心病、右心功能不全等的相关临床表现。

诊断

IPF 的诊断依靠临床表现和胸部高分辨 CT 表现，部分患者需要结合肺脏病理学表现。

临床医生、影像科医生和病理科医生之间的多学科讨论有助于获得正确诊断,排除其他各种原因的间质性肺炎,包括其他类型的特发性间质性肺炎(IIP)和与环境暴露、药物或系统性疾病相关的间质性肺疾病,是获得准确诊断最为重要的环节。IPF典型的病理改变是UIP型,在HRCT上表现为胸膜下和肺基底部为主的异常网格状和蜂窝状改变,伴或不伴牵张性支气管扩张。

IPF主要与其他已知病因的纤维化性间质性肺病鉴别。主要包括:①职业环境暴露相关的肺纤维化,如慢性过敏性肺泡炎、石棉肺纤维化等;②自身免疫性疾病相关性肺纤维化,如类风湿关节炎肺纤维化、显微镜下多血管炎等;③药物性或其他化学品所致肺损害,如胺碘酮所致肺纤维化等;④放射性肺炎;⑤家族性肺纤维化。

治疗

1. 非药物治疗 ①吸烟者需要戒烟;②静息状态低氧血症(PaO_2<55mmHg 或 SpO_2<88%)的 IPF 患者应该接受长程氧疗;③肺康复:建议在专家指导下进行个体化肺康复计划;④肺移植:是终末期 IPF 患者的惟一有效的治疗措施,推荐符合肺移植适应证的 IPF 患者纳入移植等待名单,进行移植前评估;尤其是合并肺动脉高压的 IPF 患者,建议尽早安排。

2. 药物治疗 ①抗纤维化药物:目前国内已上市的抗肺纤维化药物包括吡非尼酮和尼达尼布;②抗胃食管反流:适用于合并胃食管反流病的相关症状的患者,加用质子泵抑制剂、组胺受体拮抗剂等抗胃食管反流病的治疗措施;③N-乙酰半胱氨酸:不推荐单药大剂量 N-乙酰半胱氨酸治疗作为新诊断的 IPF 的起始治疗,对于已使用大剂量 N-乙酰半胱氨酸治疗且无明显不良反应的患者,可以继续使用;④单药糖皮质激素、糖皮质激素联合免疫抑制、糖皮质激素联合免疫抑制及大剂量 N-乙酰半胱氨酸等治疗方案均不推荐用于确诊的 IPF 患者。

IPF 急性加重期尚无推荐的共识性治疗措施,可以尝试大剂量糖皮质激素治疗,必要时可选择性联合应用免疫抑制剂。氧疗、呼吸支持等也是重要辅助治疗措施。

预后

IPF 患者预后差,诊断后的中位生存期在 3 年左右。部分不发生急性加重的 IPF 患者进展缓慢,生存期较长。

(黄　慧)

参考文献

[1] Raghu G, Collard HR, Egan JJ, et al. An official ATS/ERS/JRS/ALAT statement:idiopathic pulmonary fibrosis:

evidence-based guidelines for diagnosis and management. Am J Respir Crit Care Med,2011,183(6):788-824.

［2］中华医学会呼吸病学分会间质性肺病学组.特发性肺纤维化诊断和治疗中国专家共识.中华结核和呼吸杂志,2016,39(6):427-432.

［3］Raghu G,Rochwerg B,Zhang Y,et al. An Official ATS/ERS/JRS/ALAT clinical practice guideline:treatment of idiopathic pulmonary fibrosis,an update of 2011 Clinical Practice Guideline. Am J Respir Crit Care Med, 2015,192(2):3-19.

56

IgG4 相关性疾病
IgG4 related disease

定义

IgG4 相关性疾病（IgG4 related disease，IgG4-RD）是一类原因不明的慢性、进行性炎症伴纤维化和硬化的疾病。主要特征为血清 IgG4 水平显著增高，受累器官组织由于大量淋巴细胞和 IgG4 阳性浆细胞浸润伴纤维化而发生肿大或结节 / 硬化性病变。

同义词

IgG4 多器官淋巴细胞增生综合征，IgG4 相关自身免疫病，IgG4 相关硬化性疾病。

病因与发病率

病因尚不清楚，可能与遗传易感性、环境因素、感染、过敏等因素相关。有研究显示 IgG4-RD 患者外周血和组织浸润的浆母细胞升高，并与疾病活动有关。

该病好发于中老年男性，男女比例约为(2~3)：1。由于认识时间较短，各国发病率不详，日本报道的发病率为 2.8/100 000~10.8/10 000，而我国尚缺乏流行病学资料。

临床表现

IgG4-RD 是一种多器官、多系统受累的疾病，可累及几乎全身所有器官和组织。泪腺、涎腺为最常见受累器官，主要表现为对称性、无痛性泪腺、颌下腺或腮腺肿大，硬结，伴或不伴有鼻窦炎或眼外肌增厚。消化系统受累可表现为自身免疫性胰腺炎、硬化性胆管炎、硬化性肠系膜炎等，临床可出现腹部隐痛、腹胀、黄疸等。此外，部分患者也可有肺、腹膜后软组织、肾脏、主动脉、甲状腺等受累,少数患者甚至中枢神经系统病变,出现各器官受累的临床表现。该病常合并浅表或深部淋巴结肿大,约半数患者有过敏相关病史。实验室检查特征性改变为血清 IgG4 升高,此外,许多患者血中嗜酸细胞升高;血清 IgG、IgE 以及炎性指标升高。

诊断

IgG4-RD 的综合诊断标准:①单个或多个器官弥漫性或局限性肿胀、团块;②血清 IgG4>135mg/dl;③受累组织明显的淋巴细胞、浆细胞浸润及纤维化,IgG4+ 浆细胞 >10 个 /HPF,IgG4+/IgG+ 浆细胞比例 >40%。符合全部 3 条可确定诊断,符合第 1+3 条为拟诊,符合第 1+2 条为可能诊断。如不符合上述标准时,也可参照不同脏器受累的诊断标准,如 AIP、MD、自身免疫性垂体炎等。需除外以下有相似表现的疾病:恶性肿瘤、Castleman 病、结缔组织病、肉芽肿性多血管炎、嗜酸性肉芽肿性多血管炎、结节病、慢性感染、罗道病、炎性肌纤维性肿瘤等。

该病需与其他可导致血清 IgG4 升高、组织 IgG4+ 浆细胞浸润的疾病进行鉴别,如结缔组织病、ANCA 相关性血管炎、结节病、慢性感染、肿瘤、罗道病、木村病、炎性肌纤维母细胞瘤、朗格汉斯细胞组织细胞增多症、淋巴增殖性疾病等。

治疗

有症状且病情活动的患者需要治疗;无症状,但合并重要脏器受累,且病情进展者也需治疗。临床症状轻、进展慢,非重要脏器受累者应衡量利弊后决定治疗或观察。

糖皮质激素是诱导缓解的一线药物,通常推荐使用中等剂量,病情严重者可适当加大糖皮质激素用量。病情控制后逐渐减量,至小剂量长期维持。

联合传统免疫抑制剂可能增加疗效,有助于糖皮质激素减量及维持疾病稳定。糖皮质激素禁忌或难治性患者可用利妥昔单抗。

预后

IgG4-RD 患者在糖皮质激素减量或停用后容易复发,因此需密切关注维持期的治疗和监测。多数 IgG4-RD 长期预后良好。

（张　文）

参考文献

［1］Umehara H, Okazaki K, Masaki Y, et al. A novel clinical entity, IgG4-related disease（IgG4RD）: general concept and details. Mod Rheumatol, 2012, 2（1）: 1-14.

［2］Takahashi H, Yamamoto M, Suzuki C, et al. The birthday of a new syndrome: IgG4-related diseases constitute a clinical entity. Autoimmun Rev, 2010, 9: 591-594.

［3］Mahajan VS, Mattoo H, Deshpande V, et al. IgG4-related disease. Annu Rev Pathol, 2014, 9: 315-347.

57

先天性胆汁酸合成障碍
inborn errors of bile acid synthesis

定义

先天性胆汁酸合成障碍（inborn errors of bile acid synthesis，IEBAS）是由于合成两种主要胆汁酸所必需的酶存在遗传缺陷，引起先天性胆汁酸合成障碍。

病因和发病率

IEBAS 是一类常染色隐性遗传，疾病与合成两种主要胆汁酸（胆酸和鹅去氧胆酸）所必需的酶存在遗传缺陷相关，发生遗传缺陷的酶包括 3β- 羟基类固醇 -Δ5-C27- 类固醇脱氢酶、胆固醇 7α- 羟化酶、Δ4-3- 氧固醇 5β- 还原酶缺陷、固醇 27- 羟化酶、胆固醇 25 羟化酶、α- 甲酰辅酶 A 消旋酶、胆汁酸 -CoA 氨基酸 N- 乙酰转移酶、胆汁酸 -CoA 连接酶等。

这是一类罕见遗传性疾病，约占婴儿胆汁淤积性疾病的 1%~2%。其中固醇 27 羟化酶缺陷发生先天性胆汁酸合成障碍发病率约为 1/70 000。

临床表现

主要临床表现为高结合胆红素血症，常出现脂溶性维生素吸收不良，如佝偻病等。不同酶缺陷的临床表型略有不同，如氧固醇 7α- 羟化酶缺陷可出现成人期遗传性痉挛瘫痪，胆固醇 25 羟化酶缺陷可发生顽固性便秘。

诊断

诊断方法有实验诊断方法和基因诊断方法，实验诊断方法包括串联质谱分析尿胆汁酸(包括胆汁酸及胆汁醇),通过质谱仪定性和定量分析氧固醇和异常胆汁酸聚积。基因诊断包括 *CYP7A1*、*HSD3B7*、*AKR1D1*、*CYP7B1*、*CYP8B1*、*CYP27A1*、*CH25H*、*AMACR*、*EHHADH*、*SLC27A5*、*BAAT* 等检测。

需要与以下疾病相鉴别:

1. 进行性家族性肝内胆汁淤积症(progressive familial intrahepatic cholestasis,PFIC) 是一组常染色体隐性遗传性疾病,因基因突变导致胆汁排泌障碍,发生肝内胆汁淤积,最终可发展为肝衰竭。其致病基因包括 *ATP8B1*、*ABCB11*、*ABCB4* 等。

2. Zellweger 综合征 由过氧化物酶功能缺陷引起的一类常染色体隐性遗传病,可发生继发性胆汁酸合成障碍。

遗传咨询与产前诊断

IEBAS 是常染色体隐性遗传病,如有需求,可进行产前诊断和遗传咨询。

治疗

多数患儿经口服初级未结合胆汁酸,如胆酸、鹅脱氧胆酸、熊去氧胆酸等治疗,临床症状和生化指标可得到明显改善。治疗需在肝功能严重障碍前给予口服胆汁酸治疗。对于口服治疗不佳或者病情严重者可考虑肝移植。

预后

多数先天性胆汁酸合成障碍引起的疾病,如果在生命早期明确酶缺陷的诊断,并给予恰当的治疗,预后多较好。如果诊断时已发生严重的肝功能损害,常需接受肝移植治疗,甚至因肝衰竭而死亡。

(杨 红)

参考文献

[1] 代东伶. 先天性胆汁酸合成障碍. 临床儿科杂志,2015,33(4):301-305.

[2] Clayton PT. Disorders of bile acid synthesis. J Inherit Metab Dis,2011,34(3):593-604.

[3] Bove KE,Heubi JE,Balistreri WF,et al. Bile acid synthetic defects and liver disease:a comprehensive review. Pediatr Dev Pathol,2004,7(4):315-334.

58

异戊酸血症
isovaleric acidemia

定义

异戊酸血症(isovaleric acidemia)为常染色体隐性遗传病,是由亮氨酸分解代谢中异戊酰辅酶 A 脱氢酶(isovaleryl-CoA dehydrogenase,IVD)缺乏引起,导致异戊酸、3- 羟基异戊酸、异戊酰甘氨酸和异戊酰肉碱体内蓄积所致。异戊酸血症患者中超过半数在新生儿期发生急性脑病,婴儿和儿童期可有反复呕吐、昏睡或昏迷及智力发育落后。

同义词

异戊酸尿症,异戊酰辅酶 A 脱氢酶缺陷病。

病因和发病率

异戊酸血症为常染色体隐性遗传病,*IVD* 基因位于 15q14-15,含 12 个外显子,编码 394 个氨基酸。已知突变超过 45 种 http://www.hgmd.cf.ac.uk。戊酰辅酶 A 脱氢酶是线粒体的一种四聚体黄素蛋白酶,属于乙酰辅酶 A 脱氢酶家族,在亮氨酸代谢的第三步异戊酰辅酶 A 被氧化生成 3- 甲基巴豆酰辅酶 A 时发挥关键作用。戊酰辅酶 A 脱氢酶缺陷导致异戊酰辅酶 A 旁路代谢物聚集引起相应症状。

国外不同人种发病率约为 1/365 000~1/67 000,国内单中心 50 万例新生儿血串联质谱筛查数据结果推测我国平均发病率为 1/160 000。

临床表现

异戊酸血症主要分为两种类型:急性新生儿型和慢性间歇型。

1. 急性新生儿型　出生后 1~2 周内表现为喂养困难、呕吐、肌无力、肌张力减退,嗜睡或加重进展至昏迷。异戊酸蓄积可造成"汗脚"的特征性气味。化验提示代谢性酸中毒、高氨血症、低或高血糖、酮症、低钙血症及全血细胞减少。如果患者能够度过新生儿期的急性发作,将会进展为慢性间歇型。

2. 慢性间歇型　仅表现为非特异性不能耐受空腹或发育落后。发作常因上呼吸道感染或摄入高蛋白质饮食诱发,反复发生呕吐、嗜睡进展为昏迷、酸中毒伴酮尿,异戊酸水平过高会出现"汗脚"气味,限制蛋白质饮食并输注葡萄糖时可以缓解发作。绝大多数异戊酸血症慢性间歇型患者精神运动发育正常,但是一些患者会表现为发育延迟和不同程度的智力低下。

诊断

1. **生化检查**　急性发作期,代谢性酸中毒、酮症、高血氨、低血钙、全血细胞减少等。
2. **尿有机酸分析**　异戊酰甘氨酸水平显著升高。
3. **血氨基酸和肉碱谱分析**　血异戊酰肉碱(C5),异戊酰肉碱(C5)/ 乙酰基肉碱(C2)比值明显升高。
4. **基因诊断**　*IVA* 基因检出 2 个等位基因致病突变有确诊意义。

与其他有机酸血症相鉴别,包括支链氨基酸代谢异常、尿素循环障碍、线粒体肌病等以及其他可引起特殊气味疾病,如苯丙酮尿症、枫糖尿病等。需要血氨基酸和肉碱谱分析,尿有机酸分析进行鉴别诊断。

遗传咨询与产前诊断

1. 异戊酸血症是常染色体隐性遗传病,患者的同胞有 25% 可能性为患者。
2. 产前诊断的必要条件是患者有明确的 *IVD* 基因 2 个等位基因致病突变。
3. 若患者的父母拟再次生育,建议妊娠前进行遗传咨询。通常在孕 9~13 周行绒毛穿刺,或于妊娠 17~22 周行羊膜腔穿刺获取胎儿 DNA。以家系中已知的 2 个等位基因致病突变为基础行胎儿基因分析。
4. 患者可以结婚,在准备生育之前,应行遗传咨询。
5. 同一家系中其他患者和突变携带者应进行遗传咨询。

治疗

1. **急性期治疗**　在应激情况时,机体蛋白分解代谢会导致内源性的亮氨酸升高及异戊酰辅酶 A 代谢物增加,治疗的原则是促进合成代谢。异戊酸血症患者在有其他疾病时需要提高热量摄入和减少亮氨酸摄入,可以摄入糖类和无亮氨酸的氨基酸粉。如果患者不能口服摄入则需要静脉补充葡萄糖。亮氨酸摄入应减少至日常摄入量的 50%,但在限制摄入 24h 应恢复原来的量以促进蛋白质的合成代谢。同时给予左卡尼汀 100~200mg/(kg·d) 和甘氨酸 250~600mg/(kg·d)。根据患者情况,对代谢性酸中毒、高氨血症、低血糖及电解质异常进行纠正。积极控制感染,对于昏迷和持续性严重酸中毒患者可应用血液透析治疗。

2. **缓解期治疗**　①饮食疗法:通过饮食控制减少来自亮氨酸以及其分解产生的异戊酰辅酶 A 代谢物,总蛋白和热量必须足够保证正常的生长发育。多数情况下可摄入 1.5g/(kg·d) 的天然蛋白。对那些反复发作的患者才必须限制天然蛋白摄入,并同时补充无亮氨酸的氨基酸粉。由于亮氨酸在促进蛋白合成中的特殊作用,过度限制亮氨酸摄入可能会导致包括肌肉萎缩等副作用。②药物治疗:左卡尼汀 50~100mg/(kg·d) 和甘氨酸 150~250mg/(kg·d)。

预后

异戊酸血症患者预后较好,大部分幸存患者发育正常。然而,约一半新生儿期发病的患者不能存活。

(张梦奇　邱正庆)

59

卡尔曼综合征
Kallmann syndrome

定义

卡尔曼综合征是一类以下丘脑 GnRH 分泌或作用缺陷为特征的疾病,属于先天性低促性腺激素性性腺功能减退症(congenital hypogonadotropic hypogonadism,CHH)的一个亚型。此疾病由于垂体分泌促性腺激素减少,导致睾丸不能产生睾酮和精子。卡尔曼综合征患者除了性腺功能减退以外,还伴有嗅觉丧失。

病因和发病率

约 60% 的患者可检测到基因突变。目前已知的致病基因主要有 *KAL1*、*FGFR1*、*PROKR2*、*CHD7*、*FGF8*、*PROK2*、*NELF*、*GNRHR*、*GNRH1*、*KISS1R*、*TACR3*、*HS6ST1* 和 *Kiss-1* 等 30 多个基因。其中 *KAL1*、*FGFR1*、*PROKR2* 和 *CHD7* 是最常见的致病基因。

KAL1 基因突变导致的卡尔曼综合征以 X 染色体隐性遗传的方式进行遗传。母亲为疾病的携带者,如突变的 X 染色体遗传给男孩,则男孩发病。遗传给女孩,则女孩成为携带者而不发病。目前认为,*FGFR1*、*PROKR2* 和 *CHD7* 引起的卡尔曼综合征的遗传主要以常染色体显性遗传方式为主。

因 GnRH 分泌或作用缺陷,导致垂体 LH 和 FSH 分泌减少,进而导致睾丸产生雄激素和精子减少。一些 X 染色体隐性遗传的卡尔曼综合征,GnRH 缺乏的机制已经得到阐明:在正常胚胎发育过程中,GnRH 神经元前体从嗅上皮迁徙到下丘脑基底区。在 X 染色体隐性遗传的卡尔曼患者,GnRH 神经元不能迁徙到下丘脑区,因此下丘脑不能分泌 GnRH。基因突变分析研究显示,约 60% 的卡尔曼综合征患者存在基因缺陷,包括 *KAL1*、*FGFR1*、*PROKR2* 和 *CHD7* 等。约 30%~40% 的患者未能检测到基因突变。存在于 X 染色体短臂上的 *KAL1* 基因,编码 "anosmin-1" 蛋白。*KAL1* 基因缺陷导致临床出现卡尔曼的典型表现。

　　在男性,卡尔曼综合征发生率在 1/10 000。男性的发病率是女性的 5 倍。

临床表现

　　青春不发育或部分发育是这类疾病的特征性表现。由于缺少促性腺激素的刺激,患者睾丸体积不增大,平均体积 1~3ml,而正常成年男性的睾丸体积可达 20~25ml。患者常表现为一侧或双侧隐睾。其他性腺功能低下表现有:阴茎短小,无阴毛和腋毛生长,无胡须生长,身材偏高。未经治疗的患者一般无精子生成。如不进行雄激素替代治疗,患者性欲低下,性生活减少或缺失。长期性激素缺乏可导致骨质疏松、血脂和血糖代谢异常。少数患者存在部分 GnRH 的分泌功能,表现为青春发育延迟或部分性青春发育。患者可表现为完全雄性化,但雄激素水平低于正常值。

　　嗅觉丧失是卡尔曼综合征的第二个主要临床表现。嗅球或嗅束发育不良,导致嗅觉中枢不能感知芳香类刺激物。黏膜刺激物(比如氨气),能够引发正常的嗅觉反应。

　　卡尔曼综合征患者可合并其他异常:5%~10% 的患者可伴有唇腭裂,或听力异常。部分 X 染色体遗传患者可出现肢体连带运动或单侧肾发育不良。

诊断

　　青春发育延迟伴嗅觉缺失者均应考虑到此诊断。如果临床上怀疑卡尔曼综合征的诊断,首先要测定血 FSH、LH、睾酮和雌二醇水平。应该同时评价垂体前叶其他激素的水平。在有条件的医院应进行 GnRH 或者 GnRHa(曲普瑞林)兴奋试验。卡尔曼患者的 FSH、LH 和睾酮水平明显降低。GnRHa 兴奋试验中,FSH 和 LH 不会明显升高。

　　为了把下丘脑疾病和垂体疾病鉴别开来,需进行 GnRH 泵治疗试验。通过 GnRH 泵(每次 10μg,间隔 90min 泵入一次),连续注射 3~7d。如果 LH 水平在治疗后明显升高,提示患者的病变在下丘脑。如果 LH 没有明显升高,提示病变在垂体的可能性大。

　　嗅觉丧失是卡尔曼综合征的特征性表现,并可据此做出快速诊断。让患者闭上双眼后辨别香味物质(如清香肥皂和咖啡),如果不能辨识,可获得疾病诊断。

　　需要与以下疾病相鉴别:

　　1. 多种垂体前叶激素分泌障碍　除下丘脑 - 垂体 - 性腺轴功能受损外,同时存在一种或多种其他垂体前叶激素分泌缺陷。因此需筛查 PRL、GH-IGF-1 轴、TSH-FT4 轴、ACTH-F 轴功能。垂体前叶发育不良、垂体柄中断综合征、垂体和下丘脑肿瘤以及其他鞍区病变,均可致垂体前叶多种激素分泌不足。

　　2. 体质性青春发育延迟　又称为"暂时性青春发育延迟"。绝大多数男孩在 14 岁之前出现青春发育表现。有少数男孩青春发育时间会延迟到 14~18 岁,甚至更晚。虽然青春发育较晚,但他们成年后身高、性腺轴功能和骨密度均正常。

　　3. 营养状态对青春发育的影响　过度节食、长期腹泻等病因造成营养不良,会引起两性青春发育延迟或低促性腺激素性性腺功能减退症。神经性厌食是女性闭经常见原因。

4. 高促性腺激素性性腺功能减退症　各种原因导致的原发性性腺发育不良或功能衰竭，辅助检查提示性激素水平降低和促性腺激素水平明显升高。如特纳综合征（典型核型 45，XO），以矮小、多痣、肘外翻等多种畸形和青春不发育为特征；克兰费尔特综合征（Klinefelter 综合征，典型核型 47，XXY）以青春部分发育、男性乳腺发育和精子生成障碍为特征。

治疗

根据患者的需求决定临床治疗方案。如果患者暂时无生育需求，可选择雄激素替代治疗。如果有生育需求，可选择 HCG 或 HMG 双促治疗或者 GnRH 泵治疗。

若选择雄激素治疗，应从小剂量开始。可选用十一酸睾酮 40mg，qd 或 tid。如骨骺已经闭合，可在 6~12 个月内使睾酮水平增加到成人水平。如骨骺未闭合，提示患者还有身高增加的可能，需延长中小剂量雄激素替代时间，模拟青春期发育所需时间 2~3 年。一般治疗 1~2 周，阴茎勃起次数会明显增多，3~6 个月后阴茎增粗增长。6~12 个月后有阴毛和腋毛出现。成年后，患者可以每月肌内注射长效十一酸睾酮制剂 250mg。

如患者有生育要求，可行 HCG 或 HMH 双促治疗或 GnRH 泵治疗。常用的双促治疗方案为 HCG（人绒毛膜促性素）2000IU+HMG（人绝经后促性素）75IU，每周注射 2 次。治疗后，睾酮水平马上升高，睾丸体积逐渐增大。在治疗 12~24 个月后，约 70%~80% 的患者可出现精子。

脉冲式 GnRH 治疗通过持续皮下脉冲式泵入 GnRH，模拟生理 GnRH 分泌，促进垂体分泌促性腺激素。每间隔 90min 泵入 GnRH 10μg。GnRH 泵治疗能恢复大多数患者垂体分泌 FSH 和 LH，进而促进睾丸产生睾酮和精子成熟。一般在治疗后 6~18 个月就有精子产生。对大多数患者，脉冲式 GnRH 生精疗效优于 HCG 或 HMG 双促治疗。

对女性患者，如无生育需求，可选择雌孕激素替代治疗。如有生育需求，可在辅助生育专科医生的指导下进行促排卵治疗，或进行脉冲式 GnRH 促进排卵治疗。

（茅江峰　伍学焱）

参考文献

［1］黄炳昆，茅江峰，徐洪丽，等 . GnRH 脉冲输注与 HCG/HMG 联合肌注对男性 IHH 患者生精治疗效果比较 . 中华医学杂志，2015，95（20）：1568-1571.

［2］中国医师协会内分泌代谢科医师分会 . 促性腺激素释放素（GnRH）脉冲治疗专家共识（草案）. 中华内分泌代谢杂志，2016，32（8）：628-633.

［3］Boehm U，Bouloux P M，Dattani M T，et al. Expert consensus document：European Consensus Statement on congenital hypogonadotropic hypogonadism--pathogenesis, diagnosis and treatment. Nat Rev Endocrinol, 2015, 11(9):547-564.

[4] 中华医学会内分泌学分会性腺学组. 特发性低促性腺激素性性腺功能减退症诊治专家共识. 中华内科杂志, 2015, 54(8):739-744.

[5] Liu Z, Mao J, Wu X, et al. Efficacy and outcome predictors of gonadotropin treatment for male congenital hypogonadotropic hypogonadism: a retrospective study of 223 patients. Medicine(Baltimore), 2016, 95(9):2867.

60

朗格汉斯细胞组织细胞增生症
Langerhans cell histiocytosis

定义

朗格汉斯细胞组织细胞增生症(LCH)是一种少见的组织细胞疾病,属于组织细胞疾病和巨噬-树突细胞系肿瘤大类 L 型。目前认为 LCH 属于炎性髓系肿瘤。

同义词

Hand-Schüller-Christian 病,Letterer-Siwe 病,组织细胞增生症 X。

病因和发病率

LCH 的确切病因并未明确,目前发现约 50% 的 LCH 患者病变组织存在着 $BRAF^{V600E}$ 突变,在 BRAF 野生型患者中,33%~50% 的患者可以发现 $MAP2K1$(编码 MEK1 的基因)突变,以及丝裂原活化蛋白激酶(MAPK)信号通路其他基因突变(如 $ARAF$ 和 $ERBB3$ 等)。$BRAF^{V600E}$ 等不同突变发生在造血细胞的不同发育阶段,将会影响 LCH 的临床表现和分型。例如,如果突变发生于骨髓干祖细胞阶段,临床表现多表现为多系统高危型,而仅发生于朗格汉斯细胞阶段时,则多表现单系统低危型。

LCH 年发病率估计为 0.5/1 000 000~5.4/1 000 000,男性稍多,本病常见于儿童,成人 LCH 发病率低。

临床表现

LCH 的临床表现多样,病情从轻至重差异很大,因此常常被误诊和漏诊。可以表现为发热、皮疹、牙齿脱落;中枢性尿崩症及垂体、下丘脑甚至其他部位中枢神经系统病变;呼吸道症状;肝脾肿大可以表现为黄疸、肝功能异常、肝功能衰竭和门脉高压;淋巴结肿大;骨质损害常见于颅骨、四肢骨、脊柱和骨盆等,眼眶骨质病变所致突眼为儿童患者典型表现之一。

诊断

病理诊断是 LCH 诊断的金标准。LCH 典型病理表现:光镜下可见分化较好的组织细胞增生,朗格汉斯细胞呈灶状或片状排列是本病的特征,有典型的核沟和不规则扭曲、核膜薄、染色质纤细、核仁模糊不清,类似于"咖啡豆"样外观(图 1)。此外可见组织细胞吞噬类脂质形成的泡沫样细胞、嗜酸性粒细胞浸润及淋巴细胞、浆细胞和多核巨细胞。免疫组化检查可见 CD68、CD1a、S100 及 langerin(CD207)均为阳性。电镜检查可见呈杆状或网球拍状的 Birbeck 颗粒是其特征。

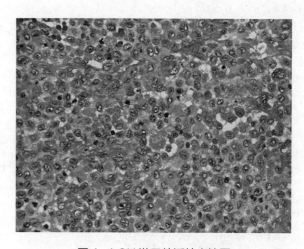

图 1　LCH 淋巴结活检光镜图
可见淋巴结正常滤泡结构破坏,朗格汉斯细胞组织细胞增生,细胞核皱缩或有核沟,类似于"咖啡豆",伴有嗜酸性粒细胞浸润(HE×400)

主要需要与其他组织细胞疾病相鉴别,如 Erdheim-Chester 病(ECD)和未定类树突细胞肿瘤。ECD 中 CD1a、CD207 均为阴性,同时电镜下无 LCH 特征性的 Birbeck 颗粒。未定类树突细胞肿瘤是一种罕见的起源于朗格汉斯细胞的前体细胞肿瘤,其 CD1a 可以为阳性,但 CD207 为阴性,同时电镜下无 LCH 特征性的 Birbeck 颗粒。

治疗

对于成人 LCH 治疗,首先根据患者受累为单器官、单系统或多系统受累选择不同治疗方案。单器官、单系统部分局部治疗有效,如单独肺 LCH 部分患者通过戒烟可以改善,单独垂体 LCH 放疗部分患者有效。而多系统受累的 LCH 以全身治疗为主。目前的治疗方案多采用针对髓系肿瘤的药物组成,例如阿糖胞苷和依托泊苷等。

预后

LCH 患者预后差别较大。单系统受累预后好,多系统受累需评价是否有危险器官受累

（包括血液系统、肝脏、脾脏和肺），有危险器官受累患者预后差。

（曹欣欣　李　剑）

参考文献

［1］Hervier B, Haroche J, Arnaud L, et al. Association of both Langerhans cell histiocytosis and Erdheim-Chester disease linked to the BRAFV600E mutation. Blood, 2014, 124：1119-1126.

［2］Hutter C, Minkov M. Insights into the pathogenesis of Langerhans cell histiocytosis：the development of targeted therapies. Immunotargets Ther, 2016, 5：81-91.

［3］Emile JF, Abla O, Fraitag S, et al. Revised classification of histiocytosis and neoplasms of the macrophage-dendritic cell lineages. Blood, 2016, 127：2672-2681.

［4］Alayed K, Medeiros LJ, Patel KP, et al. BRAF and MAP2K1 mutations in Langerhans cell histiocytosis：a study of 50 cases. Hum Pathol, 2016, 52：61-67.

［5］段明辉, 韩潇, 李剑, 等. 17例成人朗格汉斯组织细胞增生症患者放射治疗的疗效分析. 中华血液学杂志, 2013, 34：482-484.

61

莱伦综合征
Laron syndrome

定义

莱伦综合征是一类因为生长激素不敏感导致身材矮小的罕见遗传缺陷类疾病。由于生长激素受体（Growth Hormone Receptor，GHR）基因或者受体后信号转导通路上相关基因（如 *STAT5B*、*IGF1*、*IGFALS* 等基因）突变造成生长激素的作用缺陷，为常染色体隐性遗传疾病，血清中生长激素（growth hormone，GH）水平较正常人升高，胰岛素样生长因子 -1（insulin-like growth factor-1，IGF-1）水平严重降低为特征性生化特点。

同义词

原发性生长激素不敏感综合征（primary growth hormone insensitivity syndrome）；生长激素受体缺陷（growth hormone receptor deficiency）；垂体性侏儒症Ⅱ型（pituitary dwarfism，Ⅱ）。

病因和发病率

GH 对人体的生长发育发挥重要生理作用，其与肝脏主细胞表面的 GHR 结合，激活细胞内 JAK2/STAT5 信号转导通路，促进下游基因的转录，产生 IGF-1/2、胰岛素样生长因子结合蛋白（insulin-like growth factor binding protein，IGFBP）和酸性不稳定亚单位（acid labile subunit，ALS）。IGF-1、IGFBP-3 和 ALS 以三聚体形式存在于血液循环中，该复合物可以延长 IGF-1 的半衰期。经过蛋白酶的剪切，游离的 IGF-1 与四肢长骨以及脊柱等中轴骨上骨骺板表面的胰岛素样生长因子 -1 受体（insulin-like growth factor-1 receptor，IGF-1R）结合，促进软骨细胞的增殖，进而促进人体身高的线性生长。莱伦综合征患者由于 *GHR*、*STAT5B*、*IGF-1*、*IGFALS* 等基因突变，造成 IGF-1 的生成降低，对软骨细胞的促生长生理作用减弱，导致身材矮小。

莱伦综合征是一种导致矮小的罕见病,仅在以色列和厄瓜多尔地区有相对较大样本量的队列研究,其他地区均为散发,全球已报道的病例数仅 300 余人,发病率和患病率不详。

临床表现

1. **生长障碍** 患者常表现为出生后严重的生长障碍(身高低于同年龄正常儿童约 –3~ –10SD),伴有骨龄延迟。

2. **特征性面容** 头发稀疏,前额突出,鼻梁低平,小下颌,面中部骨骼发育不良,头围身高比较正常儿童大,但头围较正常儿童偏小。约 25% 患者可出现"落日征",蓝巩膜,单侧眼睑下垂。出牙和乳牙脱落延迟,牙列不齐。

3. **骨骼肌肉系统** 部分患者有先天性髋关节脱位,股骨头缺血性坏死。面中部骨骼发育不良导致咽部解剖结构异常,声调高尖。超过半数患者肘关节活动受限。

4. **代谢紊乱** 新生儿期和婴儿期容易出现低血糖,成年后容易出现高脂血症,腹型肥胖和骨质疏松症。

5. **性腺发育** 患者生殖器和性腺较小,男性患者表现为小阴茎和小睾丸,女性患者超声检查可发现卵巢体积较小。常出现青春期性发育延迟,但多数患者具有正常生育能力。

6. **肿瘤低风险** 低 GH 和 IGF-1 水平使得患者肿瘤发生率较一般人群更低。

诊断

通过临床病史和体格检查,血清中 GH、IGF-1、IGFBP-3 浓度的测定,IGF-1 生成实验的结果初步得到临床诊断。根据 1994 年 Blum 等人提出的改良版的莱伦综合征评分系统,如果评分≥5 分则支持莱伦综合征的诊断(表 1),确诊需要进行候选基因测序。

表 1　莱伦综合征评分系统

检查项目	参数	诊断标准	评分
人体测量学	身高	<–3SDS	1
GH 基础值	GH	>2.5ng/ml	1
IGF-1 基础值	IGF-1	≤50ng/ml	1
IGFBP-3 基础值	IGFBP-3	<–2SDS	1
IGF-1 生成试验	△IGF-1	≤15ng/ml	1
	△IGFBP-3	≤400ng/ml	1
GH 结合能力	GH 结合能力(%)	<10%	1

治疗

莱伦综合征患者推荐的治疗药物是重组人 IGF-1，推荐的治疗剂量为每日皮下注射 40~120μg/kg，每日 2 次。接受重组人 IGF-1 治疗后常见的不良反应有心动过速、胸腺增生、注射部位脂肪增生、听力减退、腺样体肥大以及关节痛、肌痛等。目前该药物尚未在国内上市。

（朱惠娟）

参考文献

［1］Ranke MB，Wit JM，Growth hormone - past，present and future. Nat Rev Endocrinol，2018.

［2］Laron Z.Laron syndrome（primary growth hormone resistance or insensitivity）：the personal experience 1958-2003. The Journal of clinical endocrinology and metabolism，2004，89：1031-1044.

［3］Laron Z，Kauli R，Lapkina L，et al.IGF-I deficiency，longevity and cancer protection of patients with Laron syndrome. Mutation research，2017，772：123-133.

［4］Blum WF，Cotterill AM，Postel-Vinay MC，et al. Improvement of diagnostic criteria in growth hormone insensitivity syndrome：solutions and pitfalls. Pharmacia Study Group on Insulin-like Growth Factor I Treatment in Growth Hormone Insensitivity Syndromes. Acta Paediatr Suppl，1994，399：117-124.

［5］Kurtoglu S，Hatipoglu N.Growth hormone insensitivity：diagnostic and therapeutic approaches. Journal of endocrinological investigation，2016，39：19-28.

62

Leber 遗传性视神经病变
Leber hereditary optic neuropathy

定义

Leber 遗传性视神经病变（Leber hereditary optic neuropathy, LHON）是一种由线粒体DNA突变所引起的母系遗传性视神经萎缩，好发于青年男性，主要临床表现为双眼先后发生的无痛性视力下降，疾病早期视盘充血、毛细血管扩张，进展至后期视神经萎缩。

病因和发病率

LHON 是线粒体 DNA 突变所导致的疾病，位于线粒体基因组上的第 11778、第 14484 和第 3460 位点为该病的三个原发位点，90% 以上的 LHON 病人中能够发现 *G11778A*、*G3460A*、*T14484C* 三个突变中的一个，尤以 *G11778A* 最多，占 50%~80%。上述突变可影响线粒体呼吸链复合体 I 的正常功能，导致线粒体 ATP 合成减少及活性氧（ROS）产生增多，引起神经节细胞的凋亡。除上述原发位点，至今已发现 50 多个线粒体 DNA 上的继发突变位点，与疾病的外显率、病情严重程度等相关。除线粒体 DNA 突变外，核基因突变、环境因素和线粒体单倍型均可能参与疾病的发生发展。

LHON 是最常见的线粒体病，东北英格兰地区的患病率为 1/27 000，而在一个以欧洲人群为基础的荟萃分析中，该病的患病率为 1/45 000。在我国邢台地区的一项以医院为基础的流行病学研究中，粗略估计邢台地区 LHON 患病率下限为 1.092/100 000。该病存在外显不全的特点，线粒体基因突变携带者可能不发病。LHON 男女患者比例大致为 5:1，发病年龄通常介于 15~35 岁。

临床表现

主要症状为双眼先后发生的无痛性视力下降,伴有严重的色觉异常,双眼发作间隔一般为数周到数月。眼底检查在疾病早期表现为视盘充血水肿、视盘旁毛细血管迂曲扩张,疾病后期视盘水肿和毛细血管扩张消退,最终视盘呈萎缩性改变。视野检查显示为典型的中心暗点或旁中心暗点。荧光素血管造影表现为视盘旁毛细血管迂曲扩张,但无荧光素渗漏。相干光断层扫描(OCT)检查显示神经纤维层广泛变薄,尤以颞侧明显。多数 LHON 病人只存在眼部表现,少数可合并全身其他系统症状如智力障碍、癫痫、听力障碍、肌张力障碍等。

临床上可将 LHON 分为无症状期、亚急性期、动态期和慢性期。无症状期患者(突变携带者)眼科检查可无异常,亦可出现眼底改变(如视盘充血、毛细血管扩张)及 OCT 改变(如下方和颞侧神经纤维层增厚)。临床症状出现 6 个月以内为亚急性期,此期患者视力迅速下降,至 4~6 个月时视力开始稳定,视野检查可见中心暗点且逐渐进展扩大,患者通常在此期就诊。自出现临床症状 6 个月到 1 年间为动态期,此期视力可无明显变化,但视野和 OCT 检查显示损害仍在进展,通常在症状出现 1 年左右停止进展,到达疾病平台期。自出现临床症状 1 年后称为慢性期。除上述典型的临床分期外,还存在着缓慢进展型、儿童起病型、晚发型等疾病亚型。

诊断

LHON 尚无明确的诊断标准,需详细询问患者家族史、发病年龄及病程进展特点,结合眼底表现、OCT 及视野检查得到初步临床诊断,需与视神经炎、中毒性视神经病变、代谢及压迫性视神经病变、黄斑疾病、非器质性视力损伤等相鉴别。基因检测对 LHON 的确诊尤为重要,对患者进行外周血线粒体 DNA 检测,90% 的患者可检测到 3 个常见原发位点突变之一,10% 的患者可能携带罕见原发突变或携带 2 个原发位点突变。

遗传咨询与产前诊断

该病母系遗传,男性患者其后代不发病。如为女性患者,其子女中男性发病率约为50%~70%,女性发病率约为 10%~15%。女性患者及女性致病突变携带者应进行产前检测。

治疗

该病无明确有效的治疗方法。所有 LHON 患者及 LHON 致病突变携带者均需戒烟限酒,并避免接触可能引起视神经损害的毒性物质。2017 年发表的 LHON 国际共识推荐:发病 1年以内的亚急性期或动态期患者,进行 900mg/d 的艾地苯醌治疗,治疗持续至少 1 年后评估治疗反应，或持续至疗效平台期。如治疗有效，则疗效达平台期后继续维持治疗 1 年。针对 LHON 的基因治疗临床试验也已开展，但具体疗效还需进一步观察。

预后

大多数 LHON 患者会出现严重的视力损害。然而部分患者可出现自发性视力提高，其与突变类型相关，11778 位点突变患者视力预后最差，仅有 4% 出现自发性视力提高，14484 位点突变患者视力预后最好，37%~65% 出现自发性视力提高。且 14484 位点突变患者的最终视力显著优于 11778 突变患者和 3460 位点突变患者。

（钟　勇　　睢瑞芳）

参考文献

［1］李凤鸣，谢立信 . 中华眼科学 . 第 3 版 . 北京：人民卫生出版社，2014.

［2］解世朋，王浩，常永业，等 . 中国邢台地区 Leber 遗传性视神经病变分子流行病学调查研究 . 国际眼科杂志，2016，16（4）：738-741.

［3］Chun BY，Rizzo JF. Dominant optic atrophy and Leber's Hereditary Optic Neuropathy：Update on Clinical Features and Current Therapeutic Approaches. Semin Pediatr Neurol，2017，24（2）：129-134.

［4］Carelli V，Carbonelli M，de Coo IF，et al. International consensus statement on the clinical and therapeutic management of Leber Hereditary Optic Neuropathy. J Neuroophthalmol，2017 Dec，37（4）：371-381.

［5］Chen JQ，Xu K，Zhang XH，et al. Mutation screening of mitochondrial DNA as well as OPA1 and OPA3 in a Chinese Cohort With Suspected Hereditary Optic Atrophy. Invest Ophthalmol Vis Sci，2014 Sep 9，55（10）：6987-6995.

长链 3- 羟酰基辅酶 A 脱氢酶缺乏症
long chain 3-hydroxyacyl-CoA dehydrogenase deficiency

定义

长链 3- 羟酰基辅酶 A 脱氢酶缺乏症（long chain 3-hydroxyacyl-CoA dehydrogenase deficiency，LCHADD）是一种脂肪酸氧化缺陷的线粒体疾病，编码长链 3- 羟基辅酶 A 脱氢酶的基因突变导致脂肪转化为能量出现障碍，是常染色体隐性遗传病。临床表现复杂多样，主要受累部位有心脏、肝脏、视网膜和骨骼肌。

同义词

长链 3- 羟基酰基辅酶 A 脱氢酶缺乏症，长链 3-OH 酰基辅酶 A 脱氢酶缺乏症。

病因和发病率

LCHADD 主要是由 *HADHA* 基因编码的长链 3- 羟酰基辅酶 A 脱氢酶缺乏所致。*HADHA* 基因位于常染色体 2p23，在各人群中热点突变为 1528G>C，位于 LCHAD 蛋白结构域的催化部位。

脂肪酸是机体在应激状态下通过线粒体 β 氧化为机体供能的主要物质来源。长链 3- 羟酰基辅酶 A 脱氢酶是线粒体脂肪酸 β 氧化中重要的线粒体三功能蛋白酶复合体（MTP）的组成之一，催化长链脂肪酸 β 氧化的第三步反应。MTP 由长链 3- 羟酰辅酶 A 脱氢酶（LCHAD）、长链烯酰辅酶 A 水合酶（LCEH）和长链 3- 酮酯酰辅酶 A 硫解酶（LCKAT）三种酶组成。LCHAD 的主要功能是催化 C12-16 脂肪酸的 3- 羟基辅酶 A 的脱氢反应，并在上述酶的协同作用下参与脂肪酸 β 氧化。LCHAD 在肝脏、心肌、骨骼肌等多脏器的线粒体中均表达,LCHAD 缺陷使机体在饥饿等应激状态下,长链脂肪酸不能氧化供能,同时在重要脏器细胞内蓄积产生毒性作用,引起脂肪酸代谢障碍的临床表现。

LCHADD 发病率存在明显的地区差异,波兰的发病率为 1/115 450,芬兰为 1/62 000。我国缺乏相关数据。

临床表现

LCHADD 根据起病年龄分为三类:早发严重型、肝型和肌型。

1. 早发严重型　出生即可发病,多脏器受累,病死率高。多以肝性脑病或致死性心肌病等为首发症状,许多患儿在确诊前就死于多种严重的代谢并发症,新生儿筛查能够有效降低病死率。其他症状包括低酮性低血糖、肥厚性心肌病、心律失常、肌酸激酶升高、严重宫内心肌病、肝性脑病、急性呼吸窘迫综合征等。

2. 肝型　幼儿后期或儿童发病,病情轻,症状包括低酮性低血糖、脂肪肝、运动不耐受、视网膜病变。

3. 肌型　青少年或成年发病,肌无力或肌痛,横纹肌溶解伴肌酸激酶明显升高。

LCHADD 也可根据基因突变种类分为孤立型和伴 MTP 缺乏的 LCHADD。孤立型 LCHADD 患者常携带热点突变 1528G>C,导致 LCHAD 酶活性的显著降低,但不影响 MTP 的完整性。主要临床表现为低酮性低血糖昏迷、肝脏病变、心肌病、横纹肌溶解,其特征性表现是渐进性和不可逆的外周神经病变及视网膜病变。伴 MTP 缺乏症的 LCHADD,因有关基因突变,多酶复合体的折叠和稳定性受影响,造成三种酶活性的下降,最终导致 MTP 的缺乏。临床表现包括新生儿猝死、神经病变、视网膜变性等渐进性不可逆的改变,临床表现复杂,呈不均一性。两者的差异还表现在:孤立型 LCHADD 的临床表现中外周神经病变发生率低,视网膜病变的发病率高;伴 MTP 缺乏症的 LCHADD 的外周神经病变发病率高,而视网膜病变发病率低。

诊断

诊断标准:①包括 LCHADD 的特征性表现是渐进性的发展且不可逆的视网膜病变和外周神经病变以及低酮性低血糖、心肌病、脂肪肝、肌无力、肌痛等其他临床表现。②常规实验室检查可出现低酮性低血糖、肌酸激酶增高、高血氨、代谢性酸中毒、转氨酶升高、游离脂肪酸可增高。③串联质谱检查血酰基肉碱谱可发现多种羟酰基肉碱增高,包括豆蔻羟酰基肉碱(C14-OH)、豆蔻羟烯酰基肉碱(C14∶1-OH)、棕榈羟酰基肉碱(C16-OH)、棕榈羟烯酰基肉碱(C16∶1-OH)、油酸羟酰基肉碱(C18∶OH)和油酸羟烯酰基肉碱(C18∶1-OH)。其中 C14-OH、C16-OH、C18∶OH、C18∶1-OH 是孤立型 LCHADD 和伴 MTP 缺乏的 LCHADD 的重要指标。④气相质谱检测尿二羧酸增高或正常。⑤基因突变分析是确诊 LCHADD 的关键标准。

治疗

治疗原则是饮食治疗,避免空腹,采用低长链脂肪酸、高糖类饮食。对症治疗及积极预防并发症。

1. 避免空腹 新生儿患者一般进行间隔 3h 喂养一次;<6 个月婴儿间隔 4h;6~12 个月婴儿夜间可间隔 6~8h;1~7 岁的儿童白天间隔 4h,夜间可延长 10h 喂养;成人一般间隔 8h 进餐。可在夜间或紧张活动时给予生玉米淀粉以加强对空腹的耐受。

2. 合理饮食和摄入中链三酰甘油

3. 左旋肉碱 长期应用肉碱患者可能导致致死性心律失常的发生,故肉碱补充需在有低肉碱血症的情况下应用并定期检测肉碱水平。

遗传咨询与产前诊断

该病为常染色体隐性遗传,一般情况下患者的双亲均为致病变异携带者,但是没有表型。先证者同胞有 25% 的概率为患者,50% 的概率为无症状的携带者,25% 的概率为正常个体。

对于有本病家族史的夫妇及先证者可进行 DNA 分析,并对其胎儿进行产前诊断,家族成员可筛查杂合子携带者,进行遗传咨询。

预后

该病预后与发病年龄、临床类型、是否早期诊断及规范管理有关,早期诊断和及时干预可极大地降低猝死和多种并发症的发生。急性期的规范处理和诊断后定期随访对于获得良好的预后至关重要。

(葛绣山　宋　昉)

参考文献

[1] 顾学范 . 临床遗传代谢病[M]北京:人民卫生出版社,2015.

[2] https://rarediseases.info.nih.gov/diseases/6867/lchad-deficiency

64

淋巴管肌瘤病
lymphangioleiomyomatosis

定义

淋巴管肌瘤病(lymphangioleiomyomatosis,LAM)是一种罕见的以肺部弥漫性囊性病变为特征的多系统肿瘤性疾病。LAM几乎所有病例均发生于成年女性。LAM的主要临床特征包括呼吸困难、气胸、乳糜胸、肾血管肌肉脂肪瘤(AML)。LAM分为两类,包括无遗传背景的散发的LAM(S-LAM)和与遗传性疾病结节性硬化症(tuberous sclerosis complex,TSC)相关的LAM(TSC-LAM)。

同义词

淋巴管平滑肌瘤病。

病因和发病率

LAM以TSC相关基因突变(*TSC1*或*TSC2*)为主要分子机制,使下游蛋白哺乳类雷帕霉素靶蛋白(mTOR)过度活化,出现异常增生的平滑肌样细胞(LAM细胞)。LAM的发生和发展也与雌激素相关。

S-LAM的平均发生率约每100万女性人口中4.9人。TSC的在新生儿的发生率为1/6000~1/10 000;在人群中的发生率约1/20 000。约30%~40%成年女性TSC患者合并LAM,也有研究显示40岁的女性TSC患者有80%显示肺部囊性改变。

临床表现

LAM患者均发生在女性,男性患者一般不考虑LAM诊断。除了常见的呼吸困难症状,可出现自发性气胸、乳糜胸、咯血等症状。肺外表现包括肾 AML,腹膜后淋巴管肌瘤。不少患者因为突然发生的气胸、乳糜胸、咯血或常规体检时发现本病。大部分患者起病隐匿,在临床出现症状前可能已经有活动耐力差等表现,随疾病发展呼吸困难逐渐明显并进行性加重,最终呼吸衰竭。

合并 TSC 的患者,还具有 TSC 的其他多系统临床特征。以神经系统改变(癫痫、神经发育迟缓和自闭症)和皮肤改变(面部血管纤维瘤、皮肤鲨革斑、色素脱色和甲周纤维瘤)为突出表现。

诊断

LAM 主要诊断依据如下:①女性患者,双肺多发或弥漫性囊状改变;②病理证实为 LAM(肺内或肺外标本);③血清血管内皮生长因子 -D(VEGF-D)增高(超过 800pg/ml);④TSC 患者;⑤有高度提示性的临床表现,如乳糜胸、肾 AML。病理虽然是 LAM 诊断的金标准,却不是必须要求的诊断依据。大部分患者可以不通过病理而获得正确诊断。

需要与以下疾病相鉴别:朗格汉斯细胞组织细胞增生症,Birt-Hogg-Dubé 综合征,干燥综合征,淋巴细胞间质性肺炎,淀粉样变性,轻链沉积症,转移癌等导致肺部弥漫性囊状改变的疾病。

遗传咨询与产前诊断

S-LAM 不遗传。TSC 是一种遗传病,具有遗传性。所以 TSC-LAM 患者如果有需求,推荐进行产前诊断和遗传咨询。

治疗

LAM 的一般治疗包括:使用流感病毒疫苗和肺炎球菌疫苗预防肺部感染;参加肺康复计划;部分患者需要家庭氧疗;妊娠可能加重病情并增加气胸、乳糜胸、肾血管肌脂瘤出血的风险,需要个体化评估风险;正在气胸或 1 个月内发生过气胸,需要避免飞机旅行。LAM 常见有气胸和乳糜胸等胸膜并发症。终末期患者推荐肺移植手术。

目前惟一有效治疗 LAM 的药物是西罗莫司(sirolimus)。2014 年和 2015 年西罗莫司已经分别在日本和美国批准用于 LAM 的治疗。临床研究证实,西罗莫司可以有效稳定或改善 LAM患者的肺功能,对乳糜胸、肾血管肌脂瘤等病变也有效。西罗莫司已经被临床指南推荐用于肺功能下降的 LAM 患者或合并乳糜胸的患者。其他更多有潜在疗效的药物还在研究之中。

预后

LAM 的平均诊断年龄在 40 岁左右,早期症状轻微,可反复发生气胸和乳糜胸,肺功能进行性恶化,晚期出现呼吸衰竭。LAM 诊断后的中位生存期约 29 年。

（徐凯峰）

参考文献

[1] Johnson SR,Cordier JF,Lazor R,et al. European respiratory society guidelines for the diagnosis and management of lymphangioleiomyomatosis. Eur Respir J,2010,35(1):14-26.

[2] Ryu JH,Moss J,Beck GJ,et al. The NHLBI lymphangioleiomyomatosis registry:characteristics of 230 patients at enrollment. Am J Respir Crit Care Med,2006,173(1):105-111.

[3] McCormack FX,Inoue Y,Moss J,et al. Efficacy and safety of sirolimus in lymphangioleiomyomatosis. N Engl J Med,2011,364(17):1595-1606.

[4] Gupta N,Finlay GA,Kotloff RM,et al. Lymphangioleiomyomatosis diagnosis and management:High-Resolution Chest Computed Tomography,Transbronchial Lung Biopsy,and Pleural Disease Management. An official American thoracic society/Japanese respiratory society clinical practice guideline. Am J Respir Crit Care Med,2017,196(10):1337-1348.

[5] Xu KF,Feng R,Cui H,et al. Diffuse cystic lung diseases:Diagnostic considerations. Semin Respir Crit Care Med,2016,37(3):457-467.

65

赖氨酸尿蛋白不耐受症
lysinuric protein intolerance

定义

赖氨酸尿蛋白不耐受症（lysinuric protein intolerance，LPI）是由于机体无法分解和利用赖氨酸、精氨酸和鸟氨酸引起的一种代谢性疾病。这些氨基酸存在于很多富含蛋白质的食物中，由于机体无法有效分解，个体在摄入蛋白质后，会出现恶心和呕吐症状，还可能发生与蛋白质不耐受相关的其他症状，包括身材矮小、肌无力，免疫功能受损和骨质疏松症等。

同义词

阳离子氨基酸尿症。

病因和发病率

LPI 由 *SLC7A7* 基因突变引起，该基因编码 y+LAT1 蛋白。在氨基酸转运蛋白家族复合物中 y+LAT1 蛋白属于催化轻链亚基，4F2hc 蛋白为重链亚基，二者形成异质二聚体，从而在上皮细胞基底外膜中表达 y+L 氨基酸转运活性。*SLC7A7* 基因突变将导致肠和肾等上皮细胞基底外膜的 y+L 氨基酸转运缺陷。

目前已经报道的 LPI 患者超过 200 名。1/3 来自芬兰，在意大利南部和日本也发现有 LPI 患者的独立群体。芬兰的 LPI 发病率为 1/60 000，日本为 1/57 000。中国 LPI 发病率未见报道。

临床表现

LPI 通常发生在婴儿母乳或配方奶断奶后。早期的临床症状包括反复呕吐和腹泻,进食富含蛋白质的膳食后出现昏迷和昏睡,喂养困难,厌恶富含蛋白质的食物,发育停滞,肝脾肿大和肌张力减退。随着时间的推移,后期会出现多系统疾病,包括:生长发育不良,骨质疏松症,肺部受累(进行性间质改变,肺泡蛋白沉积症)和肾脏受累(进行性肾小球和近端肾小管疾病),血液疾病(正常色素或低色素性贫血,白细胞减少,血小板减少,在骨髓中成噬红细胞增多症)以及类似于噬血细胞性淋巴组织细胞增生症/巨噬细胞激活综合征的临床表现。还可有高胆固醇血症,高三酰甘油血症和急性胰腺炎。

诊断

根据临床表现、实验室生化检查综合诊断,必要时进行基因检测,SLC7A7 基因检出致病性变异时可确诊。

生化检查:①进食富含蛋白质的膳食后血浆氨升高,禁食时血氨值通常是正常的;②尿中乳酸增加;③血浆氨基酸浓度:阳离子氨基酸(赖氨酸、精氨酸和鸟氨酸)浓度通常低于正常年龄,但可能在正常范围内。丝氨酸、甘氨酸、瓜氨酸、脯氨酸、丙氨酸和谷氨酰胺浓度增加;④24h 尿中排泄的阳离子氨基酸升高,尤其是赖氨酸升高。

遗传咨询与产前诊断

LPI 以常染色体隐性方式遗传。理论上,先证者的每个同胞都有 25% 的机会患病,50% 的机会成为无症状的携带者,25% 的机会为正常个体。

如果先证者确定了两个致病性变异,则可以对此高危家庭进行携带者筛查并在孕前进行遗传咨询和风险评估,高危妊娠者可进行胎儿的产前诊断。

治疗

LPI 患者的治疗管理与尿素循环障碍疾病相似。在 LPI 中,急性高血氨症危象的治疗通过静脉用药如精氨酸氯化物和氮清除剂苯乙酸钠和苯甲酸钠的组合来阻断氨的生成。当病情稳定,达到静脉负荷剂量后给予口服维持剂量的氮清除药物。同时减少饮食中氮的含量,并通过糖类和脂肪提供的能量来减少体内分解代谢。长期治疗中应采用膳食蛋白质限制和给予瓜氨酸、赖氨酸、肉碱等补充剂。在患有血脂异常的个体中,应在开始药物治疗之前尝试饮食调整和鱼油补充。

预后

通过早期诊断和早期治疗可降低 LPI 发病率和病死率。

（谢 华　宋 旳）

参考文献

［1］ https：//www.ncbi.nlm.nih.gov/books/NBK1361/.

［2］ Sebastio G，Sperandeo MP，Andria G. Lysinuric protein intolerance：reviewing concepts on a multisystem disease. Am J Med Genet C Semin Med Genet，2011，157C（1）：854-862.

［3］ Hélène Ogier de Baulny，Manuel Schiff，Carlo Dionisi-Vici. Lysinuric protein intolerance（LPI）：A multi organ disease by far more complex than a classic urea cycle disorder. Mol Genet Metab，2012，106（1）：12-17.

66

溶酶体酸性脂肪酶缺乏症
lysosomal acid lipase deficiency

定义

溶酶体酸性脂肪酶缺乏症(lysosomal acid lipase deficiency,LALD)是由于 *LIPA* 基因突变使溶酶体酸性脂肪酶缺乏,导致胆固醇酯和三酰甘油在肝、脾、肾上腺及心血管系统等组织贮积,为罕见的常染色体隐性遗传病。根据发病年龄和临床表现不同,分为婴儿期起病的 Wolman 病和儿童及成人期起病的胆固醇酯贮积病(cholesterol ester storage disease,CESD)。

同义词

酸性酯酶缺乏症(acid lipase deficiency),LAL 缺乏症(LAL deficiency)。

病因和发病率

LIPA 基因定位于 10q23.2-q23.3,由 10 个外显子组成,全长 38.47kb。人类基因突变数据库(HGMD)中录入 *LIPA* 基因突变至少 95 种。*LIPA* 基因错义突变、无义突变、插入 / 缺失、剪接位点突变、复杂重组等,导致溶酶体酸性脂肪酶功能缺失或降低,进而使溶酶体酸性脂肪酶在溶酶体中降解低密度脂蛋白、胆固醇酯和三酰甘油的功能丧失或降低,胆固醇酯和三酰甘油在机体组织细胞内贮积,血浆胆固醇水平升高。

目前由于溶酶体酸性脂肪酶缺乏症的罕见性和对该病的认识不足,溶酶体酸性脂肪酶缺乏症的发病率尚不明确。德国人群研究表明,Wolman 病的发病率约 1∶350 000;CESD 的发病率约 1/50 000,由于 CESD 的临床症状较轻,实际发病率可能高于统计。也有研究表明在美国洛杉矶地区的伊朗裔犹太人中,同种族内 CESD 的发病率高达 1/4200。目前 Wolman 病的文献报道 30 余例,国内报道 4 例;CESD 文献报道 20 余例,国内未见报道。

临床表现

1. **Wolman 病**　Wolman 病主要表现为新生儿呕吐、脂肪泻和腹胀及婴儿期发育迟滞。巨噬细胞内胆固醇酯和三酰甘油三酯贮积导致肝脾肿大,进行性加重甚至肝衰竭。肠道受累可致吸收障碍和营养不良。肾上腺增大伴钙化导致肾上腺皮质功能不全。典型 Wolman 病患儿如未及时行造血干细胞移植,存活期不超过一年。

2. **胆固醇酯贮积病(CESD)**　CESD 患者表现不具有特异性,可表现为黄色瘤、肝酶升高、高脂血症、动脉粥样硬化、冠心病、腹泻和体重减轻等。多数患者有肝病表现,肝酶升高伴或不伴黄疸,肝大伴 / 不伴脾大,肝硬化时可致食道下段胃底静脉曲张,增加出血风险且可危及生命;肝硬化还可致脾大、脾功能亢进、贫血或血小板减少等。晚期患者会出现肝衰竭及继发于肝硬化的肝细胞癌。严重者出现肾上腺增大伴钙化。少见表现为严重高总胆固醇和低密度脂蛋白血症伴肝大,而无其他症状。

诊断

根据临床表现,实验室检查和 *LIPA* 基因突变检测。婴儿肝大伴营养不良的患者如果有肾上腺钙化,高度提示 Wolman 病。其他年龄高胆固醇血症伴肝脏增大的患者,尤其影像学检查显示双侧肾上腺增大伴钙化时,鉴别诊断应该包括此病。*LIPA* 基因突变分析或干血片、外周血白细胞等溶酶体酸性脂肪酶活性检测有确诊意义。

主要是与肝脏增大伴 / 不伴高胆固醇血症的疾病相鉴别,包括戈谢病、尼曼匹克病、家族性高胆固醇血症、其他常染色体隐性高胆固醇血症和肝脏疾病等。

遗传咨询与产前诊断

1. 溶酶体酸性脂肪酶缺乏症是常染色体隐性遗传病,患者的同胞有 25% 可能性为患者。
2. 产前诊断的必要条件是患者有明确的 *LIPA* 基因 2 个等位基因致病突变。
3. 若患者的父母拟再次生育,建议妊娠前进行遗传咨询。通常在孕 9~13 周行绒毛穿刺,或于妊娠 17~22 周行羊膜腔穿刺获取胎儿 DNA,以家系中已知的 2 个等位基因致病突变为基础进行胎儿基因分析。
4. 患者可以结婚,在准备生育之前,应行遗传咨询。
5. 同一家系中其他患者和突变携带者应进行遗传咨询。

治疗

主要包括病因治疗和对症治疗。病因治疗包括造血干细胞移植和酶替代治疗。2015

年底 FDA 批准 Kanuma（Sebelipase alfa）为首个溶酶体酸性脂肪酶缺乏症酶替代药物。对症支持治疗包括低脂饮食、胃肠外营养、糖皮质激素和盐皮质激素替代等。

预后

由于酶缺乏程度不同,溶酶体酸性脂肪酶缺乏症预后差异明显。Wolman 病预后较差,未采取有效治疗情况下生存期不到 1 年。轻症 CESD 患者可有正常寿命。

（凌　超　邱正庆）

参考文献

[1] Muntoni S,Wiebusch H,Jansen-Rust M,et al. Prevalence of cholesteryl ester storage disease. Arteriosclerosis,thrombosis,and vascular biology,2007,27(8):1866-1868.

[2] Valles-Ayoub Y,Esfandiarifard S,No D,et al. Wolman disease(LIPA p.G87V)genotype frequency in people of Iranian-Jewish ancestry. Genetic testing and molecular biomarkers,2011,15(6):395-398.

67

枫糖尿症
maple syrup urine disease

定义

枫糖尿症（maple syrup urine disease，MSUD）是一种常染色体隐性遗传的有机酸尿症，由于支链氨基酸代谢异常所致。因患儿尿液中具有香甜的枫糖气味而得名。

同义词

槭糖尿病，支链酮酸尿症。

病因和发病率

MSUD 是由于支链酮酸脱氢酶复合体（branched-chain alpha-keto acid dehydrogenase complex，BCKAD）的缺陷导致支链氨基酸（亮氨酸、异亮氨酸、缬氨酸）代谢受阻，支链氨基酸及其酮酸衍生物在体内蓄积对脑组织产生毒性作用，干扰正常氨基酸的转运、脑苷脂合成缺乏，导致髓鞘形成障碍，继而出现脑发育严重障碍等一系列的神经系统毒性损害。BCKAD复合体由四种蛋白组成：*BCKDHA* 基因（OMIM608348）编码的支链 α 酮酸脱羧酶 E1α、*BCKDHB* 基因（OMIM248611）编码的支链 α 酮酸脱羧酶 E1β、*DBT* 基因（OMIM248610）编码的二氢硫辛胺支链转酰基酶 E2 和 *DLD* 基因（OMIM238331）编码的硫辛酰胺脱氢酶 E3。当任何一个基因发生致病变异使得其编码的蛋白缺陷均可以导致 BCKAD 复合体的功能障碍，引起 MSUD。根据蛋白缺陷的不同类型，MSUD 又可分为 E1α 缺陷的 MSUD Ⅰ A 型，E1β 缺陷的 MSUD Ⅰ B 型、E2 缺陷的 MSUD Ⅱ 型和 E3 缺陷的 MSUD Ⅲ 型。

MSUD 在不同国家和地区的活产儿发病率不同，美国为 1/180 000，澳大利亚为 1/250 000，日本为 1/500 000，中国台湾为 1/100 000，中国大陆为 1/139 000。

临床表现

MSUD 常见类型为经典型和中间型，此外还有间歇型和硫胺反应型。

1. 经典型　最为常见，占 75%，患儿发病早、症状严重并发展迅速。通常患儿出生 12h 后，在耵聍中即出现枫糖浆气味；生后 12~24h 在尿液和汗液中有特殊的枫糖味；2~3d 出现酮尿、易激惹和喂养困难；4~5d 开始出现严重的代谢紊乱和脑病症状，表现为哺乳困难、阵发性呕吐、拒食、嗜睡、间歇性呼吸暂停、惊厥发作以及"击剑"样和"蹬车"样刻板动作等症状；到生后 7~10d 可出现昏迷和中枢性呼吸衰竭，若不及时治疗，大多数的患儿在出生后数天死于严重的代谢紊乱。

2. 中间型　在任何年龄阶段均可发病，患者症状较经典型轻，表现为生长缓慢、发育落后、喂养困难、易激惹、在耵聍中有枫糖浆气味，应激情况下可以出现严重的代谢紊乱和脑病。

3. 间歇型　呈间歇发作，早期生长发育均正常，多在感染和手术等应激情况下发作，表现为发作性共济失调和酮症酸中毒，极少数的严重者可引起死亡。间歇期支链氨基酸浓度正常，发作期与经典型类似有支链氨基酸浓度升高。

4. 硫胺反应型　临床表型类似于中间型，智力发育轻度落后，没有明显的神经系统症状，用维生素 B1（硫胺素）治疗后可以明显改善临床表现和生化指标。

诊断

诊断要点：①具有经典的 MSUD 的临床表现：耵聍、汗液和尿液有特殊的枫糖味、生后 2~3d 出现喂养困难、酮尿、严重性脑病症状，如嗜睡、呼吸暂停、刻板动作、昏迷和呼吸衰竭等；②血浆中支链氨基酸（亮氨酸、别异亮氨酸、异亮氨酸、缬氨酸等）浓度升高；其中别异亮氨酸 >5μmol/L 是各型 MSUD 的相对特异性的诊断指标；③尿中支链氨基酸和酮酸增多；④BCKAD 复合体酶活性及 4 种基因（*BCKDHA*、*BCKDHB*、*DBT* 和 *DLD*）的变异分析，有助于 MSUD 的分子诊断；⑤新生儿筛查：应用串联质谱技术（MS/MS）进行 MSUD 的新生儿筛查。

MSUD 需要排除其他病因导致的新生儿脑病，如出生窒息、低血糖、癫痫状态、胆红素脑病、脑膜炎和脑炎等。还需与引起新生儿脑病的一些先天性代谢疾病相鉴别，如 高酮症综合征（β- 酮硫解酶缺乏症）；尿素循环障碍、甘氨酸脑病、丙酸血症和甲基丙二酸尿症等。

遗传咨询与产前诊断

MSUD 为常染色体隐性遗传，先证者的父母均为无症状的致病变异携带者。先证者的同胞有 25% 的概率为患者，约 50% 的概率为无症状的携带者，25% 的概率为正常个体。

先证者检测到致病性变异，患者的家庭成员可进行携带者筛查，对于携带变异的孕妇可以对胎儿进行产前诊断或种植前诊断。如果患者得到临床确诊但只检测出一种致病变异时,家系成员可以通过测定 BCKAD 酶活性进行产前诊断。

治疗

MSUD 的一般治疗原则是去除诱因,降低血浆亮氨酸浓度,给予充足的异亮氨酸和缬氨酸(维持在 400~600μmol/L)保证生长所需,供给足够的能量和不含支链氨基酸的必需和非必需氨基酸。减少低张液体的摄入,避免渗透性的变化大于 5mOsm/L,保证血清中钠离子的浓度在 138~145mEq/L,维持尿量和尿液的渗透性。

饮食治疗:对于 MSUD,通过透析使血亮氨酸水平下降至 300~400μmol/L 以下,同时补充必需和非必需氨基酸,保证患儿的足够热量,维持异亮氨酸和缬氨酸水平在 200~400μmol/L,液体量不超过 150ml/kg,并监测血浆中的亮氨酸水平,并给予大剂量的维生素 B1 治疗。MSUD 孕妇的整个孕期血浆亮氨酸的水平要维持在 75~300μmol/L 范围,血浆异亮氨酸和缬氨酸水平在 200~400μmol/L。

对症治疗:患有 MSUD 和 ADHD、抑郁或焦虑的青少年和成年人对标准的精神兴奋剂和抗抑郁药物反应良好。

原位肝移植(OLT)是一种有效的治疗经典 MSUD 的方法,它可以去除饮食上的限制,并能在疾病期间完全避免失代偿,但是无法扭转个性化认知障碍和精神疾病,同时肝脏移植也存在手术和免疫抑制相关的风险。

预后

经典型 MSUD 常于数周内死于严重的代谢紊乱,早期诊断早期治疗可以预防严重的脑病和代谢危象、降低病死率。新生儿筛查可以做到症状前治疗。

（瞿宇晋　宋昉）

参考文献

[1] 顾学范. 临床遗传代谢病[M]. 北京:人民卫生出版社,2015.
[2] "OMIM Entry-#248600-MAPLE SYRUP URINE DISEASE; MSUD". www.omim.org. Retrieved 2016-11-14.
[3] https://www.ncbi.nlm.nih.gov/books/NBK1319/
[4] https://southeastgenetics.org/ngp/guidelines.php
[5] Blackburn PR, Gass JM, Vairo FPE, et al. Maple syrup urine disease:mechanisms and management.Appl Clin Genet,2017,10:57-66.

68

马方综合征
Marfan syndrome

定义

马方综合征（Marfan syndrome，MFS）是一种常染色体显性的结缔组织遗传疾病，可以出现眼部、心血管、肺部和肌肉骨骼方面的不同表现。

同义词

蛛指（趾）综合征。

病因和发病率

大多数（>90%）MFS 患者是由于编码结缔组织蛋白原纤维蛋白 -1 的基因（*FBN1*）突变所致。少数由于编码转化生长因子 -β 受体（transforming growth factor-beta receptor，TGFBR）的基因突变所致。

报道 MFS 发病率为 1/3000~1/5000，无性别差异。

临床表现

MFS 患者可以出现以下临床表现：主动脉根部疾病（主动脉瘤样扩张、主动脉瓣关闭不全和主动脉夹层），主要影响 MFS 患者预后；二尖瓣脱垂伴或不伴关闭不全；骨骼表现；眼部异常；肺部病变；硬脊膜膨出；萎缩纹；复发性疝或切口疝；关节过度活动；高腭穹等。

诊断

目前多采用 2010 年修订版 Ghent 标准。

1. 无 MFS 家族史的患者,满足以下任一情况,可诊断

(1) 主动脉根部 Z 评分≥2 或者主动脉根部夹层,晶状体异位,并排除 Sphrintzen-Goldberg 综合征,Loeys-Dietz 综合征和血管型 Ehlers-Danlos 综合征等类似疾病和相关基因突变。

(2) 主动脉根部 Z 评分≥2 或者主动脉根部夹层,并且检测到致病性 *FBN1* 基因突变。

(3) 主动脉根部 Z 评分≥2 或者主动脉根部夹层,系统评分≥7,并排除 Sphrintzen-Goldberg 综合征,Loeys-Dietz 综合征和血管型 Ehlers-Danlos 综合征等类似疾病和相关基因突变。

(4) 晶状体异位伴主动脉瘤,并且检测到致病性 *FBN1* 基因突变。

2. 有 MFS 家族史的患者,满足以下任一情况,可诊断

(1) 晶状体异位。

(2) 系统评分≥7,并排除 Sphrintzen-Goldberg 综合征,Loeys-Dietz 综合征和血管型 Ehlers-Danlos 综合征等类似疾病和相关基因突变。

(3) 主动脉根部 Z 评分≥2(20 岁以上)或≥3(20 岁以下),或者主动脉根部夹层,并排除 Sphrintzen-Goldberg 综合征,Loeys-Dietz 综合征和血管型 Ehlers-Danlos 综合征等类似疾病和相关基因突变。

系统评分达到 7 分认为有诊断参考价值,评分点包括:同时有拇指征和腕征 3 分(如果仅有一项则 1 分),鸡胸 2 分,漏斗胸 1 分,足跟畸形 2 分(扁平足 1 分),气胸史 2 分,硬脊膜膨出 2 分,髋臼内陷 2 分,上部量 / 下部量减小、臂长 / 身高增加且无脊柱侧凸 1 分,脊柱侧凸或胸腰段脊柱后凸 1 分,肘关节外展减小 1 分,面征[以下 5 项特征中至少 3 项:长头畸形(头指数降低或头部宽 / 长比降低)、眼球下陷、睑裂下斜、颧骨发育不良、颌后缩 1 分],皮纹 1 分,近视大于 300 度 1 分,二尖瓣脱垂 1 分。

MFS 需要与以下疾病进行鉴别:家族性主动脉瘤和夹层综合征;先天性挛缩性蜘蛛指;二尖瓣脱垂综合征;晶状体脱位综合征;Loeys-Dietz 综合征;Weill-Marchesani 综合征;Shprintzen-Goldberg 综合征;Ehlers-Danlos 综合征;Stickler 综合征遗传性关节眼病;先天性二叶瓣主动脉瓣病变伴主动脉病变;高胱氨酸尿症;MASS 表型。

遗传咨询与产前诊断

MFS 为常染色体显性遗传,受累个体有 50% 的概率传递致病基因给后代。如果家族中已识别出致病突变,则可以进行产前诊断,通过经羊膜穿刺术或绒毛膜取样获得组织和细胞,进行 *FBN1*(或 *TGFBR1/2*)直接测序。

治疗

对于 MFS 心血管的治疗分为一般治疗、药物治疗和外科治疗。

1. 一般治疗

（1）主动脉监测：MFS 患者应该在诊断及诊断 6 个月后进行超声心动图检查，以确定主动脉根部和升主动脉的直径及其增大的速率，此后监测的频率根据主动脉直径和增长的速率来决定。

（2）限制剧烈活动：很多 MFS 患者可以参加低至中等强度（大约 4~6 个代谢当量）的休闲运动，建议避免接触性运动和过度锻炼，尤其是避免需要进行 Valsalva 动作的等长运动。

2. 药物治疗

（1）β 受体阻滞剂：推荐 MFS 的成人和儿童使用 β 受体阻滞剂治疗，以降低主动脉扩大的速度，除非存在禁忌证。

（2）血管紧张素 II 受体阻滞剂：建议在 β 受体阻滞剂治疗基础上，根据耐受程度加用一种血管紧张素 II 受体阻滞剂，以减缓 MFS 患者主动脉根部扩张速率。

3. 外科治疗　2010 年 ACC/AHA/AATS 指南推荐 MFS 患者在主动脉外径≥50mm 时进行择期主动脉根部置换术手术，以避免急性夹层或破裂。外径 <50mm 时进行手术修复的适应证包括：快速增宽（每年 >5mm），有在直径小于 50mm 时发生主动脉夹层的家族史，或存在进行性主动脉瓣关闭不全。对于重度二尖瓣关闭不全，如伴有相关症状或伴有进行性左心室扩张或左心室收缩功能异常，推荐进行二尖瓣修补或置换。

此外，建议 MFS 患者每年进行眼科评估，眼部治疗包括矫正近视、对视网膜撕裂和脱落进行光凝以及必要时手术摘除晶体。可通过支具治疗脊柱侧凸，但当弯曲超过 40°时需要考虑手术矫正。对于严重的胸畸形、复发性气胸以及关节松弛导致的关节病可能也需要手术。

预后

预后取决于主动脉受累程度。经过定期的随访和适当的管理，患者的预期寿命接近普通人群。在过去的 30 年中，MFS 患者预期寿命增加了 30 年。

（田　庄　张抒扬）

参考文献

［1］Judge DP，Dietz HC. Marfan's syndrome. Lancet，2005，366（9501）：1965-1976.

［2］Hiratzka LF，Bakris GL，Beckman JA，et al. 2010 ACCF/AHA/AATS/ACR/ASA/SCA/SCAI/SIR/STS/SVM guidelines for the diagnosis and management of patients with Thoracic Aortic Disease: a report of the American College of Cardiology Foundation/American Heart Association Task Force on Practice Guidelines, American Association for Thoracic Surgery, American College of Radiology, American Stroke Association, Society of Cardiovascular Anesthesiologists, Society for Cardiovascular Angiography and Interventions, Society of Interventional Radiology, Society of Thoracic Surgeons, and Society for Vascular Medicine. Circulation, 2010, 121(13): 266-369.

[3] Loeys BL, Dietz HC, Braverman AC, et al. The revised Ghent nosology for the Marfan syndrome. J Med Genet, 2010, 47(7): 476-485.

69

McCune-Albrigh 综合征
McCune-Albright syndrome

定义

McCune-Albrigh 综合征(McCune-Albright syndrome,MAS)是指患者同时表现为骨纤维异样增殖症、皮肤牛奶咖啡斑、性早熟或其他内分泌功能紊乱三联征的一种综合征。由 McCune 和 Albright 于 1936 年和 1937 年分别在不同杂志首先报道。

病因和发病率

MAS 是由体细胞中 G 蛋白耦联受体刺激型 α 亚单位的编码基因(GNAS)发生突变所致。GNAS 基因位于第 20 号染色体 q13.3 位点。该基因突变使腺苷酸环化酶活化功能改变,导致 cAMP 堆积,致使体内多种 cAMP 依赖性受体激活,包括甲状旁腺激素(PTH)、肾上腺皮质激素(ACTH)、促甲状腺激素(TSH)、卵泡生成激素(FSH)、黄体生成素(LH)等被激活,引起骨骼病变及相应内分泌靶器官的功能亢进。

该病非常罕见,患病率约为 1/1 000 000~1/100 000,在不同种族、不同性别人群中均可发生,女性患病率高于男性。疾病在中国人群的患病率有待进一步明确。

临床表现

1. **皮肤表现** MAS 患者一般出生时则有牛奶咖啡斑,常位于骨骼病变同侧且以中线为界,为一处或多处点片状大小不等的深黄色或黄棕色斑片状色素沉着,边界不规则。

2. **骨骼系统表现** 大约 98% 的 MAS 患者有单发或多发的骨纤维异样增殖症,其特征为畸变的骨母细胞增多并异常分化,引起骨髓内纤维细胞的广泛增殖、分化,形成幼稚的编织骨,易发生病理性骨折和骨骼畸形,并引发骨痛,几乎可累及全身骨骼,尤以颅面骨和长骨受累多见,局部骨骼膨胀、隆起,引起面部结构改变和压迫症状。眼眶受累严重可压迫视神经,造成视力障碍。听神经受累,可致听力下降。脊柱受累可致椎体压缩性骨折,引起脊柱侧弯或后凸畸形。骨纤维异样增殖症导致病理性骨折的高峰年龄多在 6~10 岁。影像学示骨骼呈膨胀性、溶骨性改变或呈磨玻璃样改变。

3. 内分泌腺体受累表现 MAS 几乎可累及多种内分泌腺,多导致受累腺体功能亢进或发生肿瘤,血清促分泌激素的水平正常或降低。其中性早熟较多见,男女均可发病,但女性患者多见,且常早于骨病变。女性患儿可表现为第二性征早发育、过早阴道不规则出血、子宫及卵巢较正常同龄儿童增大,或发生卵巢囊肿,骨骺提前愈合等。男性患儿性早熟相对少见,超声见睾丸病变(Leydig 细胞增生、微小结石、局灶钙化等)。甲状腺肿大及功能亢进也较常见,也有报道发生甲状旁腺功能亢进者。其他内分泌疾病也有报道,如皮质醇增多症、巨人症、肢端肥大症、高泌乳素血症等,但相对较罕见。

4. 其他 MAS 患者还可因突变累及外周血白细胞、肝脏、心脏、胸腺和胃肠道,出现相应的罕见临床症状,如黄疸、肝炎、心律失常、肠息肉等。

诊断

McCune-Albrigh 综合征是以多发性骨纤维异样增殖症、牛奶咖啡斑和内分泌腺体功能亢进三联征为特征的散发性综合征。内分泌功能异常可以包括性早熟、甲状腺功能亢进症、库欣综合征、甲状旁腺功能亢进症、高泌乳素血症、生长激素分泌过多、低血磷性佝偻病等。符合三联征中的两条方可诊断 MAS。也可针对病变组织行 GNAS 基因突变检测,进行分子诊断。

应与神经纤维瘤病、垂体生长激素瘤、格雷夫斯病(Graves 病)、中枢性性早熟、急性白血病髓外受累、Paget 骨病、其他引起低血磷性佝偻病的疾病、恶性肿瘤骨转移、骨肉瘤等多种疾病进行鉴别诊断。

治疗

MAS 的治疗主要是对症治疗,目前尚无有效根治方法。针对周围性性早熟,目前常用治疗药物包括:芳香化酶抑制剂、高效孕激素[如甲羟孕酮(安宫黄体酮)]、促性腺激素释放激素类似物等,以延缓骨龄进展,减慢第二性征发育,减少阴道出血。针对 MAS 导致的其他内分泌疾病可选用相应药物治疗,如甲巯咪唑、丙硫氧嘧啶等治疗甲亢;对于伴有生长激素分泌过多的 MAS 患者,长效生长抑素类似物(善龙)的应用有一定疗效,若垂体肿瘤需行手术治疗,应把握手术时机,防止因颅骨与颌面骨增厚而增加手术难度。单发、无症状的骨纤维异样增殖症不需要特别治疗,但需预防病理性骨折和畸形的发生发展。针对多骨型或严重的骨骼病变,目前常用药物包括双膦酸盐类药物抑制骨骼病变进展,若同时合并低磷血症,可予补充中性磷溶液。刮除骨骼病灶和骨移植仅适用于成人局限性和有症状的骨纤维异样增殖症。颅底病变引起压迫症状者，可行手术减压。

（池 玥　夏维波）

参考文献

［1］ Brillante B, Guthrie L, Van Ryzin C.McCune-Albright Syndrome：an overview of clinical features.J Pediatr Nurs, 2015, 30(5):815-817.

［2］ Lee JS, FitzGibbon EJ, Chen YR, et al. Clinical guidelines for the management of craniofacial fibrous dysplasia. Orphanet Journal of Rare Disease, 2012, 7, S2.

［3］ Adetayo OA, Salcedo SE, Borad V, et al. Fibrous dysplasia：an overview of disease process, indications for surgical management, and a case report. Eplasty, 2015, 15:e6.

［4］ Diaz A, Danon M, Crawford J. McCune-Albright syndrome and disorders due to activating mutations of GNAS1. J Pediatr Endocrinol Metab, 2007, 20(8):853-880.

70

中链酰基辅酶 A 脱氢酶缺乏症
medium chain acyl-CoA dehydrogenase deficiency

定义

中链酰基辅酶 A 脱氢酶缺乏症是 *ACADM* 基因突变使中链酰基辅酶 A 脱氢酶缺陷致线粒体中链脂肪酸 β 氧化障碍的常染色体隐性遗传病。典型患者表现为空腹或感染诱发的低酮性低血糖、呕吐和反应差,严重者出现抽搐、昏迷及死亡。

同义词

瑞氏综合征样病(Reye-like syndrome)。

病因和发病率

ACADM 基因位于 1p31,含 12 个外显子,编码 232 氨基酸,已知突变 169 种。当 2 个等位基因突变时,中链酰基辅酶 A 脱氢酶酶活性降低,中链脂肪酸 β 氧化反应不能完成,导致机体在空腹或感染等应急状况下,不能通过生酮作用为周围组织提高能量,而代谢物在组织中蓄积可致氧化损伤而致病。

根据新生儿筛查数据,在国外不同人种之间发病率约为 1/51 000~1/4900,中国台湾 1/263 500,中国大陆 1/150 000。

临床表现

儿童 MCADD 的发病年龄大多在生后 3 个月至 2 岁。典型患者多因长时间饥饿或感染等导致机体能量供应不足时发病,表现为呕吐和精神差,可快速进展为昏迷、抽搐,甚至死亡。肝脏受累的表现为肝大、转氨酶升高、低酮性低血糖和高氨血症等。约 18% 的患儿在首次发作时即猝死。急性失代偿反复发作可致患者肌无力、运动和语言发育落后、注意力不集中等。成人期发病患者临床表现多样,可有多器官受损,包括肌肉、肝脏、神经系统或心血管系统等。其中肌无力及呕吐是最常见的症状。

诊断

1. **临床表现**　儿童患者出现以能量代谢障碍或低血糖引起的肝脏、肌肉及神经系统异常表现时要考虑 MCADD。成人患者出现多器官受损,包括肌肉、肝脏、神经系统或心血管系统异常表现时也应除外 MCADD 的可能。

2. **生化检查**　转氨酶升高、低酮性低血糖、高血氨及肌酸激酶增高。

3. **血浆酰基肉碱分析**　典型改变为辛酰肉碱(octanoylcarnitine,C8)升高,伴或不伴己酰肉碱(hexanoylcarnitin,C6)及葵烯酰基肉碱(decenoylcarnitine,C10:1)升高,葵酰基肉碱(decanoylcarnitine,C10)正常,C8/C10 增高。

4. **尿有机酸分析**　发作期尿气相色谱质谱检测尿二羧酸(如己二酸、辛二酸、葵二酸等)浓度升高,病情稳定时二羧酸正常。

5. **基因检测**　*CADM* 基因检出 2 个等位基因致病突变有确诊意义。

MCADD 的鉴别诊断包括中枢神经系统感染,其他脂肪酸代谢障碍病(短链酰基辅酶 A 脱氢酶缺乏症和极长链酰基辅酶 A 脱氢酶缺乏症),有机酸尿症,尿素循环障碍疾病,糖类代谢障碍疾病和可造成瑞氏综合征样(Reye-like 综合征)表现的其他疾病等相鉴别。

遗传咨询及产前诊断

1. MCADD 是常染色体隐性遗传病,患者的同胞有 25% 可能性为患者。

2. 产前诊断的必要条件是患者有明确的 *ACADM* 基因 2 个等位基因致病突变。

3. 若患者的父母拟再次生育,建议妊娠前进行遗传咨询。通常在孕 9~13 周行绒毛穿刺,或于妊娠 17~22 周行羊膜腔穿刺获取胎儿 DNA。以家系中已知的 2 个等位基因致病突变为基础行胎儿基因分析。

4. 成年患者在准备生育之前,应行遗传咨询。

5. 同一家系中其他患者和突变携带者应进行遗传咨询。

治疗

MCADD 的治疗原则是避免饥饿及低血糖,避免长时间剧烈运动,急性发作期积极对症治疗。

1. 预防　避免禁食。婴儿需频繁喂奶;6~12 月龄患者最长空腹时间不超过 8h,12~24 月龄最长空腹时间不超过 10h,2 岁以上最长空腹时间不超过 12h。1 岁以上患者睡前口服生玉米淀粉每次 2g/kg 有利于夜间血糖控制。当患者出现症状时,在到达医院之前,家长可给予患者含糖饮料和葡萄糖水等含糖食物。

2. 急性期处理　纠正低血糖和补充足量液体及电解质是改善代谢失衡、清除有毒代谢物的关键。当患者存在低血糖时,可立即给予 25% 葡萄糖 2ml/kg 静脉推注,随即用 10% 葡萄糖溶液静脉滴注 10~15mg/(kg·min),建议维持患者血糖在 5mmol/L 以上。

3. 有学者建议可长期给予左卡尼丁治疗,但存在争议。

预后

早期诊断和正确治疗可显著改善预后,通过新生儿筛查诊断的症状前患者有可能避免严重的失代偿发生。约 18% 未经筛查的患者在首次失代偿发作时可以猝死。存活患者可有发育迟缓(21%)、语言障碍(15%)、注意力障碍(12%)和脑性瘫痪(10%)等后遗症。

(石静琳　邱正庆)

71

甲基丙二酸血症
methylmalonic acidemia

定义

甲基丙二酸血症(methylmalonic acidemia,MMA)是由于甲基丙二酰辅酶 A 变位酶(methylmalonyl-CoA mutase,MCM)或其辅酶钴胺素(cobalamin,Cbl;也即维生素 B12,VitB12)代谢缺陷所致的有机酸血症,属于常染色体隐性遗传病。根据酶缺陷类型分为 MCM 缺陷型(Mut 型)[MIM 251000]及 VitB12 代谢障碍型(cbl 型)两大类。Mut 型又可依据 MCM 酶活性完全或部分缺乏分为 Mut^0 和 Mut^- 亚型;cbl 型包括 cblA(MIM 251100)、cblB(MIM 251110)、cblC(MIM 277400)、cblD(MIM 277410)、cblF(MIM 277380)等亚型。其中 cblC 亚型合并高同型半胱氨酸血症,是中国人最常见的甲基丙二酸血症,又称合并型甲基丙二酸血症。

同义词

甲基丙二酸尿症。

病因和发病率

目前已知与单纯型甲基丙二酸血症相关的基因有 5 个(*MUT*,*MMAA*,*MMAB*,*MCEE*,*MMADHC*),合并高同型半胱氨酸型致病基因 1 个(*MMACHC*)。其他可致不典型或合并甲基丙二酸血症的少见疾病基因还包括 *HCFC1*,*ACSF3*,*ALDH6A1*,*TCblR*,*CD320*,*LMBRD1*,*ABCD4*,*SUCLG1*,*SUCLG2* 等。

MMACHC 位于 1p34.1,含 5 个外显子,编码 282 个氨基酸,已知突变超过 70 种。中国人最常见突变为 c.609G>A,p.W203X 和 c.658_660delAAG,p.K220del。*MUT* 位于 6p12.3,已

218

知突变 361 种。*MMAA* 位于 4q31.22,已知突变 75 种。*MMAB* 位于 12q24,已知突变 41 种。*MMADHC* 位于 2q23,已报道突变 13 种(http://www.hgmd.cf.ac.uk)。在 MCM 缺陷或维生素 B12 代谢障碍的情况下,可导致甲基丙二酸、丙酸、甲基枸橼酸等代谢物异常蓄积,引起神经、肝脏、肾脏、骨髓等多系统损伤,导致发病。

　　MMA 总患病率在国外不同人种之间约为 1/169 000~1/50 000。我国台湾地区约 1/86 000。中国大陆尚无确切数据报道,根据新生儿串联质谱筛查结果估算出生患病率约 1/28 000,是最常见的有机酸血症。

临床表现

　　甲基丙二酸血症在各年龄段患者中的临床表现不全相同。通常发病年龄越早,急性代谢紊乱和代谢性脑病表现越严重。临床表现主要包括消化系统症状,如喂养困难、呕吐、肝大等;神经系统症状,如运动障碍、意识障碍、抽搐、发育迟缓或倒退、小头畸形等。病情反复多与感染和应激相关。

　　新生儿期发病者多在生后数小时至 1 周内出现急性脑病样症状,表现呕吐、肌张力低下、脱水、严重酸中毒、高乳酸血症、高氨血症、昏迷和惊厥,病死率高。其他儿童期发病的患者出生时正常,多在 1 岁以内发病,可致智力能力和运动能力发育迟缓、落后和倒退,可伴发血液系统、肝脏、肾脏、皮肤和周围神经受累。成人患者首发症状可为周围神经病变和精神心理异常等。

诊断

　　诊断需要结合临床表现、实验室检查及基因检测综合判断。

　　1. **生化检查**　酸中毒、高氨血症、高同型半胱氨酸血症、贫血、中性粒细胞减少、血小板减少、肝损害等。

　　2. **血液氨基酸、酯酰肉碱谱分析**　患者血液丙酰肉碱 C3 增高(>5μmol/L),游离肉碱 C0 降低,C3/C0 比值增高(>0.25),C3/ 乙酰肉碱 C2 比值增高(>0.5)。

　　3. **尿有机酸分析**　甲基丙二酸、3- 羟基丙酸、甲基枸橼酸显著增高。

　　4. **基因诊断**　选择包括 *MMACHC*、*MUT*、*MMAA*、*MMAB*、*MCEE*、*MMADHC* 等基因 panel 行二代测序分析,发现 2 个等位基因致病突变有确诊意义。

　　需要与以下疾病相鉴别:

　　1. **继发性甲基丙二酸血症**　继发于 VitB12 及叶酸缺乏,喂养史和血 VitB12 及叶酸水平可鉴别。

　　2. **丙酸血症**　要结合尿有机酸谱,丙酸血症患者尿 3- 羟基丙酸及甲基枸橼酸增高为主,其尿甲基丙二酸正常,可鉴别。

遗传咨询与产前诊断

1. 常见 MMA 均是常染色体隐性遗传病,患者的同胞有 25% 可能性为患者。

2. 产前诊断的必要条件是患者有明确的 2 个等位基因致病突变。

3. 若患者的父母拟再次生育,建议妊娠前进行遗传咨询。通常在孕 9~13 周行绒毛膜穿刺,或于妊娠 17~22 周行羊膜腔穿刺获取胎儿 DNA。以家系中已知的 2 个等位基因致病突变为基础行胎儿基因分析。

4. 成年患者可以结婚,在准备生育之前,应行遗传咨询。

5. 同一家系中其他患者和突变携带者应进行遗传咨询。

治疗

急性期治疗应以补液、纠正酸中毒和电解质紊乱为主,同时限制蛋白质摄入,供给适当热量。如出现低血糖,可予葡萄糖静脉推注及静滴。若高氨血症和或代谢性酸中毒难以控制时,则需通过腹透或血液透析去除毒性代谢物。为稳定病情可用左卡尼汀静滴或口服以及维生素 B12 肌注。

维生素 B12 无效型 MMA 长期治疗原则是低蛋白、高能饮食,减少毒性代谢产物蓄积,使用不含异亮氨酸、缬氨酸、苏氨酸和蛋氨酸的特殊配方奶粉或蛋白粉。由于这些氨基酸为必需氨基酸,故特殊配方奶粉不能作为蛋白质的惟一来源,应进食少量天然蛋白质。药物辅助治疗包括左卡尼汀 30~200mg/(kg·d) 和多种维生素等。

合并型 MMA(维生素 B12 有效型)治疗主要以维生素 B12 肌注(羟钴胺效果优于氰钴胺)和口服甜菜碱 100~500mg/(kg·d) 为主,辅以左卡尼汀、叶酸(5~10mg/d)和维生素 B6(10~30mg/d)等。

预后

预后主要取决于疾病类型、发病早晚以及治疗的依从性。维生素 B12 有效型预后较好,70% 健康生存;维生素 B12 无效型预后不佳。新生儿发作型患者病死率达 80%,迟发型患者临床进程较稳定且程度较轻。近年来,由于早期筛查和干预的出现,甲基丙二酸血症患者预后明显改善,病死率有所下降。

(孙之星　邱正庆)

72

线粒体脑肌病
mitochondrial encephalomyopathy

定义

线粒体脑肌病指由线粒体基因（*mtDNA*）或细胞核基因（*nDNA*）发生缺失或点突变导致的线粒体结构和功能异常，以脑和肌肉受累为主要临床表现的疾病。

病因和发病率

线粒体脑肌病是一种遗传性疾病，包括母系遗传，常染色体显性，常染色体阴性，X染色体伴性遗传等。由于基因突变导致线粒体结构和功能异常，ATP生成缺陷，尤其是能量需求旺盛的组织容易受损。另外以下病理生理过程也可能与线粒体病有关：由于电子呼吸链异常，反应性氧簇（ROS）生成增多；由于能量代谢异常，糖酵解增多，乳酸生成增加，甚至导致乳酸酸中毒。此外线粒体还与钙离子的稳态，细胞的凋亡等有关。

线粒体病患病率为2.9/100 000（nDNA），9.6/100 000（mtDNA）。10.8/100 000携带致病突变，可能将来出现临床症状。儿童起病（<16岁）的患病率为5/100 000~15/100 000。

临床表现

线粒体脑肌病出生后至老年均可起病，可急性或隐袭起病。几乎任何系统或器官均可受累，以能量需求旺盛的器官，如脑、心、肾、眼、耳、肌肉、胃肠道等多见。患者可以表现为某种临床综合征，如线粒体脑肌病伴卒中样发作和乳酸酸中毒（MELAS），肌阵挛伴破碎红纤维（MERRF），亚急性坏死性脑脊髓病（LEIGH），神经源性肌萎缩和视网膜色素变性（NARP），线粒体神经胃肠脑肌病（MNGIE）等。其中MELAS主要表现为卒中样发作，癫痫发作，乳酸酸中毒，头痛，肌病，慢性进展性脑病等，周围神经病，视力下降，听力下降也不少见。线粒体脑肌病患者常同时累及其他多个器官、系统,如出现肝脏病变,肾功能不全,心脏病,内分泌异常包括糖尿病,甲状腺功能减退或者亢进等。

诊断

线粒体脑肌病的诊断需要结合临床症状,头颅核磁共振(MRI),生化代谢,组织活检以及基因检测等。

1. 血乳酸　患者血、脑脊液、尿液中乳酸可升高,但须除外其他病因。乳酸正常不能排除线粒体病。

2. 头颅 MRI　某些线粒体脑肌病可以出现相对特异的影像学表现,如 MELAS 主要累及皮质和皮质下白质,不符合血管分布。急性期脑回肿胀,DWI 序列为高信号;亚急性期可出现层状坏死;慢性期病灶可萎缩。Leigh 综合征主要表现为双侧对称性基底节和(或)脑干异常信号。

3. 线粒体复合物酶活性检测　病变组织如肌肉,肝脏等的复合物酶活性检测可作为支持证据。

4. 肌肉活检　部分线粒体脑肌病的肌肉活检,MGT 染色可见破碎红纤维(RRF)或琥珀酸脱氢酶(SDH)染色可见破碎蓝纤维(RBF),细胞色素 C 氧化酶(COX)染色可见 COX 缺失纤维。MELAS 患者还可见 SDH 反应增强血管(SSV)。

5. 基因检测　包括线粒体基因和细胞核基因,建议二代测序。

线粒体脑肌病需要与其他可累及多器官多系统的疾病相鉴别。如内分泌疾病、胶原血管病、其他遗传代谢病、维生素缺乏等。以脑病症状为主的需要与病毒性脑炎、自身免疫性脑炎、多发性硬化、急性播散性脑脊髓炎、脑血管病、脑肿瘤等鉴别。以肌病为主的需要鉴别肌营养不良、离子通道病、脂质沉积病、糖原累积病、周期性瘫痪、纤维肌痛症、慢性疲劳综合征等。

遗传咨询与产前诊断

线粒体脑肌病遗传方式多样,基因确诊后建议遗传咨询。其中细胞核基因突变的遗传咨询与其他遗传性疾病类似。但线粒体基因突变为母系遗传,具有遗传异质性,分裂分离,阈值效应等特点,遗传咨询和产前诊断比较困难。

治疗

目前线粒体脑肌病的治疗包括药物、基因治疗、干细胞治疗、器官移植、饮食和运动指导,避免服用线粒体毒性药物等。其中药物治疗包括以下几种:

1. 清除自由基,抗氧化　泛醌类物质包括辅酶 Q10 和艾地苯醌,EPI-743,vitamin E,硫辛酸,vitamin C,谷胱甘肽,硒,β 胡萝卜素,番茄红素,玉米黄素等。

2. 降低乳酸的药物 碳酸氢钠,二氯乙酸,二甲基甘氨酸。

3. 电子转移载体 泛醌类物质,硫胺,维生素 B2,琥珀酸,维生素 K,烟酰胺等。

4. 能量替代物 一水肌酸。

5. 肉碱 补充肉碱可恢复游离肉碱水平,去除有毒的酰基复合物。

6. 左旋精氨酸 在卒中样发作急性期静脉应用,发作间期口服,能显著改善临床症状。

7. 对症治疗 如积极抗癫痫治疗,心脏传导阻滞的患者可及早安装起搏器,假性肠梗阻可胃造瘘或肠外营养,糖尿病患者积极控制血糖等。

8. 避免使用影响线粒体功能的药物 如丙戊酸钠。

预后

线粒体脑肌病类型众多,预后不同。以脑病受累为主者常反复癫痫发作,卒中样发作,痴呆,容易致残,甚至短期内致死。患者的预后还与多系统受累的范围与程度有关,心肌病变,心脏传导阻滞,肝肾功能不全,反复假性肠梗阻如果不能及时处理,都可能导致脏器衰竭,甚至致死。以肌病为主要表现的患者相对预后较好。

(魏妍平)

参考文献

[1] 郭玉璞. 线粒体脑肌病. 中华神经科杂志,1997,30(5):301.

[2] Bernier FP,Boneh A,Dennett X,et al. Diagnostic criteria for respiratory chain disorders in adults and children. Neurology,2002,59:1406-1411.

[3] Lyndsey Craven,Charlotte L. Alston,Robert W. Taylor,et al. Recent advances in mitochondrial disease. Annu Rev Genom Hum Genet,2017,18:7.1-7.19.

[4] El-hattab A. W,Adesina A. M,Jones J,et al. MELAS syndrome:Clinical manifest ations,pathogenesis,and treatment options. Molecular Genetics and Metabolism,2015,116:4-12.

[5] M.A. Tarnopolsky. The mitochondrial cocktail:Rationale for combined nutraceutical therapy in mitochondrial cytopathies. Advanced Drug Delivery Reviews,2008,60:1561-1567.

[6] Y. Koga,Y. Akita,N. Junko,et al. Endothelial dysfunction in MELAS improved by L-arginine supplementation. Neurology,2006,66:1766-1769.

73

黏多糖贮积症
mucopolysaccharidosis

　　黏多糖贮积症（mucopolysaccharidosis，MPS）是一组复杂的、进行性多系统受累的溶酶体病，是由于降解糖胺聚糖（亦称酸性黏多糖，glycosaminoglycan，GAGs）的酶缺乏所致。不能完全降解的黏多糖在溶酶体中贮积，可造成面容异常、神经系统受累、骨骼畸形、肝脾增大、心脏病变、角膜浑浊等。MPS 一共分为 7 型（表 1），涉及 11 个基因编码的 11 种溶酶体酶，除 MPS Ⅱ 型为 X 连锁遗传外，其余皆属常染色体隐性遗传。

表 1　MPS 分型

MPS 分型	亚型	缺陷酶	基因	基因定位	MIM	已知突变
MPS Ⅰ	ⅠH	α-L- 艾杜糖苷酸酶	*IDUA*	4p16.3	607014	279
	ⅠS				607016	
	ⅠH/ⅠS				607015	
MPS Ⅱ		艾杜糖醛酸硫酸酯酶	*IDS*	Xq28	309900	632
MPS Ⅲ	ⅢA	类肝素 -N- 硫酸酯酶	*SGSH*	17q25.3	252900	147
	ⅢB	α-N- 乙酰氨基葡糖苷酶	*NAGLU*	17q21	252920	168
	ⅢC	乙酰辅酶 A∶α- 氨基葡糖苷乙酰转移酶	*HGSNAT*	8p11.1	252930	70
	ⅢD	N- 乙酰氨基葡糖 -6 硫酸酯酶	*GNS*	12q14	252940	25
MPS Ⅳ	ⅣA	半乳糖 -6- 硫酸酯酶	*GALNS*	16q24.3	253000	334
	ⅣB	β- 半乳糖苷酶	*GLB1*	3p21.33	253010	215
MPS Ⅵ		芳基硫酸酯酶 B	*ARSB*	5q11-q13	253200	200
MPS Ⅶ		β- 葡糖苷酸酶	*GUSB*	7q21.11	253222	64
MPS Ⅸ		透明质酸酶	*HYAL1*	3p21.3-p21.2	601492	3

病因和发病率

MPS 患病率约为 1/100 000,亚洲人群中 MPS Ⅱ 患者最多,但缺乏大样本流行病学数据。

临床表现

1. **黏多糖贮积症Ⅰ型** 典型患者出生时正常。于 6 月龄 ~1 岁面容逐渐变丑,面中部变扁、鼻梁增宽、角膜混浊、耳聋、头大、前后径长,前额突出,关节僵硬、爪形手、鸡胸和腰椎后突等。常于 2~5 岁出现心脏瓣膜增厚、心肌病或充血性心力衰竭。5 岁出现肝脾大。精神运动发育在第 1 年正常,然后逐渐倒退。寿命可活至 10 岁左右。多死于心衰和肺炎。MPS Ⅰ型轻型患者 5 岁以后出现症状,轻度面容粗陋、角膜混浊和手足关节僵硬。智力和寿命正常。

2. **黏多糖贮积症Ⅱ型** 此型为 X 连锁隐性遗传病,绝大多数患者为男性,极少数女性携带者可以发病。主要临床表现为面容粗陋,身材矮小,爪形手,头大(有或无脑积水),巨舌症,声音嘶哑,肝脾大,脐疝或腹股沟疝,耳聋,腕管综合征和脊髓压迫。无角膜混浊。重型患者于 1~2 岁发病,智力低下,有破坏性行为,严重的神经系统症状,呼吸系统通气障碍和心血管系统病变可导致重型患者于 10~20 岁内死亡。轻型患者智力正常,病情进展缓慢,可存活至 60~70 岁。

3. **黏多糖贮积症Ⅲ型** 黏多糖贮积症Ⅲ型根据致病基因和酶缺陷不同分为 A、B、C 及 D 四种亚型。临床表现相同,主要表现为严重智力发育落后。6 岁以后面容轻度粗陋。无角膜混浊,身高正常。X 线骨骼改变较轻。后期可出现关节僵硬、肝脾大和癫痫。

4. **黏多糖贮积症Ⅳ型** 黏多糖贮积症Ⅳ型分为 A 和 B 亚型。临床表现相同,在儿童期发病的患者表型严重且病情发展快速,晚发的患者病情发展相对缓慢。患儿刚出生时表现正常,通常在出生后 1~3 岁开始出现临床症状,主要影响骨骼的发育,造成短躯干侏儒,智力正常。首先出现脊柱后凸和鸡胸,渐加重致明显的短躯干、颈短和肋缘外翻,伴双手关节韧带松弛,膝外翻,角膜混浊,牙齿稀疏,牙釉质薄,耳聋(神经性或混合性),进行性运动能力减低。部分患者有心瓣膜病。严重骨骼畸形可致心肺功能减低和脊髓压迫等。

5. **黏多糖贮积症Ⅵ型** 临床表现与 MPS Ⅰ型相似,不同之处是患者智力正常。

6. **黏多糖贮积症Ⅶ型** 临床表现轻重不同,重者可表现为严重胎儿水肿,轻者表现为轻度脊柱骨骺发育不良,寿命正常。典型患者表现为肝脾大,骨骼异常,面容特殊,不同程度智力落后。

诊断

MPS 诊断依靠临床表现,实验室检查,酶活性测定和相应的基因分析。

1. **临床表现**　有胎儿水肿史,生后逐渐出现的面容特殊和骨骼畸形伴智力落后和倒退、角膜混浊和心脏瓣膜病变等均应考虑 MPS。

2. **骨骼 X 线检查**　蝶鞍 J 形,肋骨飘带样,椎体前缘鸟喙状或形状扁平异常,掌骨近端子弹头样改变,尺桡骨远端呈"V"形等。

3. **酶活性测定**　当白细胞或血浆中相应的 MPS 酶活性明显降低或缺乏时,有确诊意义。

4. **基因分析**　IDS 检出一个致病突变可确诊 MPSⅡ型。其他任何一个常染色体隐性遗传 MPS 致病基因检出 2 个等位基因致病突变时也有确诊意义。建议所有基因诊断的患者进一步行相应的酶活性测定以支持基因诊断。

遗传咨询与产前诊断

1. MPS 除Ⅱ型外都是常染色体隐性遗传病,患者的同胞有 25% 可能性为患者。

2. MPSⅡ型是 X 连锁遗传病,先证者同胞的患病风险决定于其母亲的携带状态。如果母亲为突变携带者,其遗传给后代的风险为 50%。遗传到突变的男性为患者,女性为携带者,女性携带者有少于 10% 的可能性会发病。

3. 产前诊断的必要条件是患者有明确的等位基因致病突变。

4. 若患者的父母拟再次生育,建议妊娠前进行遗传咨询。通常在孕 9~13 周行绒毛膜穿刺,或于妊娠 17~22 周行羊膜腔穿刺获取胎儿 DNA。以家系中已知的 2 个等位基因致病突变为基础行胎儿基因分析。绒毛或羊水细胞相关的 MPS 酶活性明显降低也有确诊意义,但是,酶活性测定受影响因素较多,建议结合基因分析结果综合判断。

1. 患者准备生育之前,应行遗传咨询。

2. 同一家系中其他患者和突变携带者应进行遗传咨询。

鉴别诊断主要包括:

1. 需要与 MPSⅠ、MPSⅡ和 MPSⅥ鉴别的疾病主要包括 MLⅡ、MLⅢ和多种硫酸酯酶缺乏症等。

2. 需要与 MPSⅣ和 MPSⅦ鉴别的疾病主要包括先天性脊柱骨骺干骺端发育的各种疾病。

3. 需要与 MPSⅢ鉴别的疾病包括所有儿童期起病进行性神经系统受累的非感染性疾病。

治疗

1. **对症治疗**　主要对呼吸及心血管系统合并症、耳聋、脑积水、外科矫正和康复等,改善生活质量。

2. **酶替代治疗**　国外已上市的药物包括针对 MPSⅠ(aldurazyme),MPSⅡ(hunterase 和

elaprase)、MPS ⅣA（vimizim）、MPS Ⅵ（naglazyme）和 MPS Ⅶ（mepse Ⅶ）。

3. 其他实验阶段的药物　包括小分子、基因、鞘内酶替代、融合蛋白、基因组编辑治疗等。

4. 髓移植/造血干细胞移植　目前推荐用于 MPS Ⅰ 和 Ⅱ 型，建议早期治疗。

（张为民　邱正庆）

74

多灶性运动神经病
multifocal motor neuropathy

定义

多灶性运动神经病是一种自身免疫相关的多发单神经病变,目前认为与抗神经节苷脂抗体阻滞钠通道,导致周围神经郎飞结处功能异常,神经兴奋传导阻滞有关的疾病。

病因和发病率

发病机制尚不明确。约 1/3~2/3 的患者与抗神经节苷脂抗体(GM1)抗体阻滞郎飞结钠通道相关。

国内外均缺乏准确患病率报道,估计为 0.3/100 000~3/100 000。男性患病率约为女性 3 倍(2.7∶1),儿童极少发病。

临床表现

隐袭起病,缓慢或阶段性进展,可有长时间的稳定期。任何年龄均可发病,多于 50 岁前起病(20~70 岁)。临床主要表现为多发性单神经病,非对称性上肢远端起病较常见,早期以单侧上肢某一根或多根神经受累多见,表现为相应神经支配区域的肌肉无力,远端为主,可伴有痉挛或束颤。随着病情发展,可以出现肌肉萎缩;病程较长者,可有多个肢体的多根神经受累,受累神经的不对称性可不明显,而呈现为类似多发性周围神经病的分布。患者可有轻微感觉异常的主诉,但缺乏客观感觉受累的体征,病程后期部分患者也可出现部分感觉神经受累。颅神经通常不受累。无上运动神经元受累体征。

诊断

临床诊断主要依靠：①隐袭起病，缓慢或阶段性进展；②主要表现为纯运动受累的多发单神经病；③运动神经传导测定，在非嵌压部位，至少2根神经或1根神经的两个节段出现运动神经部分传导阻滞，相应部位的感觉神经传导正常；④部分患者血清或脑脊液GM1抗体阳性；⑤IVIG治疗有效可支持诊断。

应注意与各种原因导致的多发单神经病进行鉴别，包括鉴别嵌压性周围神经病，结缔组织病相关多发单神经病、占位性病变如肿瘤、结节病所致周围神经病、Lewis-summer综合征以及遗传压迫易感性周围神经病。另外还需要与下运动神经元受累的运动神经元病、平山病、颈椎或腰椎神经根病等鉴别。

治疗

1. **人血丙种球蛋白（IVIG）** 初始可给予0.4g/（kg·d），共5d，观察肢体无力变化，部分患者使用后1周内即可出现无力的改善，但疗效维持时间通常仅1个月左右，少数患者可长达数月。在初次使用有效后，可以根据具体情况，个体化间断使用不同剂量的IVIG维持治疗。

2. **免疫抑制剂** 免疫抑制剂治疗MMN的效果有待进一步评估。对于IVIG效果不佳，或其他因素限制无法使用IVIG，无禁忌证且耐受的患者，可试用环磷酰胺2~3mg/（kg·d）。但需密切注意其不良反应，权衡利弊。

预后

大部分MMN患者病情发展缓慢，通常10余年后仍能生活自理。但是，随着病情发展，通常会出现受累肢体的无力萎缩，而导致不同程度的残疾。

（刘明生）

参考文献

[1] Joint Task Force of the EFNS and the PNS. European Federation of Neurological Societies(EFNS)/Peripheral Nerve Society(PNS)guideline on management of multifocal motor neuropathy. Report of a joint task force of the EFNS and the PNS—first revision. J Peripher Nerv Syst,2010,15(4):295-301.

[2] American Association of Electrodiagnostic Medicine. Consensus criteria for the diagnosis of multifocal motor neuropathy. Muscle Nerve,2003,27:117-121.

［3］Harbo T,Andersen H,Jakobsen J. Long-term therapy with high doses of subcutaneous immunoglobulin inmultifocal motor neuropathy. Neurology,2010,75:1377-1380.

［4］Garg N,Park SB,Vucic S,et al. Differentiating lower motor neuron syndromes. JNNP,2017,88(6):474-483.

［5］Kuwabara S,Misawa S,Mori M,et al. Intravenous immunoglobulin for maintenance treatment of multifocal motor neuropathy:A multi-center,open-label,52 week phase 3 trial. Peripheral Nerv Syst,2018,23(2):115-119.

多种酰基辅酶 A 脱氢酶缺乏症
multiple acyl-CoA dehydrogenase deficiency

定义

多种酰基辅酶 A 脱氢酶缺乏症(multiple acyl-CoA dehydrogenase deficiency,MADD)是一种以低酮或非酮性低血糖症和代谢性酸中毒为临床特征的常染色体隐性遗传性代谢缺陷病。患者的主要病理改变为肝实质细胞、肾小管上皮细胞和心肌细胞脂肪变性。生化异常为转运电子至 ETF 的酶类所氧化的代谢产物积聚。多种酰基辅酶 A 脱氢酶参与多种脂肪酸、氨基酸和胆碱代谢。致病基因包括 *ETFA*、*ETFB* 和 *ETFDH*。新生儿起病的患者表现危重,如无正确治疗可危及生命。非酮症性低血糖,代谢性酸中毒和多脏器受累为临床特征,伴或不伴先天性脏器畸形。晚发型患者表现多为渐进型肌无力或运动耐力下降,疲劳和感染等可致间断性肌无力加重。

同义词

戊二酸血症Ⅱ型(glutaric acidemia type Ⅱ),戊二酸尿症Ⅱ型(glutaric aciduria type Ⅱ)。

病因和发病率

ETFA 位于 15q23-q25,含 12 个外显子,已知突变 30 种。*ETFB* 位于 19q13.3,含 5 个外显子,已知突变 15 种。*ETFDH* 位于 4q32-q35,含 13 个外显子,已知突变 182 种(http://www.hgmd.cf.ac.uk)。遗传性电子转运黄素蛋白(ETF)或电子转运黄素蛋白脱氢酶(ETF-QO)缺陷是导致该病发生的原因,ETF 作为一种位于线粒体基质中的黄素蛋白,是多种脱氢酶必需的

电子受体,而在 ETF 接受电子转运至线粒体呼吸链的过程中,ETF-QO 则起到非常关键的作用。多种酰基辅酶 A 脱氢酶缺乏症的病理机制主要是肝脏、骨骼肌、心肌、肾小管上皮的脂质沉积,因此导致血清谷丙转氨酶、谷草转氨酶、肌酸激酶、肌酸激酶同工酶及乳酸脱氢酶升高,也可出现低血糖、代谢性酸中毒及高氨血症。

关于多种酰基辅酶 A 脱氢酶缺乏症的发病率目前暂无明确报道。

临床表现

根据临床特点可分为新生儿型和迟发型两类。

新生儿型的病情危重,常于出生后数日出现呼吸困难、肌张力低下、低血糖、代谢酸中毒、肝大、心肌受累、心律不齐,伴汗脚样体臭,可致新生儿早期死亡。部分患者合并脏器畸形,如面容特殊(大头,前囟增大,前额饱满,低鼻梁,眼距宽,内眦赘皮),肾脏囊性变,肺发育不良等。

迟发型患者个体差异很大,婴幼儿患者可表现为间歇性发病,在感染、饥饿、腹泻、药物等应激状态下出现呕吐、食欲缺乏、低血糖、代谢性酸中毒、高氨血症,部分患儿类似 Reye 综合征发作。

年长儿、成人患者多为隐匿起病,反复发作空腹或感染后恶心、呕吐伴肌无力,严重时不能行走。多数患者病初对症治疗后可完全恢复正常,但随着疾病进展和未给予正确治疗,患者可因心脏受累和严重肌肉病变死亡。

诊断

主要结合临床表现、常规实验室检查、尿有机酸分析、血氨基酸和酰基肉碱谱分析以及基因诊断。

生化异常主要包括严重代谢性酸中毒和非酮症性低血糖,轻中度高血氨,低血糖,肝功能异常,一些患者合并高脂血症及高尿酸血症。晚发型病人主要生化改变为持续肌酸激酶增高,急性加重期 CK 水平可超过 10 000U/L。

急性期患者尿有机酸分析可见大量戊二酸以及异戊酸、异丁酸、2-甲基丁酸、乳酸、异戊酸甘氨酸等。

血氨基酸分析可见多种氨基酸增高,新生儿期发病者脯氨酸和羟脯氨酸显著增高,而迟发型患者常有血清和尿肌氨酸增高。

血清肉碱谱分析见游离肉碱降低,多种短、中和长链酯酰肉碱水平明显增高。

ETFA、*ETFB* 和 *ETFDH* 基因任何一个基因检出 2 个等位基因致病突变有确诊意义。

遗传咨询及产前诊断

1. 多种酰基辅酶 A 脱氢酶缺乏症是常染色体隐性遗传病,患者的同胞有 25% 可能性为患者。

2. 产前诊断的必要条件是患者有明确的 *ETFA*、*ETFB* 或 *ETFDH* 基因 2 个等位基因致病突变。

3. 若患者的父母拟再次生育,建议妊娠前进行遗传咨询。通常在孕 9~13 周行绒毛穿刺,或于妊娠 17~22 周行羊膜腔穿刺获取胎儿 DNA,以家系中已知的 2 个等位基因致病突变为基础进行胎儿基因分析。

4. 患者可以结婚,在准备生育之前,应行遗传咨询。

5. 同一家系中其他患者和突变携带者应进行遗传咨询。

治疗

急性期发作治疗首先需做到饮食控制,限制脂肪摄入,以糖类和静脉葡萄糖为主提供热量,同时给予左卡尼汀和维生素 B2,纠正代谢性酸中毒。稳定期治疗首先避免空腹,需做到低脂饮食,主要以糖类提供热量。长期用药包括左卡尼汀 30~100mg/(kg·d),维生素 B2 和康复治疗等。对于代谢物大量蓄积者,血液净化亦为治疗手段之一。

晚发型(肌肉受累)患者治疗:建议维生素 B2 100mg/d,终身治疗。

预后

新生儿发病的患者病死率高;以肌肉受累为主的晚发型患者常为维生素 B2 反应型,需终身口服维生素 B2,预后良好。

(石静琳　邱正庆)

参考文献

[1] Henriques BJ, Rodrigues JV, Olsen RK, et al. Role of flavinylation in a mild variant of multiple acyl-CoA dehydrogenation deficiency: a molecular-rationale for the effects of riboflavin supplementation. J Biol Chen, 2009, 284 (7): 4222-4229.

[2] Gen R, Demir M, Ataseven H. Effect of Helicobacter pylori eradi- cation on insulin resistance, serum lipids and low-grade inflam- mation. South Med J, 2010, 103 (3): 190-196.

[3] al-Essa MA, Rashed MS, Bakheet SM, et al. Glutaric aciduria type Ⅱ: observations in seven patients with neonatal-and late-onset disease. J Perinatol, 2000, 20 (2): 120-128.

[4] Wen B, Dai T, Li W, et al. Riboflavin-responsive lipid-storage myopathy caused by ETFDH gene mutations. J Neurol Neuro- surg Psychiatry, 2010, 81 (2): 231-236.

[5] 章瑞南, 邱文娟, 叶军, 等. 多种酰基辅酶 A 脱氢酶缺乏症儿童与成人患者临床特点比较. 临床儿科杂志, 2012, 30 (5): 446-449.

76

多发性硬化
multiple sclerosis

定义

多发性硬化是一种免疫介导的中枢神经系统慢性炎性脱髓鞘性疾病,常累及脑室周围、近皮质、视神经、脊髓、脑干和小脑,病变具有空间多发和时间多发的特点。

病因和发病率

病因不明。目前认为多发性硬化可能是一种由多种因素共同作用的疾病,在遗传与环境因素影响下,通过自身免疫反应发病,感染、外伤、妊娠、手术和中毒等可为其诱因。

发病率和患病率与地理分布和种族相关。高发地区包括欧洲、加拿大南部、北美、新西兰和东南澳大利亚,发病率为 60/100 000~300/100 000。赤道国家发病率小于 1/100 000,亚洲和非洲国家发病率较低,约为 5/100 000。我国属于低发病区,可能与日本相似。

临床表现

平均发病年龄为 30 岁,10 岁以下和 50 岁以上患者少见。女性患病率高于男性,女男比例约为(1.4~2.3):1。多急性/亚急性起病,具有空间多发和时间多发特点。空间多发指病变部位多发,大脑、脑干、小脑、脊髓可同时或相继受累。时间多发指缓解~复发的病程,由于累及部位广泛,反复发作后可最终致残,甚至致死。临床表现多样,常见症状包括视力下降、复视、肢体感觉障碍、肢体运动障碍、共济失调、膀胱或直肠功能障碍等。根据病程临床分为四型:复发缓解型、继发进展型、原发进展型和进展复发型。

诊断

多发性硬化的诊断需以客观病史和临床体征为依据,在充分结合实验室(特别是 MRI 和脑脊液)检查并排除其他疾病后方可确诊。推荐使用 2017 年 McDonald 诊断标准(表 1、表 2),但以往 2005 年和 2010 年诊断标准同样适用。

表 1　2017 年 McDonald 多发性硬化诊断标准(复发缓解型多发性硬化)

临床发作次数	有客观临床证据的病灶数目	诊断多发性硬化所需附加资料
≥2	≥2	无
≥2	1(且有历史证据证明既往发作提示有不同解剖部位的病灶)	无
≥2	1	等待下一次累及不同中枢神经系统部位的发作或 MRI 结果符合空间多发 *
1	≥2	再次发作或 MRI 结果符合时间多发 # 或脑脊液寡克隆区带阳性
1	1	空间多发证据:等待下一次累及不同中枢神经系统部位的发作或 MRI 结果符合空间多发 时间多发证据:再次发作或 MRI 结果符合时间多发或脑脊液寡克隆区带阳性

　　如果患者满足 2017 年 McDonald 标准,并且临床表现没有更好的解释,则诊断为多发性硬化;如有因临床孤立综合征怀疑为多发性硬化,但并不完全满足 2017 年 McDonald 标准,则诊断为可能的多发性硬化;如果评估中出现了另一个可以更好解释临床表现的诊断,则诊断不是多发性硬化。*MRI 空间多发证据:2 个或以上典型部位(侧脑室周围、皮层或近皮层、幕下和脊髓)有一个或以上 T2 病灶。#MRI 时间多发证据:任何时间 MRI 上同时存在强化和不强化病灶或与基线 MRI 相比,出现新发 T2 或强化病灶

表 2　2017 年 McDonald 多发性硬化诊断标准(原发进展型多发性硬化)

疾病进展 1 年同时具有下列 3 项标准中的 2 项

1) 颅内病变的空间多发证据:≥1 个典型部位(侧脑室旁、皮层或近皮层、幕下)有 ≥1 个 T2 病灶;

2) 脊髓病变的空间多发证据:脊髓有 ≥2 个 T2 病灶

3) 脑脊液寡克隆区带阳性

多发性硬化需与其他临床及影像上同样具有时间多发和空间多发特点的疾病进行鉴别,主要有:①其他中枢神经系统炎性脱髓鞘病:视神经脊髓炎、急性播散性脑脊髓炎、假瘤型脱髓鞘病等;②血管病:多发性腔隙性脑梗死、CADASIL、烟雾病、血管畸形等;③感染:莱姆病、梅毒、脑囊虫、热带痉挛性截瘫、艾滋病、Whipple 病、进行性多灶性白质脑病等;④系统

性免疫病:系统性红斑狼疮、白塞、干燥综合征、系统性血管炎、原发性中枢神经系统血管炎等;⑤遗传代谢性疾病:脑白质营养不良、线粒体脑肌病、维生素 B12 缺乏、叶酸缺乏等;⑥肿瘤:淋巴瘤、胶质瘤等;⑦功能性疾病:焦虑等。

遗传咨询与产前诊断

尽管多发性硬化有家族倾向,但该病不属于单基因遗传病,一般不推荐产前诊断。如有需求,可进行遗传咨询。

治疗

包括急性期治疗、缓解期治疗即疾病修正治疗、对症治疗和康复治疗。

1. **急性期治疗**　以减轻症状、缩短病程、改善残疾程度和防治并发症为主要目标。大剂量甲泼尼龙冲击治疗是急性期的首选治疗方法,对激素治疗无效和处于妊娠或产后阶段的患者,可选择静脉注射大剂量免疫球蛋白或血浆置换。

2. **疾病修正治疗**　以减少复发、延缓残疾进展为主要目标。推荐使用疾病修正药物(如β- 干扰素和特立氟胺等),长期进行治疗。

3. **对症治疗**　以缓解疲劳、痛性痉挛、慢性疼痛、膀胱直肠功能障碍、性功能障碍和认知障碍等为主要目标,根据情况选择适当药物,并配合行为干预。

4. **康复治疗**　对伴有肢体、语言、吞咽等功能障碍的患者,应早期在专业医生的指导下进行相应的功能康复训练。

5. **患者管理和宣教**　宣教“与疾病共存”理念,患者及家庭需对所患疾病有正确认识,学会自我管理,重视患者及家庭成员的心理健康。

预后

大多数多发性硬化患者预后较乐观,半数患者发病 10 年后遗留轻度或中度功能障碍,病后存活期 20~30 年,但少数严重者可于病后数年内死亡。

(徐　雁)

参考文献

[1] Thompson AJ, Banwell BL, Barkhof F, et al. Diagnosis of multiple sclerosis: 2017 revisions of the McDonald criteria. Lancet Neurol, 2018, 17 (2): 162-173.

［2］Montalban X,Gold R,Thompson AJ,et al. ECTRIMS/EAN Guideline on the pharmacological treatment of people with multiple sclerosis. Mult Scler,2018,24(2):96-120.

［3］Weinstock-Guttman B. An update on new and emerging therapies for relapsing-remitting multiple sclerosis. Am J Manag Care,2013,19:343-354.

［4］Compston DA. McAlpine's multiple sclerosis ［M］. 4th ed. New York:Churchill Livingstone,2006.

77

多系统萎缩
multiple system atrophy

定义

多系统萎缩(multiple system atrophy)是一种成年发病的、致死性的神经退行性疾病,表现为进行性自主神经功能衰竭、帕金森综合征、小脑性共济失调和锥体束征的多种组合。脑病理可见少突胶质细胞胞浆内 α- 突触核蛋白阳性的嗜酸性包涵体,并伴有橄榄、脑桥、小脑萎缩或黑质纹状体变性。

病因和发病率

目前无确切已知病因,通常为散发,无已知环境危险因素。极少数家系中发现了遗传因素的影响,如 *COQ2* 基因等。

患病率 3.4/100 000~4.9/100 000,40 岁以上人群患病率为 7.8/100 000。帕金森型多于小脑型(2~4):1。通常发病在 60 岁以后,男女受累机会均等。

临床表现

主要包括帕金森综合征、小脑性共济失调、锥体束损害以及自主神经系统损害。自主神经损害累及范围较广,最主要的是心血管功能障碍(如直立性低血压)和排尿障碍(如尿失禁),后者在男性患者还容易合并性功能障碍。

诊断

目前诊断尚无特异性手段,主要依靠临床病史、体征,影像学特点有助于提示,但均不够特异。诊断按照确定程度由高到低分为确诊 MSA,很可能 MSA 和可能 MSA。依据主要临床表现进一步分为帕金森型(MSA-P)和小脑型(MSA-C)。

确诊 MSA
- 病理学证实

很可能 MSA
- 30 岁以后发病,散发,逐渐进展;
- 至少一项自主神经功能障碍:尿失禁(男性伴勃起功能障碍),或直立性低血压(起立 3min 内卧立位差值≥收缩压 30mmHg 或舒张压 15mmHg);
- 下列两者之一:左旋多巴反应不佳的帕金森综合征(MSA-P),或小脑功能障碍(步态共济失调、小脑性构音障碍、肢体共济失调或小脑性眼球活动障碍)(MSA-C)

可能 MSA
- 30 岁以后发病,散发,逐渐进展;
- 下列两者之一:左旋多巴反应不佳的帕金森综合征或小脑功能障碍;
- 至少一项自主神经功能障碍:无其他原因可解释的排尿障碍(尿急、尿频、排空障碍、男性勃起功能障碍),或直立性低血压(未达到上述标准);
- 至少一项额外特征:
  1. 可能的 MSA-P 或可能的 MSA-C:巴宾斯基征阳性伴腱反射活跃,或喘鸣;
  2. 可能的 MSA-P:进展迅速的帕金森综合征;左旋多巴不敏感;运动症状出现 3 年内发生姿势不稳;运动症状出现 5 年内发生吞咽困难;小脑功能障碍;MRI 表现(壳核、脑桥、小脑中脚或小脑萎缩);^{18}F-FDG-PET 表现(壳核、脑干、小脑低代谢);
  3. 可能的 MSA-C:帕金森综合征;MRI 表现(壳核、小脑中脚或小脑萎缩);^{18}F-FDG-PET 表现(壳核、脑干、小脑低代谢);SPECT/PET 表现(黑质纹状体突触前多巴胺能纤维脱失)

- 支持诊断的临床特征:
  ①口面肌张力障碍;②不同程度的颈部前屈;③严重躯干前屈可伴 Pisa 综合征(属躯干肌张力障碍的一种类型,躯干向身体一侧强直性弯曲,伴轻度后旋,缺乏其他伴随的肌张力障碍症状);④手或足挛缩;⑤吸气性叹息;⑥严重的发音困难(主要表现为发音的发展速度低于相应年龄水平,发音延迟或发音错误);⑦严重的构音障碍(主要表现为咬字不清、说话含糊,声响、音调、速度、节律异常和鼻音过重等言语听觉特性的改变);⑧新发或加重的打鼾;⑨手足冰冷;⑩强哭强笑;⑪肌阵挛样姿势性或动作性震颤。
- 不支持诊断的临床特征:
  ①典型的"搓丸样"静止性震颤;②临床上显著的周围神经病变表现;③发病年龄大于 75 岁;④共济失调或帕金森综合征家族史;⑤痴呆(符合美国精神障碍诊断统计手册第 4 版诊断标准);⑥白质损害提示为多发性硬化;⑦非药源性幻觉。

鉴别诊断

MSA-C 需要与特发性晚发型小脑性共济失调(ILOCA)鉴别,前者发病年龄晚,病情进展快,5 年左右需要借助轮椅,自主神经功能障碍更为明显,且绝大多数无家族史。

MSA-P 型应与原发性帕金森病(PD)或其他帕金森综合征如进行性核上性眼肌麻痹(PSP)、皮质基底节变性(CBD)相鉴别。MSA-P 亚型对左旋多巴疗效欠佳,早期出现严重的进展性的自主神经障碍。PSP 可出现核上性眼球活动障碍、假性球麻痹和中轴躯干性肌强直等,且一般无自主神经功能障碍;CBD可出现严重的认知功能障碍,并有异己手(肢)综合征、失用、皮质感觉障碍、不对称性肌强直、刺激敏感的肌阵挛等。

治疗

目前没有特异性的治疗手段,主要是对症治疗,如抗帕金森药物、升压药、改善排尿障碍药物等。

预后

病程6~10年。极少数患者可以超过15年。大约一半患者在运动症状出现3年内不能独立行走,60%在5年内需要使用轮椅,卧床的平均时间为病后6~8年。常见死因包括支气管肺炎、尿路感染和猝死。起病年龄晚、帕金森型、早期出现严重的自主神经功能障碍提示预后不良。

(王 含 朱以诚)

参考文献

[1] Alessandra Fanciullim,Gregor K. Wenning. Multiple-System Atrophy. N Engl J Med,2015,372:249-263.

[2] Gilman S,Wenning GK,Low PA,et al. Second consensus statement on the diagnosis of multiple system atrophy. Neurology. 2008,26,71(9):670-676.

[3] 唐北沙,陈生弟,中华医学会神经病学分会帕金森病及运动障碍学组,等. 多系统萎缩诊断标准中国专家共识[J]. 中华老年医学杂志,2017,36(10):1055-1060.

78

强直性肌营养不良
myotonic dystrophy

定义

强直性肌营养不良是以肌肉进行性无力萎缩和肌强直现象（主动或被动肌肉收缩后无法及时放松）为主要特点的进行性肌营养不良类型。强直性肌营养不良是成年起病的最常见肌营养不良类型。主要分为两种类型，强直性肌营养不良 1 型和 2 型，由不同基因缺陷所致。

同义词

肌强直性肌营养不良，萎缩性肌强直，强直性肌萎缩，强直性肌病，dystrophia myotonica。

病因和发病率

强直性肌营养不良遗传方式为常染色体显性遗传。强直性肌营养不良 1 型由 *DMPK* 基因 3' 端非编码区 CTG 三核苷酸重复序列增多所致，正常人重复数在 5~37，当重复数超过 50 就会患病。重复数越多，发病越早，病情越重。强直性肌营养不良 2 型由 *ZNF9*（*CNBP*）基因 1 号内含子 CCTG 四核苷酸重复序列增多所致，正常人重复数在 30 以内，患者重复数范围则在 75~11 000。重复数与病情轻重无明显关联。

强直性肌营养不良通常成人起病，呈常染色体显性遗传，男女均可罹患，患病率约为 1/8000。

临床表现

强直性肌营养不良主要症状为进行性肌肉无力萎缩和肌强直现象。同时伴有多系统受累症状,如心律失常(逐渐加重的房室传导阻滞)、早发白内障、早期额秃、生育能力较低、轻度认知及睡眠障碍等。强直性肌营养不良多成年起病,常 20~40 岁出现临床表现,此后缓慢进展。患者间病情轻重差异大,同一家系成员病情也有明显不同,家系中常可见到子代病情重于亲代的"遗传早现"现象。强直性肌营养不良 2 型一般病情较轻,肌肉无力萎缩以肢带肌、颈肌等近端、躯干肌肉明显。

诊断

强直性肌营养不良的诊断依靠临床表现、肌电图检查和基因检测。成年起病,有肌强直现象,并出现缓慢进展的肌肉无力萎缩,血肌酸激酶可轻度升高、肌电图检查发现肌强直放电合并肌源性损害,再结合家族史,为临床疑诊强直性肌营养不良患者。确诊需依靠基因检测,明确 *DMPK* 基因或 *ZNF9* 基因是否存在核苷酸重复序列数增多达到病变范围。

强直性肌营养不良需与其他造成肌强直现象的疾病,如先天性肌强直、先天性副肌强直相鉴别,上述疾病通常发病年龄更早,但病程良性,无进展性肌肉无力萎缩。此外,一些不自主肌肉收缩,如神经性肌强直,可能被误认为肌肉来源肌强直放电,需通过肌电图检查等区分。

此外,需要与其他进行性肌营养不良相鉴别,部分肌营养不良在快速发展期也可能偶有肌强直放电,需与强直性肌营养不良持续多年的肌强直现象区分开。

遗传咨询与产前诊断

强直性肌营养不良基因确诊有助于分型,判断预后,指导治疗。因本病为常染色体显性遗传,家系成员建议遗传咨询。鉴于遗传风险较大,且有"遗传早现"现象,在家属充分知情,征求意见后,可考虑再次生育产前诊断。

治疗

强直性肌营养不良的治疗原则如下:

1. **对症治疗**　对于肌强直放电,如影响生活质量,可应用美西律、卡马西平、苯妥英钠等药物减少肌强直现象。美西律为一线用药,服用前需查心电图,评估是否已存在心律失常。

2. **其他受累系统治疗**　严重房室传导阻滞所致心源性猝死是强直性肌营养不良的主要死因之一。需定期监测心电图,必要时植入心脏起搏器治疗。白内障也需在眼科随诊,必要时手术治疗。生育问题可考虑辅助生殖。

3. **康复治疗**　对于肌力逐渐下降造成的功能缺损,应予规范康复指导,维持更好的工作生活能力。

4. **病因治疗**　随着对强直性肌营养不良发病机制基础研究不断深入,今后有望针对基因缺陷和病理生理机制给予治疗。

预后

强直性肌营养不良预后相对良好。注意定期监测心电图,避免心源性猝死,一般不影响生存期。

(戴　毅　朱以诚)

参考文献

[1] Turner C,Hilton-Jones D. The myotonic dystrophies:diagnosis and management. J Neurol Neurosurg Psychiatry,2010,81(4):358-367.

[2] Day JW,Ricker K,Jacobsen JF,et al. Myotonic dystrophy type 2:molecular,diagnostic and clinical spectrum. Neurology,2003,60(4):657-664.

[3] Logigian EL,Martens WB,Moxley RT ,et al. Mexiletine is an effective antimyotonia treatment in myotonic dystrophy type 1. Neurology,2010,74(18):1441-1448.

N- 乙酰谷氨酸合成酶缺乏症
N-acetylglutamate synthetase deficiency

定义

N- 乙酰谷氨酸合成酶缺乏症（N-acetylglutamate synthetase deficiency，NAGSD）是一种尿素循环障碍的遗传代谢病，为常染色体隐性遗传。NAGSD 患者由于血氨清除障碍导致高氨血症及相关临床表现及并发症。

同义词

N- 乙酰谷氨酸合成酶缺乏症致高氨血症，NAGS 缺乏症。

病因与发病率

NAGS 基因位于 17q21.31，编码翻译形成 N- 乙酰谷氨酸合成酶，该基因突变导致 N- 乙酰谷氨酸合成酶缺乏。尿素循环是在肝细胞中发生的一系列化学反应，是将机体各种代谢途径中产生的氨合成尿素并经尿液排出的主要代谢途径。在 N- 乙酰谷氨酸合成酶的作用下乙酰辅酶 A 和谷氨酸转变为 N- 乙酰谷氨酸和辅酶 A。N- 乙酰谷氨酸激活另一种酶 - 氨甲酰磷酸合成酶 1，该酶是尿素循环过程中的限速酶（作为尿素循环的第一步，氨和 CO_2 在该酶的催化下生成氨甲酰磷酸）。因此，N- 乙酰谷氨酸合成酶缺乏症患者的 N- 乙酰谷氨酸不足或者缺乏，导致氨的代谢受阻，血氨升高，引起疾病。

NAGSD 是一种非常罕见的疾病。在世界范围内仅有少数病例报道，总体发病率尚不清楚。

临床表现

与其他尿素循环代谢异常疾病相同,NAGSD 发病的年龄不定,但该病发病年龄往往较早,最常发病的年龄为新生儿时期。患者出现高血氨表现:攻击行为、认知及意识障碍、昏迷、呼吸窘迫、癫痫发作、呕吐、发育落后等表现。高氨血症昏迷的患者可能有脑部伤害与发展迟缓、学习能力受损或智力障碍以及生长发育落后的后遗症。高氨血症患者可能造成颅内压增高、呼吸急促,病情进展会出现呼吸暂停或衰竭,肝大。神经系统并发症包括智力障碍、急性高血氨昏迷,甚至死亡。

诊断

NAGSD 的诊断主要依据临床症状、生化检查、血氨基酸、尿有机酸和基因检测等结果进行综合分析确定。血氨测定是早期诊断的关键。临床上对于有神经系统症状及肝损害,血氨水平升高,血氨基酸分析谷氨酸水平升高者,应考虑该病可能,确诊需结合肝活检进行酶学测定及进行 *NAGS* 基因分析进行确诊。

遗传咨询与产前诊断

该病为常染色体隐性遗传,一般情况下患者的双亲均为无症状的致病变异携带者。每次妊娠胎儿均有 25% 的概率为患者,50% 的概率为无症状的携带者,25% 的概率为正常个体。

对于有本病家族史的夫妇及先证者可进行 DNA 分析,并对其胎儿进行产前诊断,家族成员可筛查杂合子携带者,进行遗传咨询。

治疗

治疗的目标是纠正高氨血症以及确保营养需求。高氨血症时,立即限制饮食蛋白质,加强非蛋白质(糖类及脂肪)的热量来源,避免代偿失调。严重高血氨时,禁止蛋白质摄取至血氨恢复正常范围。降低血氨的处理方式:①应用苯甲酸钠等促进氨的排出;②血液透析;③静脉注射葡萄糖液。对于此类型尿素循环障碍,口服 N-carbamylglutamate(NCG)可有效控制病情,但目前国内尚未见治疗报道。

预后

该病极为罕见,预后不良,常表现为反复发作的高氨血症。国外建议对于高氨血症新生儿可积极口服 N-carbamylglutamate（NCG）进行诊断性治疗，有助于及早发现并改善预后。

（葛绣山　宋 昉）

参考文献

［1］顾学范.临床遗传代谢病.北京：人民卫生出版社,2015.6。

［2］https://rarediseases.info.nih.gov/diseases/7158/n-acetylglutamate-synthase-deficiency.

［3］Nicholas Ah Mew, Ljubica Caldovic. N-acetylglutamate synthase deficiency: an insight into the genetics, epidemiology, pathophysiology, and treatment. The Application of Clinical Genetics, 2011, 4: 127-135.

80

新生儿糖尿病
neonatal diabetes mellitus

定义

新生儿糖尿病(neonatal diabetes mellitus,NDM)是指出生后 6 个月内出现的一种罕见的单基因糖尿病,也有部分 NDM 在出生 6 个月后发病的病例报道。该病可进一步细分为永久性新生儿糖尿病(PNDM)和暂时性新生儿糖尿病(TNDM)。

病因和发病率

NDM 呈常染色体显性、隐性或非孟德尔遗传。其病因为胰岛 β 细胞发育、功能或胰岛素信号通路中起关键作用的单个基因突变造成胰岛 β 细胞缺失或功能丧失而致病。目前已发现 23 种不同的 NDM 临床亚型,包括染色体 6q24 区印迹异常及 22 个基因突变:*KCNJ11*、*ABCC8*、*INS*、*GCK*、*ZFP57*、*SLC19A2*、*GATA6*、*GATA4*、*SLC2A2*、*HNF1β*、*PDX1*、*PTF1A*、*EIF2AK3*、*MNX1*、*NEUROD1*、*NKX2-2*、*IER3IP1*、*FOXP3*、*GLIS3*、*NEUROG3*、*RFX6*、*STAT3*,每种亚型均有其特征性临床表现和遗传方式。其中,6q24 区印迹异常是造成 TNDM 最常见的致病原因。6q24 区包含两种基因,*PLAGL1* 和 *HYMAIM*,其通过以下 3 种方式过表达而致病:①父源单亲二体型;②父源 6 号染色体不平衡重复;③母源 6q24 区低甲基化。该印迹基因是垂体腺苷酸环化酶激活多肽(胰岛素分泌的重要调控因子)1 型受体的转录调节因子,有研究显示其突变是 TNDM 的主要原因。编码 ATP 敏感性钾离子通道(K_{ATP})Kir6.2 亚单位的 *KCNJ11* 基因和磺脲类受体 1 亚单位(SUR1)的 *ABCC8* 基因及 *INS* 基因是导致 PNDM 最常见的致病原因。*KCNJ11* 基因和 *ABCC8* 基因激活突变时,K_{ATP} 通道对细胞内 ATP/ADP 比例变化不敏感,在葡萄糖刺激下通道无法正常关闭,细胞膜持续处于超极化状态,细胞外 Ca^{2+} 无法内流,造成胰岛素无法正常释放导致高血糖;*INS* 基因突变可导致胰岛素原分子的错误折叠并聚集于内质网,引起内质网应激和 β 细胞凋亡导致高血糖。

发生率约为 1/500 000~1/400 000,但也有研究报道意大利、德国等发病率稍高,我国尚无相关数据报道。

临床表现

TNDM 常表现为严重的宫内发育迟缓,出生后很早(常在出生后 1 周)即出现严重的、非酮症性高血糖,12 周后可恢复,约 50%~60% 在青春期前后复发,复发后临床表现类似于 2 型糖尿病(T2DM)。

PNDM 多为出生时小于胎龄儿,常以糖尿病为惟一临床表现,也有少部分患者同时具有胰腺外的临床特征,如 *NEUROD1* 基因突变致 PNDM 常伴有中枢神经系统异常;*HNF1β* 基因突变致 PNDM 常伴有肾脏病变或生殖系统异常等。PNDM 无缓解期。

诊断

新生儿糖尿病的诊断依靠临床表现、实验室检查和基因检测。出生后 6 个月内出现高血糖相关临床表现,结合实验室检查提示血糖升高的患者需进行基因检测。基因检测可明确大约 80% 的 NDM 患者。具体分型和确诊需依靠基因检测确定。高通量测序可同时完成多个基因检测,极大提高了临床表型类似的 NDM 的诊断效率。

NDM 需与 1 型糖尿病、早发 2 型糖尿病及其他单基因糖尿病相鉴别,如青少年发病的成人型糖尿病(MODY)等,1 型糖尿病相关抗体检查及基因检测对于病因的鉴别具有重要意义。

遗传咨询与产前诊断

NDM 是一种遗传病。基因确诊后建议遗传咨询,明确病因及家系成员风险。

治疗

不同 NDM 亚型治疗原则不同,需具体亚型具体分析。TNDM 患儿发病后可使用胰岛素治疗,且用量可迅速减少,经过平均 12 周后即可不再需要治疗;但该病多于青春期前后复发(复发率约为 50%~60%),复发后临床表现类似于早发 T2DM,表现为第一时相胰岛素分泌缺失,对口服磺脲类药物有反应,不一定需要胰岛素治疗。约 90% 的 K_{ATP} 通道基因(*KCNJ11* 和 *ABCC8*)突变致 PNDM 患者可使用磺脲类药物治疗。磺脲类药物可改善该类患者的血糖控制,且不增加低血糖风险。与成年 T2DM 患者相比,这类 PNDM 患儿常需较高剂量的磺脲类药物,以目前临床应用最多的格列本脲为例,平均用量为 0.5mg/(kg·d),最大剂量可达 2.3mg/(kg·d)。其余类型 PNDM,胰岛素仍是惟一选择,与 1 型糖尿病不同的是,这类 PNDM

患者胰岛素起始剂量偏大,为 0.5~1.2U/(kg·d)。

预后

NDM 类型众多,预后不同。多数 NDM 患者通过良好的血糖控制,预后良好,但需定期监测、规律随诊、适时调整治疗方案。长期预后仍需进一步研究明确。

（付俊玲　肖新华）

参考文献

[1] Letourneau LR,Carmody D,Wroblewski K,et al. Diabetes Presentation in Infancy:High Risk of Diabetic Ketoacidosis [J]. Diabetes Care,2017,40(10):147-148.

[2] Lemelman MB,Letourneau L,Greeley SAW. Neonatal Diabetes Mellitus:An Update on Diagnosis and Management. Clin Perinatol,2018,45(1):41-59.

[3] De Franco E,Flanagan SE,Houghton JA,et al. The effect of early,comprehensive genomic testing on clinical care in neonatal diabetes:an international cohort study. Lancet,2015,386(9997):957-963.

[4] Beltrand J,Elie C,Busiah K,et al. Sulfonylurea therapy benefits neurological and psychomotor functions in patients with neonatal diabetes owing to potassium channel mutations. Diabetes Care,2015,38(11):2033-2041.

[5] Yorifuji T,Higuchi S,Hosokawa Y,et al. Chromosome 6q24-related diabetes mellitus. Clin Pediatr Endocrinol,2018,27(2):59-65.

81

视神经脊髓炎
neuromyelitis optical

定义

视神经脊髓炎是一种免疫介导的以视神经和脊髓受累为主的中枢神经系统炎性脱髓鞘疾病。Devic(1894)首次描述了单相病程的 NMO,称为 Devic 病。近来越来越多研究显示,视神经脊髓炎临床也可能出现较局限的或较广泛的中枢神经系统受累,因此,2015 年国际视神经脊髓炎诊断小组对视神经脊髓炎的命名和诊断标准进行了修订,确定应用视神经脊髓炎谱系疾病这一术语代替过去的视神经脊髓炎。

同义词

视神经脊髓炎谱系疾病,Devic 病。

病因和发病率

病因和发病机制不十分明确,目前认为主要与水通道蛋白 4 抗体(AQP4-IgG)相关。

目前尚缺乏准确的流行病学数据。小样本流行病学资料显示视神经脊髓炎的患病率全球各地区接近,约为 1/100 000~5/100 000,非白种人群(亚洲、拉丁美洲、非洲、西班牙裔和美国原住民)更为易感。

临床表现

好发年龄 5~50 岁,中位发病年龄 39 岁。女性患病率明显高于男性,女男比例约为(9~11):1。多急性/亚急性起病,临床表现包括 6 组核心症候群:①视神经炎;②急性脊髓炎;

③最后区综合征；④急性脑干综合征；⑤症状性睡眠发作或急性间脑临床综合征伴视神经脊髓炎谱系疾病典型的间脑 MRI 病灶；⑥症状性大脑综合征伴视神经脊髓炎谱系疾病典型的脑病变。根据病程分为单向型和复发型。

诊断

诊断需以客观病史、核心临床症候和影像特征为依据，在充分结合实验室检查（血清 AQP4-IgG）并排除其他疾病后方可确诊。推荐使用 2015 年国际视神经脊髓炎小组制定的视神经脊髓炎谱系疾病诊断标准（表 1），但以往 2006 年 Wingerchuk 等制定的视神经脊髓炎诊断标准同样适用。

表 1　2015 年视神经脊髓炎谱系疾病诊断标准

AQP4-IgG 阳性的视神经脊髓炎谱系疾病的诊断标准
1. 至少有 1 个核心临床特征
2. 应用最佳检测方法 AQP4-IgG 呈阳性（强烈推荐细胞学方法检测）
3. 排除其他可能的诊断

AQP4-IgG 阴性的视神经脊髓炎谱系疾病或未能检测 AQP4-IgG 的视神经脊髓炎谱系疾病的诊断标准
1. 至少有 2 个核心临床特征，出现于 1 或多次临床发作，并符合以下所有的必要条件：
1）至少 1 个核心临床特征必须是视神经炎、长节段横贯性脊髓炎（LETM）或最后区综合征；
2）空间播散性（2 个或以上不同的核心临床特征）；
3）满足附加的 MRI 诊断的必要条件 *；
2. 应用最佳方法检测 AQP4-IgG 为阴性或未能检测
3. 排除其他可能的诊断

*AQP4-IgG 阴性的视神经脊髓炎谱系疾病或未能检测 AQP4-IgG 的视神经脊髓炎谱系疾病附加的 MRI 必要条件：①急性视神经炎：要求脑 MRI 显示：(a) 正常或仅有非特异性白质改变，或者 (b) 视神经 MRI 显示 T_2 高信号病灶或 T_1 加权钆增强病灶延伸超过 1/2 视神经长度或病变涉及视交叉；②急性脊髓炎：要求相关的髓内 MRI 病灶延伸≥3 个连续的节段（LETM），或既往有急性脊髓炎病史患者局灶性脊髓萎缩≥3 连续节段；③最后区综合征：要求伴发延髓背侧和最后区病灶；④急性脑干综合征：要求伴发室管膜周围的脑干病变。

需要鉴别的疾病有：①其他中枢神经系统脱髓鞘病：多发性硬化、急性播散性脑脊髓炎、假瘤型脱髓鞘病等；②血管性疾病：缺血性视神经病、脊髓血管畸形、亚急性坏死性脊髓病等；③感染性疾病：结核、艾滋病、梅毒、布氏杆菌感染、热带痉挛性截瘫等；④代谢中毒性疾病：中毒性视神经病、亚急性联合变性、肝性脊髓病、Wernicke 脑病、缺血缺氧性脑病等；⑤遗传性疾病：Leber 视神经病、遗传性痉挛性截瘫、肾上腺脑白质营养不良等；⑥肿瘤及副肿瘤相关疾病：脊髓胶质瘤、室管膜瘤、脊髓副肿瘤综合征等；⑦其他：颅底畸形、脊髓压迫症等。

遗传咨询与产前诊断

有家族倾向，但该病不属于单基因遗传病，一般不推荐产前诊断。如有需求，可进行遗传咨询。

治疗

包括急性期治疗、缓解期治疗、对症治疗和康复治疗。

1. **急性期治疗**　以减轻急性期症状、缩短病程、改善残疾程度和防治并发症为主要目标。主要治疗方法有糖皮质激素、血浆置换以及静脉滴注免疫球蛋白,对合并其他自身免疫疾病的患者,可选择激素联合其他免疫抑制剂如环磷酰胺治疗。

2. **缓解期治疗**　以减少复发、延缓残疾进展为主要目标。一线治疗包括硫唑嘌呤、吗替麦考酚酯、甲氨蝶呤和利妥昔单抗等,二线治疗包括环磷酰胺、米托蒽醌和他克莫司等。此外,定期静脉滴注免疫球蛋白也可能有预防复发的作用。

3. **对症治疗**　以缓解痛性痉挛、呃逆、慢性疼痛、膀胱直肠功能障碍、性功能障碍等为主要目标,根据情况选择适当药物,并配合行为干预。

4. **康复治疗**　对伴有肢体、吞咽等功能障碍的患者,应早期在专业医生的指导下进行相应的功能康复训练。

5. **患者管理和宣教**　宣教"与疾病共存"理念,患者及家庭需对所患疾病有正确认识,学会自我管理,重视患者及家庭成员的心理健康。

预后

预后差。单向型患者5年生存率约90%,复发型患者5年生存率约68%。复发型患者5年内约有半数单眼视力失明或不能独立行走。

（徐　雁）

参考文献

[1] Wingerchuk DM,Banwell B,Bennett JL,et al. International consensus diagnostic criteria for neuromyelitis optica spectrum disorders. Neurology,2015,85(2):177-189.

[2] 中国免疫学会神经免疫分会,中华医学会神经病学分会神经免疫学组,中国医师协会神经内科分会神经免疫专业委员会.中国视神经脊髓炎谱系疾病诊断与治疗指南.中国神经免疫学和神经病学杂志,2016,49:499-501.

82

尼曼匹克病
Niemann-Pick disease

定义

尼曼匹克病主要包括 A/B 型（NPD-A/B）和 C 型（NPD-C）。NPD-A/B 型即酸性鞘磷脂酶缺乏症，是由于 *SMPD1* 基因突变所致的常染色体隐性遗传溶酶体病。NPD-C 是因 *NPC1* 或 *NPC2* 基因突变导致胆固醇转运障碍的常染色体隐性遗传病。

同义词

酸性鞘磷脂酶缺乏症（acid sphingomyelinase deficiency，ASMD）。

病因和发病率

NPD-A/B 致病基因 *SMPD1* 位于 11p15.1-p15.4，含 6 个外显子，编码含 629 个氨基酸的糖蛋白，已知突变 251 种。酸性鞘磷脂酶（acid sphingomyelinase，ASM）缺乏导致其底物鞘磷脂在单核 - 吞噬细胞系统及脑组织贮积致病。

NPC1 位于 18 q11-q12，含 25 个外显子，已知突变 455 种，p.I1061T 突变最为常见，90% 的尼曼匹克病 C 型患者是由于 *NPC1* 基因突变所致。*NPC2* 位于 14 q24.3，含 5 个外显子，已报道突变 27 种，4% 的尼曼匹克病 C 型患者是由于 *NPC2* 基因突变所致（http://www.hgmd.cf.ac.uk）。*NPC1* 或 *NPC2* 基因突变后，导致胆固醇转运障碍，游离的胆固醇在溶酶体内贮积致病。

国外不同人种之间 NPD-A/B 型发病率约为 1/250 000~1/44 960，而 NPD-C 型约 1/150 000~1/100 000，国内目前无发病率调查。

临床表现

1. NPD-A（神经型）　患者最早出现的症状是腹部膨隆，肝脾增大，部分患儿新生儿期即可发病。智力和运动发育落后随即出现，肌张力低下，运动发育迟缓，而颅神经功能常不受累，1岁后运动智力发育倒退明显，最后进展为痉挛强直状态。50%患者可以发现眼底樱桃红斑。间质性肺部病变可导致低氧血症或呼吸功能衰竭。多数患儿3岁前死亡。

2. NPD-B（肝脾型）　患者可以在各个年龄阶段因为脾大而被发现。病情逐渐进展可导致脾功能亢进出现全血细胞减少；多有生长发育落后、间质性肺部病变和高脂血症，一般无神经系统受累表现。1/3患者出现眼底樱桃红斑，极少数起病较早的患者可以出现进行性神经系统受累的症状。

3. NPD-C　临床表现多样。新生儿期起病表现为腹水，严重的肝脏病变，肺间质病变可致呼吸功能衰竭。婴儿期发病可以出现胆汁淤积性肝病，伴或不伴有呼吸衰竭，肌张力低下和运动发育延迟。儿童患者主要表现为肝脾大，脾大为主，缓慢进展的共济失调，肌张力障碍，构音障碍，垂直型核上性眼肌麻痹（vertical supranuclear gaze palsy，VSGP）等。成人发病的患者肝脾大不明显，可以出现学习障碍、认知减退、精神异常、痴呆等表现。

诊断

1. 临床表现　所有肝脾大伴或不伴神经系统受累表现的患者均应考虑 NPD-A/B 可能。对于不明原因的胆汁淤积、呼吸衰竭的婴儿、肝脾大的儿童、眼球运动异常的青少年及成人均应考虑到 NPD-C 的可能。

2. 骨髓分析　骨髓涂片可见富含脂质的吞噬细胞也称泡沫细胞提示尼曼匹克病可能，骨髓涂片阴性不能除外此病。

3. 酸性鞘磷脂酶活性测定　外周血淋巴细胞或皮肤成纤维细胞培养酸性鞘磷脂酶活性低于正常下限的30%可以确诊 NPD-A/B 型。而 NPD-C 患者酸性鞘磷脂酶活性正常。

4. 成纤维细胞 Filipin 染色　Filipin 能与游离的胆固醇特异性结合，荧光显微镜下可见核周溶酶体强荧光信号（即游离胆固醇），为 NPD-C 阳性细胞，是确诊 NPD-C 的方法。

5. 基因诊断　检出 *SMPD1* 基因2个等位基因已知致病突变有确诊 NPD-A/B 型意义。检出 *NPC1* 或 *NPC2* 基因2个等位基因致病突变有确诊 NPD-C 意义。

NPD-A/B 主要与戈谢病、尼曼匹克病 C 型、血液病等相鉴别，鉴别诊断主要依检测白细胞中的 ASM 活性。另外，由于尼曼匹克病患儿可以出现眼底樱桃红斑，需与 Tay-Sachs 病鉴别。

NPD-C 的新生儿及婴儿患者需与下述疾病鉴别：胆道闭锁，感染，α-1- 抗胰蛋白酶缺乏症，酪氨酸血症，恶性肿瘤，其他溶酶体贮积病（如戈谢病、尼曼匹克病 A/B 型）。儿童患者需与下述疾病鉴别：脑肿瘤，脑积水，GM2 神经节苷脂病，线粒体病，枫糖尿病，注意力缺陷障碍，肌张力障碍，Wilson 病，神经元蜡样脂褐质沉积症，亚急性硬化性全脑炎及周期性瘫痪。青春期及成人患者需要与痴呆或精神类疾病鉴别。

遗传咨询与产前诊断

1. NPD 是常染色体隐性遗传病，患者的同胞有 25% 可能性为患者。

2. 产前诊断的必要条件是尼曼匹克病 A/B 型患者有明确的鞘磷脂酶活性降低和 *SMPD1* 基因 2 个等位基因致病突变；尼曼匹克病 C 型患者具有 *NPC1* 或 *NPC2* 基因 2 个等位基因致病突变。

3. 若患儿的父母拟再次生育，建议妊娠前进行遗传咨询。通常在孕 9~13 周行绒毛穿刺，或于妊娠 17~22 周行羊膜腔穿刺获取胎儿 DNA。以家系中已知的 2 个等位基因致病突变为基础行胎儿基因分析。绒毛或羊水细胞 ASM 酶活性明显降低可以诊断 NPD-A/B 型胎儿，但因携带一个突变的胎儿 ASM 酶活性也可以低于正常下限，建议产前诊断要以基因突变检测为主综合判断。

4. 成年患者在准备生育之前，建议行遗传咨询。

5. 同一家系中其他患者和突变携带者应进行遗传咨询。

治疗

1. **对症治疗**　对于 NPD-A/B 患者应控制肺部感染，缓解呼吸困难；脾功能亢进血小板减少患者出血不易止血时可考虑血小板输注。对于 NPD-C 患者针对睡眠障碍和惊厥，可以考虑镇静和抗惊厥治疗；针对运动功能减退，给予物理治疗；吞咽困难导致进食困难并因此常引起吸入性肺部感染，可以尝试通过胃肠造瘘术给予胃肠营养。

2. **酶替代治疗（ERT）**　重组人酸性鞘磷脂酶（recombinant human ASM，rhASM）目前已在 NPD-A/B 成人患者中进行 II 期临床试验（NCT02004691）。

3. **底物减少疗法**　泽维可（miglustat 美格鲁特）通过抑制鞘糖脂合成而稳定或延缓 NPD-C 型患者神经系统症状的进展，可用于 4 岁以上 NPC1 突变有神经系统受累表现的 NPD-C 型患者。

4. **骨髓移植**　对于 NPD-A/B 患者可以在一定程度上缩小肝脾体积，延缓疾病进展。但对神经系统症状改善不明显。有学者建议 *NPC2* 基因突变所致 NPD-C 型患者可考虑干细胞移植治疗。

预后

NPD-A 患者存活很少超过 3 岁。NPD-B 患者的预后因起病年龄及疾病轻重而异。

NPD-C 患者早期诊断,及时应用减少底物生成的药物可以改善预后。

(马明圣　邱正庆)

参考文献

[1] Schuchman E H,Wasserstein M P. Types A and B Niemann-Pick Disease [J]. Mol Genet Metab,2016,13 Suppl 1:674-681.

[2] Wasserstein MP,Jones SA,Sora H,et al. Successful within-patient dose escalation of olipudase alfa in acid sphingomyelinase deficiency. Mol Genet Metab,2015,116:88-97.

[3] Geberhiwot T,Moro A,Dardis A,et al. Consensus clinical management guidelines for Niemann-Pick disease type C. Orphanet Journal of Rare Diseases,2018,13(1):50.

[4] Patterson MC,Clayton P,Gissen P,et al. Recommendations for the detection and diagnosis of Niemann-Pick disease type C:An update. Neurol Clin Pract,2017,7(6):499-511.

83

非综合征性耳聋
nonsyndromic deafness

定义

属于遗传性耳聋的常见类型。是由于基因组一种或多种异常导致听觉通路感音部位(尤指内耳)发生病变从而引起听功能障碍,同时不伴有其他系统异常的耳聋。

同义词

遗传性耳聋(非综合征型,Nonsyndromic hereditary hearing loss),先天性耳聋(非综合征型,Nonsyndromic congenital hearing loss)。

病因和发病率

多数病因是由于某个基因或某些基因单个 / 多个致病突变所致,也可由于基因突变和环境暴露史(如特定药物)协同致病。对遗传形式而言,约 20% 为常染色体显性遗传(DFNA),80% 为常染色体隐性遗传(DFNB),不足 1% 为线粒体遗传或 X 连锁遗传模式。截至目前,文献报道超过 125 个基因座与此类疾病相关,其中,58 个为 DFNA,63 个为 DFNB,4 个为 X 连锁。

发病率粗略估计:4/10 000~8/10 000。

耳聋是最为常见的感觉障碍疾病,世界范围内听力损失在新生儿中发病率为 1.86‰,目前公认 60% 以上耳聋由遗传因素所致,在这其中,约 60%~70% 为非综合征性耳聋。

临床表现

多数表现为感音神经性耳聋,听力损失程度多为中重度。特定疾病在病程进展过程中可表现为某些频率或某种程度的传导聋或混合聋,部分伴发眩晕或耳鸣。发生时间多数为出生时即伴随临床表现,但也可迟发于婴幼儿期甚至成年。部分表现为家族聚集性,有明确家族史;也可见大量散发病人,家族中无类似病人。

诊断

包括听力学、影像学和基因检测。

1. **听觉生理检查**　包括听性脑干电位(ABR);多频听性稳态反应(ASSR);诱发耳声发射(EOAEs);导抗检查。行为测听包括适用于初生至 6 月龄婴儿的行为观察测听(BOA)和适用于 6 月龄至 2.5 岁幼儿的视觉强化测听(VRA)。

此外,还可能涉及纯音测听(气骨导听阈),游戏测听(CPA,适用于 2.5 岁至 5 岁儿童)、新生儿听力筛查(NBHS)等。

2. **影像学检查**　常见的有颞骨薄层 CT、内听道 MRI。

3. **基因学检查**　由于综合征性耳聋涉及基因众多,多考虑行高通量筛查,后行测序复核,家系验证,最终明确诊断。

此外还包括除外全身其他系统病症的相关检查。

鉴别诊断需排除耳聋作为众多表型中一种的综合征型耳聋,此外鉴别重点主要有环境因素导致的(也称为获得性)耳聋。按年龄不同,需要鉴别的环境致聋因素也有不同:

1. **儿童期**　环境因素所致先天性耳聋多数由巨细胞病毒(cCMV)感染所致。在围生期这种感染的发生率约 0.64%。其中 10% 的感染者临床表现为神经系统障碍(如癫痫、脑瘫)、肝功能不全和特异的皮疹。有临床症状者约半数可能合并发生听力损失。在 90% 无症状的巨细胞感染婴儿群体,发生单侧或双侧听力损失者的比例一般不超过 15%。儿童期环境所致获得性耳聋多因胎儿期"TORCH"生物体所致感染(如弓形体、风疹、巨细胞病毒、疱疹),或是产后感染,尤其是奈瑟氏菌、嗜血杆菌、链球菌等所致脑膜炎。

2. **成年期**　多数成年获得性耳聋的病因与环境 - 基因相互作用相关,代表性的有老年性耳聋和噪声性聋。此外还有药物性聋,多发生于长期接触耳毒性药物时。

遗传咨询与产前诊断

对于已明确基因诊断的家庭,推荐遗传咨询,重点在于解释病因,告知延缓 / 避免听力进一步下降的方法,评估可治疗手段及预后,家族成员及生育预警。本着优生优育的原则,在病人需求下,可行产前诊断。

治疗

严密监测听力,根据损失程度选择合适助听、语训、康复方式。 常见的有助听器选配和人工耳蜗植入术。

预后

明确诊断的非综合征性耳聋,由于无其他系统伴发症状,干预治疗的重点在于听力。及时干预可让婴幼儿听力、言语充分发育,达到正常交流、生活的目的。

（高儒真　陈晓巍）

参考文献

［1］Egilmez OK,Kalcioglu MT. Genetics of Nonsyndromic Congenital Hearing Loss. Scientifica (Cairo),2016, 2016:7576064.

［2］http://hereditaryhearingloss.org.

［3］戴朴,袁永一.耳聋基因诊断与遗传咨询.北京:人民卫生出版社,2017.

［4］王秋菊,韩东一.遗传性听力损失及其综合征.北京:人民军医出版社,2016.

84

Noonan 综合征
Noonan syndrome

定义

Noonan 综合征（Noonan syndrome）是一种可由不同的基因突变所致的具有相似临床表现的常染色体显性遗传病。典型临床表现包括特征性面容、矮小、先天性心脏病和骨骼异常等。目前已知的致病基因包括 *PTPN11*、*SOS1*、*RAF1*、*RIT1*、*KRAS*、*NRAS*、*BRAF* 和 *MAP2K1*。

同义词

Bonnevie Ullrich syndrome。

病因和发病率

目前已知的致病基因至少有 8 个。约 50% 的患者是由于 *PTPN11* 突变所致，已报道的突变达 142 种；约 13% 的患者是 *SOS1* 突变所致，已知突变 71 种；*RAF1* 和 *RIT1* 各占 5%，已知突变分别有 48 种和 25 种；*KRAS* 突变占 5% 以下，已知突变 43 种；其他基因包括 *NRAS*、*BRAF* 和 *MAP2K1* 各占 1%，已知突变分别为 14,65 和 21 种。国外文献报道发生率约 1/2500~1/1000 活产儿，国内暂无准确的流行病学数据。

临床表现

1. **典型面容**　所有年龄患者均有上睑下垂，眼距宽，内眦赘皮，双眼外角下斜；双耳位低，后旋，耳郭厚。儿童患者还可有前额饱满，后发际低，鼻短，鼻梁低，鼻尖饱满；唇厚，鼻唇沟深而宽直达上唇等。

2. **矮小**   出生时正常,1 岁后渐出现矮小。骨龄常落后。

3. **心血管**   50%~80% 患者有先心病,包括肺动脉瓣狭窄,房缺,肥厚型心肌病,室缺,肺动脉分支狭窄,法洛四联症和主动脉缩窄等。典型心电图改变包括心电轴极度右偏伴胸前导联 QRS 波逆时针旋转,V1 导联心电轴左偏、左前支不全传导阻滞或 RSR 波形。

4. **不同程度发育落后**   婴幼儿期运动发育落后,50% 学龄期患者协调能力差,25% 学习障碍,6%~23%IQ 低于 70。

5. **颈蹼**

6. **胸廓异常**   鸡胸或漏斗胸。

7. **乳距宽**

8. **男性隐睾**

9. **凝血功能异常和淋巴管发育不良**

10. **其他**   肾脏畸形(肾盂扩张、双输尿管畸形、孤立肾、肾发育不良、远端输尿管狭窄等),男性精子生成障碍,斜视,眼颤,四肢毛囊角化症,Ⅰ型 Arnold-Chiari 畸形,脑积水,肝脾大,恶性肿瘤发生率增加等。

诊断

Noonan 综合征的诊断主要依据临床表现,染色体检查正常和基因检测。

1. **临床表现**   典型面容,矮小,先心病,发育落后,颈蹼,胸廓异常,鸡胸或漏斗胸,乳距宽和男性隐睾等。

2. **基因诊断**   针对已知的 8 个致病基因(*PTPN11*、*SOS1*、*RAF1*、*RIT1*、*KRAS*、*NRAS*、*BRAF* 和 *MAP2K1*),使用二代测序分析方法,检出致病变异具有确诊意义。

需要与以下疾病鉴别:

1. **Turner 综合征**   是最常见的女性染色体病,大多数染色体核型为 45,X。与 Noonan 综合征的相似之处是新生儿期的淋巴性水肿、矮小、面部黑痣、颈蹼、先心病、肘外翻和泌尿系统畸形等。染色体核型分析可以确诊。

2. **Cardiofaciocutaneous(CFC)综合征**   与 Noonan 综合征的相似之处是眼距宽、眼外角下斜、内眦赘皮、上睑下垂、矮小、先天性心脏病等。致病基因包括 *BRAF*(75%~80%)、*MEK1*、*MEK2*(10%~15%)和 *KRAS*(<5%)。

3. **Costello 综合征**   与 Noonan 综合征不同之处为严重喂养困难,皮肤明显松弛,手足掌纹明显深,面部或肛周可有乳头状瘤,随年龄增大,腹腔实质性脏器和输尿管恶性肿瘤发生率增加。致病基因是 *HRAS* 基因。

4. **伴生长期毛发松动的 Noonan 样综合征(Noonan-like syndrome with loose anagen hair)**   与 Noonan 综合征不同为头发(头发稀少、易脱落、生长慢)、皮肤色素沉着、湿疹、鱼鳞病等,由 *SHOC2* 基因突变所致。

5. **神经纤维瘤病Ⅰ型**   少数患者可以有与 Noonan 综合征相似的面容和肺动脉瓣狭窄。

NF1 基因突变分析确诊。

6. LEOPARD 综合征　与 Noonan 综合征的致病基因相同,是由 *PTPN11* 和 *RAF1* 基因突变所致的常染色体显性遗传病。不同之处是患者有多发皮肤雀斑样皮疹、神经性或传导性耳聋。

遗传咨询与产前诊断

1. Noonan 综合征是常染色体显性遗传病,如果患者的父 / 母是病人,其同胞有 50% 可能性为患者。如果患者的父/母不是病人,也不携带致病变异,其同胞患病的可能性 1% 以下。

2. 产前诊断的必要条件是患者有明确的致病突变。

3. 若患者的父母拟再次生育,建议妊娠前进行遗传咨询。通常在孕 9~13 周行绒毛穿刺,或于妊娠 17~22 周行羊膜腔穿刺获取胎儿 DNA。以家系中已知的致病突变为基础行胎儿基因分析。

4. 患者可以结婚,在准备生育之前,应行遗传咨询。

治疗

此病没有根治方法,建议定期随诊和对症治疗。

1. 随诊　常规体检和生长发育、语言、智力行为评估;定期心电图、心脏超声、肝脾和泌尿系统超声、凝血功能和听力检查等。

2. 对症治疗　包括矮小,智力发育落后,心脏和泌尿系统疾病,凝血功能障碍,听力和骨骼异常等,建议在专科医生指导下治疗,以改善生活质量。

预后

影响预后的主要因素与心脏病变有关,尤其是肥厚型心肌病和心功能衰竭。

（邱正庆）

85

鸟氨酸氨甲酰胺基转移酶缺乏症
ornithine transcarboxylase deficiency

定义

鸟氨酸氨甲酰基转移酶缺乏症（ornithine transcarbamylase deficiency，OTCD）是尿素循环障碍中最常见的一种遗传性代谢病，属于 X 连锁遗传方式。OTCD 是由于氨甲酰基转移酶缺乏使得尿素不能正常代谢，患者出现高氨血症及一系列严重损害。

同义词

高氨血症 2 型。

病因和发病率

OTCD 是尿素循环障碍性疾病。鸟氨酸氨甲酰基转移酶（OTC）是一种线粒体酶，在胞质中合成，转入线粒体后，负责将氨甲酰基磷酸和鸟氨酸转化为瓜氨酸，再运输至胞质参与尿素循环的其他生化反应。OTCD 是由于鸟氨酸氨甲酰基转移酶基因（ornithine transcarbamylase，OTC）（Xp2.1）发生突变，导致 OTC 活性降低或者丧失，使得瓜氨酸合成受阻，尿素循环障碍，影响肝脏将氨转化为尿素的能力，出现高氨血症和低瓜氨酸血症，继而引发中枢神经系统损伤等临床表现。另一方面，由于瓜氨酸合成障碍，大量的氨甲酰基磷酸进入胞质，增加了嘧啶的合成，抑制了乳清酸磷酸核糖转移酶活性，导致乳清酸在体内蓄积，尿中乳清酸排泄增多。

早期估算的 OTC 发病率为 1/14 000 活产儿，后来研究显示发病率为：1/72 000~1/ 60 000。该病为 X 连锁隐性遗传，男性患者较女性多见。

临床表现

OTCD 可以在任何年龄阶段发病,临床主要分为早发型和晚发型两种。早发型 OTCD 主要发生在男性半合子患者,临床表现为新生儿急性起病,病情凶险,血氨升高使得大脑广泛性的损害。生后第 2 天即表现出易激惹、嗜睡、拒食和癫痫发作。如果不给予紧急处理很快发展成遗传代谢性脑病、昏迷,并常在刚出生 1 周内死亡,幸存者多遗留严重的智力损害。晚发型 OTCD 发生在较大年龄的患者中,可以是半合子的男性和杂合子的女性,多于婴幼儿起病,症状比早发型轻,患者有肝大、反复癫痫发作、生长发育迟缓、行为异常等临床表型。儿童期和成人期发病的患者多表现为慢性神经系统损伤:发作性呕吐、头痛、行为异常、谵妄、精神错乱等。尽管晚发型症状较轻,但是在疾病、应激、高蛋白饮食等环境因素应激下会诱发高氨血症的急性发作而威胁生命。

诊断

OTCD 依据典型临床特征、家族史和支持性实验室结果进行诊断。

1. 临床特征:新生男性患儿表现急性新生儿脑病(易激惹、喂养困难、呼吸急促、嗜睡等)和低体温;儿童、青少年或成人(男性或女性)存在脑病或精神病发作,包括不稳定行为,意识障碍,谵妄等。

2. 家族史:男性患儿生后第 1 周因 "败血症" 或不明原因的嗜睡、拒绝进食、呼吸急促、存在脑病或精神病发作(发作性呕吐、不稳定行为、意识障碍、谵妄等)而死亡。

3. 实验室检查　①血生化检测:血氨增高、血瓜氨酸降低、尿乳清酸增高是典型的 OTC 缺乏症的生化表型,但如果血瓜氨酸、尿乳清酸正常,则需进行肝细胞的 OTC 酶活检测定和(或)进行 OTC 基因致病性变异的分析。②酶活性分析:OTC 酶在肝组织和小肠黏膜中表达,通常男性患者或者女性发病者酶活性为正常人的 5%~25%。③OTC 基因致病性变异分析:男性患者发现携带半合子致病性变异;女性患者中携带一个致病性变异(与 X 染色体失活有关)。

遗传咨询与产前诊断

OTCD 以 X 连锁的方式遗传。男性先证者的母亲为致病变异的携带者,则有 50% 的概率传递给先证者同胞。携带该变异的先证者男性同胞则为受累个体,携带该变异的先证者女性同胞可能出现或者不会出现与该疾病的相关临床表现(与 X 染色体失活相关)。

女性先证者同胞的患病风险则取决于先证者双亲的遗传背景。如果先证者的母亲为致病变异的携带者,与男性先证者同胞的患病风险相同。如果先证者的父亲携带该致病变异,则先证者所有的男性同胞不受累;先证者所有的女性同胞遗传该变异,可能出现或者不会出现与该疾病的相关临床表现（与 X 染色体失活相关）。

一旦患者检测到 *OTC* 基因致病性变异，患者家庭成员可以进行该变异的筛查，携带变异的孕妇可以对胎儿进行产前诊断。

治疗

OTCD 的治疗原则是低蛋白饮食和脱氮剂，以减少神经系统损伤。OTCD 患者须避免出现高氨血症：应严格控制蛋白的摄入，减少氮的摄入和氨的产生，采用低蛋白饮食治疗；也可以通过苯乙酸钠和苯甲酸钠等氨清除剂治疗；血液透析被认为是一种快速有效的降氨方法；同时补充精氨酸用以改善尿素循环的整体功能。肝脏移植被认为是治疗这种疾病的有效方法。它能使 OTC 酶活性恢复至正常水平。另外基因疗法也被认为是治疗 OTCD 的一种可能。

预后

严重 OTCD 患者的预后与高氨血症期的长短密切相关，并与高氨血症的程度或其他症状（如癫痫发作）的存在密切相关。晚发型患者的预后也取决于他们高氨血症的程度。有研究显示，约 43% 的患者在首次高氨血症发作时死亡。在幸存者中，只有不到 20% 的人活到了 14 岁。

（瞿宇晋　宋昉）

参考文献

[1] 顾学范. 临床遗传代谢病[M]. 北京：人民卫生出版社，2015.

[2] https://www.ncbi.nlm.nih.gov/books/NBK154378/.

[3] Batshaw ML, Tuchman M, Summar M, et al. A longitudinal study of urea cycle disorders. Mol Genet Metab, 2014, 113: 127-130.

[4] Caldovic L, Abdikarim I, Narain S, et al. Genotype-phenotype correlations in ornithinetranscarbamylase deficiency: a mutation update. J Genet Genomics, 2015, 42: 181-194.

[5] Choi JH, Lee BH, Kim JH, et al. Clinical outcomes and the mutation spectrum of the OTC gene in patients with ornithine transcarbamylase deficiency. J Hum Genet, 2015, 60: 501-507.

86

成骨不全症
osteogenesis imperfecta

定义

成骨不全症(osteogenesis imperfecta,OI)是以骨量低下、骨骼脆性增加和反复骨折为主要特征的单基因遗传性骨病,患者可有蓝巩膜、牙本质发育不全、听力异常、关节韧带松弛和心脏瓣膜病变等骨骼外表现。多数呈常染色体显性遗传,少数呈常染色体隐性遗传,罕有 X 染色体伴性遗传,是骨骼中 I 型胶原蛋白数量减少或结构异常相关的疾病。

同义词

脆骨病。

病因和发病率

I 型胶原是骨骼中重要的基质蛋白,占骨有机质成分的 90% 以上,对于维持骨密度、骨质量具有重要作用。OI 的发病机制主要是多种基因突变导致 I 型胶原结构异常、数量不足、翻译后修饰或折叠错误,引起骨量减少、骨脆性增加、骨折风险升高。遗传方式主要分为常染色体显性和隐性遗传,少数呈 X 伴性遗传,目前已报道的致病基因至少有 21 种。由于致病基因及其突变方式复杂多样,导致 OI 具有显著的临床表型和遗传异质性。

近年来,OI 的分子机制研究取得明显进展,主要的致病基因、临床分型及其对 I 型胶原代谢的影响如表 1 所示:

表 1　OI 致病基因、临床分型及其对 I 型胶原代谢的影响

类型	遗传方式	致病基因	蛋白功能
I 型	AD	*COL1A1*,*COL1A2*	合成 I 型胶原
II 型	AD	*COL1A1*,*COL1A2*	合成 I 型胶原
	AR	*CRTAP*,*LEPRE1*,*PPIB*	胶原 α1 和 α2 链脯氨酸羟基化
III 型	AD	*COL1A1*,*COL1A2*	合成 I 型胶原
	AR	*CRTAP*,*LEPRE1*,*PPIB*	α1 和 α2 链脯氨酸的羟基化
	AR	*SERPINH1*	装配和稳定三重螺旋的胶原蛋白
	AR	*BMP1*	裂解前胶原蛋白羧基端
	AR	*FKBP10*,*PLOD2*	胶原链的交联
	AR	*SERPINF1*	骨矿化
	AR	*SP7*	成骨细胞分化
	AR	*WNT1*	成骨细胞分化和功能
	AR	*TMEM38B*	细胞内钙释放
	AR	*CREB3L1*	调节 COL1A1 的表达
	AR	*SEC24D*	调节蛋白基质的分泌
IV 型	AD	*COL1A1*,*COL1A2*	合成 I 型胶原
	AR	*CRTAP*,*PPIB*	α1 和 α2 链脯氨酸的羟基化
	AR	*FKBP10*	胶原链的交联
	AR	*SERPINF1*	骨矿化
	AR	*SP7*	成骨细胞分化
	AR（或 AD）	*WNT1*	成骨细胞分化和功能
V 型	AD	*IFITM5*	骨矿化

　　国外报道成骨不全症的在新生儿中的发病率为 1/10 20 000~1/20 10 000,目前我国 OI 的患病率尚缺乏准确的流行病学研究资料。

临床表现

　　OI 的主要临床特征是骨脆性增加、反复骨折、进行性骨骼畸形及骨骼外结缔组织异常,临床表现包括反复骨折、骨骼畸形、蓝巩膜、韧带松弛、牙本质发育不良、听力下降或耳聋、心脏瓣膜病变等。病情严重度的差异极大,根据临床和遗传特征,Sillence 等将 OI 分成 I~IV型:I 型最轻,最常见;II 型最重,通常在围生期死亡;III 型是存活者中最严重的,常伴有身材矮小和进行性骨骼畸形;IV 型严重度介于 I 型与 III 型之间。V 型 OI 具有独特临床特征,包括肥厚性骨痂、桡骨头脱位、前臂骨间膜钙化、桡骨干骺端下密集骺线等表现。临床上可依据骨折严重度、发病时间、巩膜颜色、是否有牙本质发育不良以及骨骼 X 线改

变等进行判定。

诊断

目前 OI 诊断主要依据疾病表现、影像学特点和基因检测。临床诊断依据主要包括：从小发病，反复脆性骨折史；蓝巩膜；牙本质发育不良；听力下降；阳性骨折家族史。常染色体隐性遗传性 OI 患者，以幼时反复脆性骨折史为主要临床特征，骨骼外表现常常不典型。OI 的 X 线表现主要包括：全身多部位骨质稀疏，颅板变薄，枕骨可有缝间骨，颅底扁平；四肢长骨纤细、骨皮质菲薄，骨髓腔相对较大，干骺端增宽；多发骨折；骨骼弯曲畸形；脊柱可有侧弯或后凸畸形，椎体呈双凹变形或多椎体压缩性骨折；胸廓可扭曲、变形，甚至塌陷。骨密度：绝大多数 OI 患者骨密度显著低于同龄同性别正常人。I 型原胶原羧基端前肽裂解位点突变及 *BMP1* 等少数基因突变可导致患者骨密度升高。OI 患者血清钙、磷、碱性磷酸酶浓度通常正常，部分患者骨吸收指标 β-CTX 血清浓度可轻度升高。骨折后可有轻度 β-CTX 和碱性磷酸酶水平升高。

随着医学遗传学实验技术发展，基因诊断正成为 OI 精准诊疗的重要手段，有利于基因突变的鉴定、疾病的准确分型、揭示疾病分子机制、促进精准诊疗和遗传咨询。OI 基因诊断的方法包括 Sanger 测序、二代靶向测序、全外显子测序等技术。

儿童骨骼疾病多种多样，包括遗传性骨病、代谢性骨病、肿瘤性骨病等。在诊断 OI 前，应与软骨发育不全、佝偻病、骨纤维异样增殖症、骨肉瘤、白血病相关骨病、关节活动过度综合征等疾病，进行鉴别。

治疗

目前尚无针对 OI 致病基因突变的成熟治疗方法，建议内分泌科、儿科、骨科及康复科等多科合作诊治 OI。现有治疗旨在增加骨密度、降低骨折率、提高生活质量、改善骨畸形，适量的钙剂与维生素 D 是基础治疗，可提供骨骼所需营养，但不能有效降低骨折率。目前治疗 OI 相对有效的是双膦酸盐类药物，其可抑制儿童和成人 OI 患者骨吸收、增加骨密度，提高活动能力，但其能否改善重症 OI 患者的生长发育，是否能降低其骨折率，尚未达成一致结论。双膦酸盐类药物的合适剂量、使用频率、药物疗程尚存争议。治疗 OI 的有前景的新型药物包括甲状旁腺素氨基端 1-34 片段（PTH1-34）及针对 RANKL、骨硬化素的单克隆抗体等。OI 患者伴有严重骨骼畸形、骨折不愈合的患者，必要时应进行骨科手术治疗及康复治疗。

（李　梅　夏维波）

参考文献

［1］Forlino A,Cabral WA,Barnes AM,et al. New perspectives on osteogenesis imperfecta. Nat Rev Endocrinol, 2011,7:540-557.

［2］Forlino A,Marini JC. Osteogenesis imperfecta. Lancet,2016,387:1657-1671.

［3］Van Dijk FS,Sillence DO. Osteogenesis imperfecta:clinical diagnosis,nomenclature and severity assessment. Am J Med Genet A,2014,164A:1470-1481.

［4］Grover M,Campeau PM,Lietman CD,et al. Osteogenesis imperfecta without features of type V caused by a mutation in the IFITM5 gene. J Bone Miner Res,2013,28:2333-2337.

［5］Chang W,Barnes AM,Cabral WA,et al. Prolyl 3-hydroxylase 1 and CRTAP are mutually stabilizing in the endoplasmic reticulum collagen prolyl 3-hydroxylation complex. Hum Mol Genet,2010,19:223-234.

［6］Laine CM,Joeng KS,Campeau PM,et al. WNT1 mutations in early-onset osteoporosis and osteogenesis imperfecta. N Engl J Med,2013,368:1809-1816.

［7］Yi Liu,Lijie Song,Fang Lv,et al. Gene mutation spectrum and genotype-phenotype correlation in Chinese osteogenesis imperfecta patients revealed by targeted next generation sequencing. Osteoporos Int,2017,28: 2985-2995.

［8］Bishop N,Adami S,Ahmed SF,et al. Risedronate in children with osteogenesis imperfecta:a randomised, double-blind,placebo-controlled trial. The Lancet,2013,382:1424-1432.

［9］Palomo T,Fassier F,Ouellet J,et al. Intravenous bisphosphonate therapy of young children with osteogenesis imperfecta:skeletal findings during follow up throughout the growing years. J Bone Miner Res,2015,30:2150-2157.

［10］Hoyer-Kuhn H,Netzer C,Koerber F,et al. Two years' experience with denosumab for children with osteogenesis imperfecta type Ⅵ. Orphanet J Rare Dis,2014,9:145.

87

帕金森病(青年型、早发型)
Parkinson's disease(young-onset, early-onset)

定义

发病年龄小于 50 岁的帕金森病被称为早发型帕金森病,发病年龄在 21~40 被称为青年型帕金森病,21 岁以前发病的被称为青少年型帕金森病。

同义词

青年型帕金森病(young-onset Parkinson's disease,YOPD),青少年帕金森病(juvenile Parkinsonism,JP),早发型帕金森病。

病因和流行病学

具有明确的遗传易感性和家族聚集性,多数具有阳性家族史,提示遗传因素在其中起到重要作用。目前已有 20 多个基因明确定位,包括常染色体显性和隐性遗传两种主要遗传方式。

1. **常染色体显性遗传基因** 常见的如 *SNCA*、*LRRK2*、*UCH-L1* 等。

2. **常染色体隐性遗传基因** 常见的如 *Parkin*、*PINK1*、*DJ-1*、*ATP13A2*、*PLA2G6* 等。

3. **易感基因** 不直接致病,在正常人群中也可检出,但是其存在增加 PD 的发生风险。例如 *GBA*、*MAPT* 等。多个易感基因携带者发生 PD 的风险显著增高,提示多个微效基因的叠加效应。易感基因还包括 *ADH1C*、*TBP*、*ATXN2* 等。

早发型帕金森病较少见,发病率占帕金森病人数的 5%~10%,在欧美国家中约为 5%,在日本约占 10%。其与晚发型帕金森病相似，发病率随着年龄的增加而增加。

临床表现

运动症状与晚发型帕金森病基本相似，包括运动迟缓、震颤、肌强直。在非运动症状方面，认知功能损害出现较晚，容易发生情绪障碍（如抑郁、焦虑、易激惹等）及行为障碍（如强迫性增加药量、冲动控制障碍、刻板行为等）。除了帕金森病的上述基本特征之外，早发型 PD 患者常常具有一些与特定基因相关的特征，例如，*Parkin* 基因突变者疾病进展缓慢，常见肌张力障碍和对称性症状，睡眠获益明显；*ATP13A2* 基因突变者容易伴发痉挛、核上性凝视麻痹、痴呆、面—咽喉—手指震颤、视幻觉和眼肌阵挛，快速进展到卧床；*PLA2G6* 基因突变者常以非运动症状或认知功能减退为首发症状，逐渐出现帕金森综合征表现，可伴有肌张力障碍、共济失调、构音障碍及锥体束征，进展快，容易出现运动并发症。

诊断

对于临床具有帕金森病特征的年轻（50 岁以前发病）患者，可以初步诊断为早发型帕金森病。通过影像、血液生化检查等排除下述需要鉴别的疾病，最后配合基因诊断技术（MLPA 和全外显子测序）辅助明确基因类型。

常见的鉴别诊断疾病包括：

1. **多巴胺反应性肌张力障碍**　以肌张力障碍为突出表现，对左旋多巴的反应极其敏感，少量左旋多巴即可明显改善症状。

2. **肝豆状核变性**　有肝功能异常、眼角膜 K-F 环，血铜蓝蛋白明显降低。

3. **脊髓小脑性共济失调**　包括多种类型，突出表现为小脑性共济失调，影像上可见明显的小脑萎缩、脊髓变细等。通常具有阳性家族史。

4. **继发于药物或感染的帕金森综合征**　通常发病前有相关药物暴露史或中枢神经系统感染史。

遗传咨询与产前诊断

对于隐性遗传方式的先证者亲属而言，25% 的概率患病，50% 的概率成为携带者，25% 的概率豁免。

治疗

在治疗方面，由于患者进展较慢，对药物疗效较好，易出现运动并发症，故建议先使用非左旋多巴类药物方面进行治疗，如单胺氧化酶抑制剂、金刚烷胺。若以震颤为主要表现，还可选用安坦类药物,后者需注意认知的损害。如果症状无法控制,可使用多巴胺受体激动剂（DR-A）。若仍无法控制,可使用多巴丝肼或卡左双多巴。此外,康复训练、心理辅导、营养支持拁对于早发型 PD 也特别重要。病程 5 年以上经过最佳药物治疗后,出现疗效减退或运动并发症者可考虑深部脑刺激术治疗。

预后

通常进展较慢,对药物疗效较好,容易出现运动并发症,容易合并抑郁。

（王　含）

参考文献

［1］Susan M. Calnea, Ajit Kumar. Young onset Parkinson's disease. Practical management of medical issues. Parkinsonism and Related Disorders, 2008, 14: 133-142.

［2］Hsing-Jung Lai, Chin-Hsien Lin, Ruey-Meei Wu. Early-onset autosomal-recessive Parkinsonian-pyramidal syndrome. Acta Neurol Taiwan, 2012, 21: 99-107.

［3］Susanne A Schneider, Christine Klein. PINK1 type of young-onset Parkinson disease. GeneReviews® ［Internet］. 2010.

［4］Tranchant C, Koob M, Anheim M. Parkinsonia-Pyramidal Syndromes: A Systematic review. Parkinsonism Relat Disord. 2017 Jun; 39: 4-16.

［5］Domingo, Klein C. Genetics of Parkinson disease. Handb Clin Neurol. 2018; 147: 211-227.

88

阵发性睡眠性血红蛋白尿症
paroxysmal nocturnal hemoglobinuria

定义

阵发性睡眠性血红蛋白尿症（paroxysmal nocturnal hemoglobinuria，PNHPNH）是一种后天获得性溶血性疾病。由于造血干细胞 *PIG-A* 基因突变，导致细胞表面糖肌醇磷脂（glycosylphosphatidylinositol，GPI）锚合成障碍，引起细胞膜表面缺乏 GPI 连接蛋白，细胞性能发生变化，因而引起相应的临床现象。临床上主要表现为慢性持续性血管内溶血阵发性加剧、血细胞减少和血栓形成倾向三大特征，可单独或合并出现。

同义词

阵发性夜间血红蛋白尿症。

病因和发病率

PNH 患者造血干细胞发生 *PIG-A* 基因突变，而导致 GPI 连接蛋白的部分或全部缺失，形成异常克隆。异常细胞克隆生成之后可保持并能继续扩增，但这种突变及突变克隆的增殖是在疾病的早期进行的。GPI 连接蛋白中最重要的是补体调节蛋白——C3 转化酶衰变加速因子（CD55）和膜攻击复合物抑制因子（CD59）。PNH 异常细胞缺乏这些蛋白，因此对补体敏感，目前认为是溶血和血栓发生的主要原因。

PNH 是易栓性疾病，其机制不完全清楚，最主要是溶血。溶血可通过红细胞膜的改变和微粒体、红细胞与内皮细胞相互作用，导致一氧化氮（NO）缺乏，增加血栓的形成。PNH 患者的异常血小板也缺乏 CD59,因引起囊泡化,增加了因子Ⅴa、Ⅹa 的作用面,是容易发生栓塞的一个原因。另外,PNH 患者的单核细胞缺乏尿激酶型纤溶酶原激活剂受体,增加栓塞倾向。

PNH 患者还常有一定程度的骨髓造血功能低下的表现,临床表现类似再生障碍性贫血。PNH 是一种获得性疾病,1999 年 Rosse WF 和 Young NS 等评估 PNH 发病率为 1/1 000 000 人口;我国由于再生障碍性贫血的发病率远高于西方国家,与之密切相关的 PNH 在我国也比西方国家多见。我国无发病率统计,推测 PNH 的发病率为 3000 例 / 年,约为 2.1/1 000 000 人口,但尚需进一步调查方可确定。发病年龄在各年龄组均有报道,但均以青壮年患者居多,男女均可发病。亚洲则男性患者明显比女性多,我国与其他亚洲国家相似,综合国内 14 个不同地区报告的 651 例中男女之比 2.4∶1。

临床表现

1. **血红蛋白尿**　典型的血红蛋白尿呈酱油或浓茶色。血红蛋白尿发作时可有发冷、发热、腰痛、腹痛、胸闷等症状。

2. **贫血及全血细胞减少**　绝大多数患者有不同程度的贫血,有些患者合并白细胞、血小板减少,可伴有感染和出血表现。全血细胞减少而引起的感染和出血是中国 PNH 患者死亡的主要原因。

3. **血栓形成**　不同部位的血栓形成在欧美的 PNH 病例中占 23%~50%,是这些地区 PNH 患者的主要死亡原因。我国最近登记试验显示血栓发生率 5%~18%,低于西方人,但栓塞的部位与欧美人类似,以腹腔静脉血栓为主。

4. **肝脾肿大**　多数患者没有肝脾肿大,合并血管血栓者可出现不同程度的肝脾肿大。

5. **各种合并症**　如贫血性心脏病、黄疸与胆石症、肾损害或肾功能衰竭、平滑肌功能障碍引起的腹痛、胸闷、肺动脉高压,性功能障碍等。

诊断

国内 PNH 诊断标准

(1) 临床表现符合 PNH

(2) 实验室检查

1) Ham 试验、糖水试验、蛇毒因子溶血试验、尿潜血(或尿含铁血黄素)等几项试验中凡符合下述任何一种情况,即可诊断。

A. 两项以上阳性;

B. 一项阳性,但须具备下列条件:①两次以上阳性,或一次阳性,但操作正规、有阴性对照、结果可靠,即时重复仍阳性者。②有溶血的其他直接或间接证据,或有肯定的血红蛋白尿出现。③能除外其他溶血,特别是遗传性球形红细胞增多症、自身免疫性溶血性贫血、葡

萄糖 -6- 磷酸脱氢酶（G6PD）缺乏症所致的溶血和阵发性冷性血红蛋白尿症等。

2）流式细胞术检测发现：外周血中 CD55 或 CD59 阴性中性粒细胞或红细胞 >10%（5%~10% 为可疑）。

临床表现符合，实验室检查具备 1）项或 2）项者皆可诊断，1）、2）两项可以相互佐证。

治疗

在开始治疗前，判断 PNH 患者为经典型 PNH 还是低增生 PNH。经典型 PNH 有轻中度血细胞减少，骨髓增生活跃，网织红细胞计数升高，LDH 水平明显升高，与 >60% 的 PNH 克隆。低增生 PNH 则有类似再生障碍性贫血（AA）的骨髓衰竭证据，表现为中重度血细胞减少，LDH 正常或轻度升高。

造血功能衰竭是导致低增生 PNH 的生活质量下降甚至致死的主要因素，可采用环孢素 A 治疗。符合 SAA 标准的患者可选择环孢素 A 联合抗胸腺细胞免疫球蛋白（ATG）治疗，有条件的患者可行异基因骨髓移植。

而经典型 PNH 常有血管内溶血、血栓形成等表现，对于已发生血栓者应给予抗凝治疗。对溶血表现依然以对症为主，可采用激素或促造血治疗，此外，还需注意加强并发症的预防与治疗。

重组人源型抗补体蛋白 C5 单克隆抗体 eculizumab（Soliris®）可显著减轻血管内溶血，减少红细胞输注，减少血栓形成，减轻肾损害，减轻常与 PNH 伴随的平滑肌张力障碍，延长生存期。也可以用来治疗有严重溶血或血栓的孕妇。最多见的不良反应是鼻咽炎、头痛、背痛和上呼吸道感染。

在 eculizumab 出现前，异基因骨髓移植是惟一有效的根治手段。eculizumab 的出现大大改变了 PNH 的预后，在对经典 PNH 治疗方面甚至有替代骨髓移植的趋势。

预后

本病属良性慢性病。多数患者长期有中、重度贫血，主要死于并发症，在国内首位是感染，其次是血管栓塞，还有少数死于贫血性心脏病、脑出血等。而在欧美本病的首位死因是重要器官的静脉栓塞。

（韩　冰）

89

黑斑息肉综合征
Peutz-Jeghers syndrome

定义

黑斑息肉综合征(Peutz-Jeghers syndrome,PJS)是常染色体显性遗传的综合征,是一类伴有黏膜、皮肤色素沉着的全胃肠道多发性息肉病。该疾病发生胃肠道和非胃肠道癌症的风险增加。

病因和发病率

PJ综合征是一种常染色体显性遗传疾病,50%~80%患者可检测到 *STK11/LKB1* 基因突变,该基因定位于染色体 19p13.3,编码丝氨酸或苏氨酸激酶。其功能可能与参与细胞周期 G1 期停滞有关,可能参与信号传导通路有关。有一小部分患者无家族史,推测有新生突变导致。

PJ综合征发病率约 1/200 000,患病率约为 1/200 000~1/8000,其发病可能与患者生存的地理环境有关,与性别和种族关系不密切。

临床表现

PJ综合征临床表现差异很大,表现为反复肠套叠、腹痛、腹泻、黏液便、便血、便秘、呕血等。特征性临床表现为皮肤黏膜色素斑和胃肠道多发息肉。色素沉着多见于口唇及其四周、颊部、面部、手指皮肤,偶见于肠黏膜。色素可呈褐色、棕褐色、灰色和蓝色等,通常发生于出生后至 2 岁前。胃肠道息肉多发生于 11~13 岁,可发生在整个胃肠道,以小肠多见,其次是结肠和胃,息肉大小不定,蒂长短粗细不一。该类疾病患癌风险较高,报道可达 81%~93%,其中胃肠道癌约 70%,乳腺癌约 50%,胰腺癌 11%~36%,其他部位(如肺、子宫、卵巢、睾丸)

癌也常见。

诊断

该病诊断需满足以下任何一项：

1. 2 个或以上经组织学检查证实的 PJ 息肉；

2. 发现某一个体有任意数量的 PJ 息肉，且其近亲中有 PJ 综合征家族史；

3. 发现某一个体有特征性皮肤黏膜色素沉着，且其近亲中有 PJ 综合征家族史；

4. 有特征性皮肤黏膜色素沉着的个体出现任意数量的 PJ 息肉。对于符合上述临床诊断标准的个体，应进行基因检测确定是否出现 *STK11* 基因突变，对于没有基因突变家族，不能排除 PJ 综合征的诊断。

需要与以下疾病相鉴别：

1. **Cowden 综合征**　与 *PTEN1* 基因突变有关，特征性色素沉着出现在男性阴茎头，表现为毛根鞘瘤、肢端角化、面部丘疹和口部乳头瘤等。

2. **幼年性息肉病综合征**（juvenile polyposis syndrome，JPS）　多发性青少年结直肠息肉为特征，由 2 个单独的基因突变引起，*SMAD4/DPC4* 位于染色体 18q21 或 *BMPR1A/ALK3* 位于染色体 10q21-22。该病患者一般不出现皮肤黏膜色素沉着。

3. **Laugier-Hunziker 综合征**（Laugier-Hunziker syndrome，LHS）　一种获得性、散发性、良性疾病，以唇、硬腭和软腭以及颊黏膜出现色素沉着为特点，多发生在出生后数年，不会出现胃肠道错构瘤性息肉或 *STK11* 基因致病性突变。

4. **Cronkhite-Canada 综合征**（Cronkhite-Canada syndrome，CCS）　该病发生胃、结肠多发息肉，但多中老年人发病，表现为腹泻、指甲（趾）异常、毛发脱落，色素沉着、味觉异常等，多无息肉病家族史。

遗传咨询与产前诊断

PJ 综合征是一类常染色显性遗传疾病，其可能通过单个显性多效基因遗传，外显率很高，同一家族患病者较多（患者子女约 50% 发病），建议产前诊断和遗传咨询。

治疗

PJ 综合征治疗包括胃肠道息肉处理、癌症筛查和处理，以期望达到缓解症状、提高生活质量、避免严重并发症的目标。

1. **胃肠道息肉处理**　①内镜治疗：小于 0.5cm 息肉可考虑随诊观察，每隔 1~2 年做结肠镜检查。0.5cm 以上符合内镜切除指征者，考虑结肠镜和（或）小肠镜切除。②手术治疗：对于不能内镜治疗的较大息肉者，并发肠套叠和肠梗阻等患者，结肠、直肠内息肉较大且密集丛生无法逐个摘除者,均可考虑行外科手术治疗。

2. 癌症筛查和处理　①癌症筛查:PJ综合征癌症筛查时间报道不一,胃肠道肿瘤基线筛查建议15岁开始,具体也需要根据症状决定启动筛查时间。之后建议每1~2年检查一次。建议18岁之后进行胰腺、甲状腺、子宫、卵巢、睾丸、乳腺等筛查。②癌症处理:根据患者所患癌症进行相应治疗。

预后

PJ综合征癌变风险较高,且胃肠道息肉导致肠套叠、肠梗阻、消化道出血等并发症从而影响生命质量和促使病死率增加,故需要定期监测、规律随诊、及时对症处理。

（杨　红）

参考文献

［1］Lindor NM,Greene MH. The concise handbook of family cancer syndromes. Mayo Familial Cancer Program. J Natl Cancer Inst,1998,90(14):1039-1071.

［2］McGarrity TJ,Kulin HE,Zaino RJ. Peutz-Jeghers syndrome. Am J Gastroenterol,2000,95(3):596-604.

［3］林果为,王吉耀,葛均波. 实用内科学［M］.北京:人民卫生出版社,2017:1473-1480.

［4］Wang HH,Xie NN,Li QY,et al. Exome sequencing revealed novel germline mutations in Chinese Peutz-Jeghers syndrome patients. Dig Dis Sci,2014,59(1):64-71.

［5］Beggs AD,Latchford AR,Vasen HF,et al. Peutz-Jeghers syndrome:a systematic review and recommendations for management. Gut,2010,59(7):975-986.

90

苯丙酮尿症
phenylketonuria

定义

苯丙酮尿症（phenylketonuria，PKU）是由于苯丙氨酸羟化酶（Phenyalanine Hydroxylase，PAH）缺乏引起血苯丙氨酸浓度增高，并引起一系列临床症状的常染色体隐性遗传病。苯丙酮尿症是高苯丙氨酸血症的主要类型。

同义词

苯丙氨酸羟化酶缺乏症。

病因和发病率

PAH 基因突变导致 PAH 活性降低或缺乏是 PKU 的主要病因。苯丙氨酸（Phenylalanine，Phe）是人体必需氨基酸，其代谢所需的苯丙氨酸羟化酶（PAH）活性降低或缺乏，使苯丙氨酸不能转化为酪氨酸，酪氨酸及其他正常代谢产物合成减少，血液中 Phe 含量增加。Phe 增高影响患儿的中枢神经系统发育，导致智力发育落后，并出现小头畸形、抽搐等神经系统症状。体内高浓度的 Phe 及其异常代谢产物抑制酪氨酸酶活性，可使黑色素合成减少，临床出现皮肤和毛发色浅。高浓度的 Phe 刺激苯丙氨酸转氨酶，导致次要代谢途径增强，生成苯丙酮酸、苯乙酸和苯乳酸，并从尿中大量排出，苯乳酸使患儿的尿液具有特殊的鼠尿臭味。

PKU 发病率在不同种族和地区有差异。爱尔兰约为 1/4500，北欧、东亚约为 1/10 000，日本约为 1/143 000。我国平均发病率为 1/11 800。

临床表现

患儿通常在 3~6 个月逐渐出现症状,1 岁时症状明显。神经系统表现为不可逆损伤,智能发育迟缓,以认知发育障碍为主,部分患儿随着年龄增长发生癫痫。出生数月后因黑色素合成不足,其毛发、皮肤和虹膜色泽逐渐变浅,为黄色或棕黄色。由于尿液、汗液含有大量苯乳酸而有鼠尿臭味。其他表现还有婴儿期常出现呕吐、湿疹等,年长后消失。新生儿筛查确诊的患者可无临床表现。

诊断

1. 头发黄,肤色浅,智力低下,新生儿筛查诊断的患者可无临床表现;

2. 血 Phe 浓度持续高于 >120μmol/L, 苯丙氨酸与酪氨酸比值(Phe/Tyr)>2.0 提示为高苯丙氨酸血症。

3. 尿蝶呤谱及红细胞二氢蝶啶还原酶(DHPR)活性正常;

4. 基因分析检测到 PAH 基因突变。若 PAH 基因只检测到一个突变,或没有检测到突变,具备 1、2 及 3 条标准也可诊断。

苯丙酮尿症需要与四氢生物蝶呤缺乏症及希特林蛋白缺乏症鉴别。

遗传咨询与产前诊断

苯丙酮尿症是常染色体隐性遗传方式。患者的父母携带一个致病变异,无临床症状。每个患者的同胞有 25% 的概率患病,50% 概率是无症状的携带者,25% 概率为正常个体。患者与正常人婚配其后代是携带一个致病性变异的携带者。

对有本病家族史的夫妇及先证者可进行基因突变检测,明确患者基因突变后,胎儿应进行产前诊断。

治疗

本病主要通过饮食控制治疗。出生后尽早给予无苯丙氨酸营养粉与母乳或普通奶粉按一定比例混合喂养,在 3 岁前要求血 Phe 浓度控制在 120~240μmol/L(2~4mg/dl),3 岁后可控制在 120~360μmol/L(2~6mg/dl)。部分 PAH 缺乏症患者因对 BH4 治疗有反应,可能受益于使用沙丙蝶呤辅助治疗。青少年及成年期患者采用大分子中性氨基酸(LNAA)转运蛋白治疗也能降低血 Phe 浓度。

孕期治疗:为降低或预防苯丙氨酸的致畸作用,备孕的女性患者应至少在怀孕几个月前限制 Phe 饮食以维持血浆 Phe 浓度在 120~360μmol/L(2~6mg/dl);孕后继续遵循营养指南,除了摄入适当比例的蛋白质、脂肪和糖类外,每周或每两周一次测定血浆 Phe 浓度以达到目标水平。采用高分辨率超声和胎儿超声心动图以评估胎儿畸形。

预后

治疗开始的年龄越小,预后越好,患者在新生儿早期治疗者智能发育可接近正常人。晚治疗的患者会有程度不等的智能低下。由于新生儿筛查在我国已推广普及,筛查出的患者往往能在出生 1 个月,甚至 2 周之内得到确诊和治疗,为患儿的健康发育提供了保证。

（程苗苗　宋　昉）

参考文献

［1］顾学范 . 临床遗传代谢病 . 北京:人民卫生出版社,2015.
［2］http://www.genereviews.org

91

POEMS 综合征
POEMS syndrome

定义

POEMS 综合征（POEMS syndrome）是一种罕见的单克隆浆细胞病。名称中的五个英文字母分别代表了疾病的 5 个主要表现,polyneuropathy:多发性神经病;organomegaly:脏器肿大;endocrinopathy:内分泌异常;monoclonal protein:单克隆免疫球蛋白;skin changes:皮肤改变。

病因和发病率

POEMS 的病因及发病机制尚不清楚,但是骨髓浆细胞分泌的高水平血清血管内皮生长因子(VEGF)可能是引起 POEMS 综合征中多种症状的关键细胞因子。

POEMS 综合征的患病率约为 3/1 000 000,男性发病率稍高于女性,高发年龄段为 50~70 岁。日本、中国、印度及美国等地区均有较大宗的临床病例报道。

临床表现

POEMS 综合征常见的临床表现包括:①多发神经病,往往表现为对称性的四肢感觉和(或)运动性周围神经病,逐步由远端向近端进展;②器官肿大,包括肝大、脾大或淋巴结肿大;③内分泌异常,常见的包括性功能减退(如男性阳痿、乳房发育)、甲状腺功能减退、糖代谢异常(如糖尿病)、肾上腺功能不全;④皮肤改变,如皮肤颜色加深、皮肤肾小球样血管瘤、白甲、多血质、多毛症、手足发绀等;⑤循环外水负荷增加,包括外周水肿、腹水、胸腔积液、心包积液、视盘水肿等;⑥硬化性骨病,可表现为骨痛,亦可无临床症状;⑦红细胞增多和(或)血小板增多。

诊断

POEMS 的诊断标准详见表 1。诊断 POEMS 综合征需要满足两条强制性标准、一条主要标准以及一条次要标准。

POEMS 综合征需与其他周围神经病,尤其是慢性炎性脱髓鞘性多发性神经根神经病(CIDP)相鉴别。神经传导速度、肌电图、神经活检有助于两者区分。与 CIDP 不同,POEMS 综合征中段神经传导速度减慢较远端更为突出,传导阻滞相对少见,轴突损失更为显著。此外,POEMS 综合征还需与其他浆细胞疾病相鉴别。例如,多发性骨髓瘤多见溶骨性病变,而非硬化性骨病,且多伴有贫血、高钙血症、肾功能不全等。原发性轻链型淀粉样变除周围神经病外,多有限制性心肌病、中等量尿蛋白等表现,组织活检刚果红染色阳性。

治疗

POEMS 综合征的治疗主要是抗浆细胞治疗,通过血液学缓解、VEGF 水平的下降以及器官受累的缓解进行综合的疗效评估。治疗手段主要包括:外周血自体造血干细胞移植、美法仑(马法兰)或来那度胺或硼替佐米的化疗。

预后

随着新药的应用和移植技术的改善,POEMS 综合征预后得到了极大的改善。北京协和医院血液科 362 例患者的资料显示,中位生存期约为 14 年。年龄 >50 岁、肺动脉高压、胸腔积液及 eGFR<30ml/$(min \cdot 1.73m^2)$ 为疾病的危险因素。无危险因素者多 5 年生存率约为 98%,≥2 个危险因素或有肾功能严重受损患者的 5 年生存率约为 67%。

表 1　POEMS 综合征诊断标准

强制性主要标准(2 条均满足)
多发性周围神经病
单克隆浆细胞增殖性疾病
主要标准(满足至少 1 条)
高水平血清或血浆血管内皮生长因子(VEGF)
Castleman 病
硬化性骨病
次要标准(满足至少 1 条)
内分泌病变(单纯的甲状腺功能减低或 2 型糖尿病不足以作为诊断标准)
皮肤改变(包括皮肤变黑、毳毛增多、皮肤粗糙、血管瘤、白甲等)

续表

器官肿大(肝大、脾大或淋巴结肿大)
视盘水肿
肢体水肿或浆膜腔积液
红细胞增多症或血小板增多症

（沈恺妮　李　剑）

参考文献

[1] Dispenzieri A, Kourelis T, Buadi F. POEMS syndrome: diagnosis and investigative work-up. Hematol Oncol Clin North Am, 2018, 32(1): 119-139.

[2] Wang C, Huang XF, Cai QQ, et al. Remarkable expression of vascular endothelial growth factor in bone marrow plasma cells of patients with POEMS syndrome. Leuk Res, 2016, 50: 78-84.

[3] Dispenzieri A. POEMS syndrome: update on diagnosis, risk-stratification, and management. Am J Hematol, 2015, 90(10): 951-962.

[4] Wang C, Huang XF, Cai QQ, et al. Prognostic study for overall survival in patients with newly diagnosed POEMS syndrome. Leukemia, 2017, 31(1): 100-106.

92

卟啉病
porphyria

定义

卟啉病是由于血红素(铁 + 卟啉 = 血红素)生物合成途径中的酶缺乏,引起卟啉或其前体[如 δ- 氨基 -γ- 酮戊酸(ALA)和胆色素原(PBG)]浓度异常升高,并在组织中蓄积,造成细胞损伤而引起的一类疾病。绝大多数属遗传性疾病,自 1874 年首次报道卟啉病起,至今已发现 7 种类型卟啉病,其临床表现、卟啉或卟啉前体类型、主要生成组织、排泄途径和遗传类型彼此不同。卟啉病的分类有三种方式,按卟啉生成的部位可分为红细胞生成性卟啉病、肝性卟啉病;按临床表现可分为皮肤光敏型、神经症状型及混合型卟啉病;按遗传方式可分为遗传性和获得性卟啉病。

同义词

紫质病,血紫质病,porphyrin。

病因和发病率

与人类血红素合成有关的卟啉色素包括尿卟啉、粪卟啉和原卟啉。原卟啉与铁结合便形成血红素。合成血红素所需的酶主要存在于幼稚红细胞和肝细胞,其他组织中含量很少。正常时甘氨酸与琥珀酰辅酶 A 在氨基酮戊酸合成酶作用下合成 δ- 氨基 -γ- 酮戊酸(δ-ALA),经一系列改变最后形成卟胆原。除极少数卟胆原可自行转变为尿卟啉原外,多数卟胆原在卟胆原脱氨酶和尿卟啉原辅合成酶作用下合成尿卟啉原,再转化为粪卟啉原、原卟啉原Ⅸ,最后形成原卟啉Ⅸ,后者在血红素合成酶催化下与二价铁结合成血红素。在一系列酶促反应中,不同酶的缺陷可引起不同的卟啉病。

当血红素生物合成途径的酶缺乏时,其底物和血红素前体可积聚在骨髓或肝脏。血液中这些血红素前体增多,并被转运至其他组织,随尿和粪排出体外。某些卟啉病,尤其是早期卟啉前体 ALA、PBG 升高的卟啉病,可损害神经,出现多种症状,如腹痛,肌无力,后者可发展为肌麻痹。推测神经症状的发病机制有过多血红素中间产物在神经系统作用,或神经系统缺乏血红素合成。但 ALA 和其他血红素代谢产物未证明有神经毒性,病人神经组织未发现有血红素缺乏。确切发病机制还不清楚。

不同的卟啉病发病率不一,但总体来讲都是罕见病,有些更是极为罕见。

临床表现

卟啉病分为遗传性和获得性两类,其中多数为遗传性。遗传性卟啉病有 7 种,其遗传方式、所产生卟啉或其前体物质的种类以及排泄途径各异,因而临床表现不同。常见的有:

1. **皮肤症状群** 为光照后,在皮肤暴露部出现红斑、疱疹、甚至溃烂。皮疹可为湿疹、荨麻疹、夏令痒疹或多形性红斑等类型。口腔黏膜可有红色斑点,牙呈棕红色。同时可并发眼损害如结膜炎、角膜炎及虹膜炎等。严重者可有鼻、耳、手指皮肤结瘢变形。可有特殊紫色面容。红细胞生成性血卟啉病和迟发性皮肤型,可有多毛症。肝性血卟啉病除皮肤症状外,可同时或在病程演进中伴有腹部或神经精神症状,即为混合型。

2. **腹部症状群** 特征为急性腹痛,伴恶心、呕吐。

3. **神经精神症状群** 表现为下肢疼痛、感觉异常;亦可为脊髓神经病变、出现截瘫或四肢瘫痪;也可表现为大脑病变,产生神经、精神、植物神经症状,如腹痛、高血压等。

诊断

根据不同类型特征性的临床表现,结合家族史、实验室检查(可有贫血、黄疸或铁蛋白升高等)、血液 / 尿液 / 粪便中相应的卟啉物质增加,及基因分析结果,可以明确诊断。每种类型各自有相应的诊断标准。

遗传咨询与产前诊断

如果为遗传性卟啉病,可以根据其遗传类型,进行相应的遗传咨询和产前诊断。

治疗

不同的卟啉病治疗方案有所不同。总体来讲,皮肤型卟啉病以保护皮肤为主,应避免光照,可服用 β- 胡萝卜素。同时避免可能诱发或加重病情的因素,如酒精、铁剂、雌激素等。合并铁过载者可以放血或去铁治疗,合并肝损害者可以对症治疗,严重者可以行人工肝或肝移植。有溶血者行脾切除术可减轻症状。神经症状型卟啉病在发作期主要以支持治疗为主，维持体液平衡和纠正电解质紊乱，特别是低镁血症和低钠血症，缓解腹痛，改善精神症状及神经症状，补充葡萄糖以抑制 ALA 合成酶，输注血红素也有一定疗效。混合型卟啉病治疗需要兼顾各系统症状，综合有腹痛和神经系统表现的急性间歇性卟啉病以及有皮肤光敏性症状和肝损伤表现的原卟啉病，以及其他亚型卟啉病的治疗方法。获得性卟啉病要去除引起卟啉堆积的因素，并对症治疗。

预后

根据类型有所不同，大多数患者经过对症治疗可缓解，部分引起脏器功能衰竭者预后较差。

（韩　冰）

93

Prader-Willi 综合征
Prader-Willi syndrome

定义

Prader-Willi 综合征（Prader-Willi syndrome，PWS）是一种罕见的、涉及基因印记的遗传性疾病。该病的临床表现复杂多样，各年龄段特点不同。主要临床特点包括严重的新生儿期肌张力低下，喂养困难，外生殖器发育不良，随后出现食欲亢进、病态肥胖、固执和脾气暴躁及学习障碍。

同义词

肌张力低下 - 智能障碍 - 性腺发育滞后 - 肥胖综合征，普拉德 - 威利综合征。

病因和发病率

Prader-Willi 综合征为父源染色体 15q11.2-q13 区域印记基因的功能缺陷所致。15q11.2-q13 区域长约 6Mb，angelman 综合征印记区、Prader-Willi 综合征印记区均位于其中。

PWS 主要遗传类型包括：①父源染色体 15q11.2-q13 片段缺失（65%~75%）。②母源同源二倍体导致 15q11.2-q13 区域的父源等位基因缺失（占 20%~30%）。③印记中心微缺失及突变（占 1%~3%）。④15 号染色体平衡易位（小于 1%）。

分子遗传诊断，检测染色体 15q11.2-q13 父源片段缺失、母源同源二倍体或者印记中心微缺失及突变。

国外不同人群的发病率约为 1/30 000~1/10 000，我国缺乏流行病学资料。

临床表现

Prader-Willi 综合征呈现随年龄而异的时序化临床表现。新生儿期典型的临床表现为严重的肌张力低下和喂养困难。随后是婴幼儿期贪食及病态肥胖，认知、运动及语言发育落后，随着年龄的增长特征性面容逐渐典型，包括杏仁眼、小嘴、上唇薄、嘴角向下。学龄期逐渐出现脾气暴躁、固执、强迫症等性格特点。男性和女性患者均可出现性腺发育不良，包括外生殖器发育不良、青春期发育不完全、不孕不育。如不经生长激素治疗，所有的患者出现矮小。

诊断

1. 临床评分诊断 国际上通行的 PWS 临床评分标准包括 6 条主要标准、11 条次要标准和 8 条支持证据。年龄 <3 岁总评分 5 分以上，主要诊断标准达 4 分即可诊断；年龄 >3 岁总评分 8 分以上，主要诊断标准达 5 分即可诊断。

主要标准(1 分 / 项)：①新生儿和婴儿期肌张力低下、吸吮力差。②婴儿期喂养、存活困难。③1~6 岁间体重过快增加，肥胖、贪食。④特征性面容：婴儿期头颅长、窄脸、杏仁眼、小嘴、薄上唇、嘴角向下(3 种及以上)。⑤外生殖器小、青春发育延迟，或发育不良、青春期性征发育延迟。⑥发育迟缓、智力障碍。

次要标准(0.5 分 / 项)：①胎动减少，婴儿期嗜睡、少动。②特征性行为问题：易怒、情感爆发和强迫性行为等。③睡眠呼吸暂停。④15 岁时仍矮小(无家族遗传)。⑤色素沉着减退(与家庭成员相比)。⑥与同身高人相比小手(< 正常值第 25 百分位数)和小足(< 正常值第 10 百分位数)。⑦手窄、双尺骨边缘缺乏弧度。⑧内斜视、近视。⑨唾液黏稠，可在嘴角结痂。⑩语言清晰度异常。⑪自我皮肤损伤(抠、抓、挠等)。

需要与以下疾病相鉴别：

1. 婴儿时期肌张力低下需与缺血缺氧性脑病、感染、各类神经肌肉疾病鉴别。

2. 儿童时期的肥胖和智力异常需与 angleman 综合征、脆性 X 染色体综合征、Cohen 综合征及 Bardet-Biedl 综合征等鉴别。

遗传咨询与产前诊断

PWS 的再发风险与其分子遗传机制有关，绝大多数 PWS 的再发风险低于 1%，但部分情况，如父亲印记中心微缺失或母亲 15 号染色体同源罗伯逊易位，再发风险可高达 50%~100%。产前诊断根据不同遗传类型而选择不同方法。如果需要对 DNA 甲基化分析行产前诊断，可选取孕 16~20 周羊水脱落细胞。

治疗

PWS 需多学科协作综合治疗，监测生长、发育，针对不同的问题进行干预：

1. **饮食**　对于喂养困难的婴幼儿，可采用鼻饲管尽量保证足够的热量摄入。对于年长儿，需严格管理进餐量及进餐时间，并尽早开始饮食治疗，减轻肥胖，改善预后。

2. **激素替代治疗**　生长激素的替代治疗可改善矮小、增加瘦体重，提高生活质量。除外禁忌后宜早于 2 岁开始治疗，起始剂量为 0.5mg/（m²·d），根据 IGF-1 水平调节，逐渐增加至 1.0mg/（m²·d）。性激素治疗以诱导、促进及维持青春发育，促进骨骼正常发育，因存在争议，需与监护人充分讨论利弊后实施。部分患者合并甲状腺功能减退，建议口服左甲状腺素钠，并定期检测甲状腺功能。PWS 婴幼儿在发生中重度应激事件中，应考虑氢化可的松替代治疗。

3. **其他问题的对症处理**　呼吸暂停（中枢性、阻塞性）、骨科（脊柱侧弯、髋关节滑脱）、精神行为异常（易怒、固执、强迫行为等）、抽搐等。

预后

PWS 患者经合理及个体化治疗后，成活率较前增高，但仍需定期监测、规律随诊，控制体重。

（宋红梅　马明圣）

参考文献

［1］Irizarry K A，Miller M，Freemark M，et al. Prader Willi Syndrome：genetics，metabolomics，hormonal function，and new approaches to therapy［J］. Advances in Pediatrics，2016，63（1）：47-77.

［2］Butler M G，Kimonis V，Dykens E，et al. Prader-Willi syndrome and early-onset morbid obesity NIH rare disease consortium：A review of natural history study.［J］. American Journal of Medical Genetics Part A，2018，176（2）：368-375.

［3］中华医学会儿科学分会内分泌遗传代谢学组，《中华儿科杂志》编辑委员会. 中国 Prader-Willi 综合征诊治专家共识（2015）［J］. 中华儿科杂志，2015，53（6）：419-424.

［4］Angulo M.A.，Butler M.G.，Cataletto M.E. Prader-Willi syndrome：a review of clinical，genetic，and endocrine findings［J］. J Endocrinol Invest，2015，38：1249-1263.

原发性联合免疫缺陷
primary combined immunodeficiency

定义

联合免疫缺陷（combined immunodeficiency，CID）是一组 T 细胞功能缺陷伴或不伴有 B 细胞功能缺陷的遗传性疾病，同时影响患者的体液免疫和细胞免疫系统，患者往往同时伴发感染性和非感染性的并发症。CID 是原发性免疫缺陷分类中的第一大类，又分为重症联合免疫缺陷（severe combined immunodeficiency，SCID）和比 SCID 表型稍温和的 CID。SCID 有 T-B+ 型 SCID 及 T-B– 型 SCID 两类。目前已发现的 CID 致病基因已超过 40 种。

同义词

联合免疫缺陷，primary combined immune deficiency，combined immunodeficiency。

病因和发病率

联合免疫缺陷是由于基因突变导致的伴或不伴有 B 细胞功能缺陷的 T 细胞功能缺陷，根据国际免疫联盟协会（International Union of Immunological Societies）2017 版报告中发布的 CID 种类已超过 40 种，具体见表 1。

联合免疫缺陷总患病率约为 1/100 000-1/75 000 活产婴。美国发病率为 1/58 000 活产婴。由于多数致病基因为常染色体隐性遗传模式，中东地区近亲结婚现象高发，因此发病率较高，约为 1/10 000 活产婴。目前尚缺乏亚洲人群及中国的大样本流行病学数据。除少数 X 连锁隐性遗传的 CID（致病基因为 *IL2RG*、*CD40LG*、*MSN*）外，其他 CID 在男性和女性中的发病率无明显差异。

表 1 联合免疫缺陷种类及致病基因

联合免疫缺陷分类		病种	致病基因	遗传模式	OMIM
重症联合免疫缺陷	T-B+ 型重症联合免疫缺陷	γc 缺陷	*IL2RG*	XL	308380
		JAK3 缺陷	*JAK3*	AR	600173
		IL17Rα 缺陷	*IL17R*	AR	146661
		CD45 缺陷	*PTPRC*	AR	151460
		CD3δ 缺陷	*CD3D*	AR	186790
		CD3ε 缺陷	*CD3E*	AR	186830
		CD3ζ 缺陷	*CD247*	AR	186780
		Coronin-1A 缺陷	*CORO1A*	AR	605000
		LAT 缺陷	*LAT*	AR	602354
	T-B- 型重症联合免疫缺陷	RAG1 缺陷	*RAG1*	AR	179615
		RAG2 缺陷	*RAG2*	AR	179616
		DCLRE1C 缺陷	*DCLRE1C*	AR	605988
		DNA PKcs 缺陷	*PRKDC*	AR	176977
		Cernunnos/XLF 缺陷	*NHEJI*	AR	611290
		DNA 连接酶Ⅳ缺陷	*LIG4*	AR	601837
		网状发育不全	*AK2*	AR	103020
		腺苷脱氨酶缺陷	*ADA*	AR	608958
比重症联合免疫缺陷表型稍温和的联合免疫缺陷		DOCK2 缺陷	*DOCK2*	AR	603122
		CD40 配体缺陷	*CD40LG*	XL	300386
		CD40 缺陷	*CD40*	AR	109535
		ICOS 缺陷	*ICOS*	AR	604558
		CD3γ 缺陷	*CD3G*	AR	186740
		CD8 缺陷	*CD8A*	AR	186910
		ZAP70 缺陷	*ZAP70*	AR	176947
		主要组织相容性复合体 (MHC)Ⅰ类缺陷	*TAP1/TAP2/ TAPBP/B2M*	AR	170260/170261/ 601962/109700
		主要组织相容性复合体 (MHC)Ⅱ类缺陷 A 类	*CIITA*	XL	600005
		主要组织相容性复合体 (MHC)Ⅱ类缺陷 B 类	*RFXANK*	AR	603200
		主要组织相容性复合体 (MHC)Ⅱ类缺陷 C 类	*RFX5*	AR	601863
		主要组织相容性复合体 (MHC)Ⅱ类缺陷 D 类	*RFXAP*	AR	601861
		DOCK8 缺陷	*DOCK8*	AR	243700
		RhoH 缺陷	*RHOH*	AR	602037

续表

联合免疫缺陷分类	病种	致病基因	遗传模式	OMIM
	MST1 缺陷	*STK4*	AR	614868
	TCRα 缺陷	*TRAC*	AR	615387
	LCK 缺陷	*LCK*	AR	615758
	MALT1 缺陷	*MALT1*	AR	615468
	CARD11 缺陷	*CARD11*	AR	615206
	BCL10 缺陷	*BCL10*	AR	616098
	BCL11B 缺陷	*BCL11B*	AD	617237
	IL21 缺陷	*IL21*	AR	615767
	IL-21R 缺陷	*IL21R*	AR	615207
	OX40 缺陷	*TNFRSF4*	AR	615593
	IKBKB 缺陷	*IKBKB*	AR	615592
	NIK 缺陷	*MAP3K14*	AR	604655
	RelB 缺陷	*RELB*	AR	604758
	膜突蛋白缺陷	*MSN*	XL	300988
	TFRC 缺陷	*TFRC*	AR	616740

临床表现

SCID 通常为婴儿期(<6 月龄)起病,表现为适应性免疫缺陷,导致患儿对很多的机会性及非机会性致病菌易感。其主要表现有新生儿期难治性腹泻、生长发育落后、肺炎、鹅口疮、化脓性感染等,病程发展迅速,感染勤复发、顽固难治,未经治疗的患儿往往在出生后 1 年内死亡。未经筛查识别的 SCID 新生儿除了对所有婴儿易感的常见病原体如肺炎链球菌、巨细胞病毒(CMV)和腺病毒易感外,对于机会性致病菌如肺孢子菌等也易感,甚至在无意中接种活轮状病毒疫苗、脊髓灰质炎病毒疫苗或卡介苗等时也可产生严重的、多系统受损的全身性致死性疾病。比 SCID 表型稍温和的 CID 患儿症状一般比 SCID 稍轻,存活时间较长,部分 CID 也可有自身免疫性表现、炎症、过敏、特殊面容、畸形及肿瘤等。

诊断

联合免疫缺陷的诊断依靠临床表现、基因诊断和功能试验。不同病种的临床表现不同,确诊需要检测其相应的基因,二代测序技术的应用可以同时检测多个相关基因进行诊断。对 T 细胞受体重排剪切环(TREC)的定量检测可以直接评估胸腺的输出功能,可用于 CID 的新生儿筛查。流式细胞术等也可用于检测 T、B、NK 细胞的功能及免疫分型而协助诊断。

需要与其他的原发性免疫缺陷病及 HIV 感染(获得性免疫缺陷)相鉴别诊断。

遗传咨询与产前诊断

多数 CID 为常染色体隐性遗传（AR），少数为常染色体显性遗传（AD）及 X 连锁隐性遗传（XR）。对于有流产史、近亲婚配或已有先证者的家庭，可提供遗传咨询。对于先证者基因诊断明确的家庭，如有需求，可进行下一胎的产前诊断。

治疗

联合免疫缺陷病情凶险，需要在专门的儿科病房隔离治疗。同时需要保守性对症支持管理及根治性治疗方案。

1. **对症治疗**　①肠内肠外营养支持；②积极的抗感染；③IVIG 支持性治疗等。

2. **酶替代治疗**　对于 ADA 缺陷患儿可应用 ADA 进行酶替代治疗，但免疫功能的纠正不完全，并且治疗效果差异较大。

3. **造血干细胞移植（HSCT）或脐血移植**　是目前最主要的根治性治疗方式，平均接受移植的年龄为 6 个月。该方法也存在风险与失败的可能，目前 HSCT 成功率可高于 90%。

4. **基因治疗**　部分疾病如 γc 缺陷（*IL2RG*）及 ADA 缺陷的患者尝试了基因治疗方案，可以维持免疫功能稳定，并延长生存时间，有一定的疗效。基因治疗未来有可能应用于更多的病种。

预后

SCID 病情凶险，预后不佳，未有效治疗的患儿往往 1 岁内死亡。经 HSCT 治疗患者的预后与移植时的感染状态密切相关，未感染的患者可达到超过 10 年的生存期，但存在感染的患者 10 年生存率仅有 50% 左右。脐血移植的患者 5 年生存率与 HCST 类似或略低。

（宋红梅　王　薇）

参考文献

［1］Al-Herz W,Al-Mousa H. Combined immunodeficiency：the Middle East experience［J］. J Allergy Clin Immunol,2013,131（3）：658-660.

［2］Fischer A,Notarangelo LD,Neven B,et al. Severe combined immunodeficiencies and related disorders［J］. Nat Rev Dis Primers,2015,1：15061.

［3］Picard C,Bobby Gaspar H,Al-Herz W,et al. International Union of Immunological Societies：2017 Primary Immunodeficiency Diseases Committee Report on Inborn Errors of Immunity［J］. J Clin Immunol,2018,38（1）：96-128.

95

原发性遗传性肌张力不全
primary hereditary dystonia

定义

肌张力不全是一种运动障碍,其特征是持续性或间歇性肌肉收缩引起的异常运动或(和)姿势,常重复出现。肌张力不全性运动一般为模式化的扭曲动作,可以呈震颤样。肌张力不全常因随意动作诱发或加重,伴有肌肉兴奋的泛化。原发性遗传性肌张力不全是一组以肌张力不全为主要表现的基因缺陷性疾病,目前已发现 20 余种致病基因。

同义词

原发性遗传性肌张力障碍。

病因和发病率

原发性遗传性肌张力不全所包含的具体疾病及对应的致病基因如下:

1. **单纯型**　*DYT1*(*TOR1A*)、*DYT2*(*HPCA*)、*DYT4*(*TUBB4A*)、*DYT6*(*THAP1*)、*DYT24*(*ANO3*)、*DYT25*(*GNAL*)、*DYT27*(*COL6A3*)。

2. **复合型和复杂型**

(1) 合并肌阵挛:*DYT11*(*SGCE*)、*DYT23*(*CACNA1B*)、*DYT26*(*KCTD17*)。

(2) 合并帕金森综合征:*DYT3*(*TAF1*)、*DYT5*(*GCH1*、*TH*、*SPR*)、*DYT12*(*ATP1A3*)、*DYT16*(*PRKRA*)。

(3) 合并其他神经系统或全身系统症状:*DYT28*(*KMT2B*)、*DYT29*(*MECR*)。

3. **发作性**　*DYT8*(*MR-1*)、*DYT9* 和 *DYT18*(*SLC2A1*)、*DYT10*(*PRRT2*)。

原发性肌张力不全的总体患病率约为 16.4/100 000,不同类型的遗传性肌张力不全的遗传方式、发病率 / 患病率各不相同。最常见的类型是 DYT1 型肌张力不全,以德系犹太人患病率最高,约为 1/20 000~1/16 000,非犹太人患病率约为 1/200 000。由于肌张力不全的诊断难度较大,目前普遍认为其患病率远远被低估。

临床表现

原发性遗传性肌张力不全的核心症状是肌张力不全,主要表现为异常的表情姿势和不自主的动作,多累及头颈部肌肉、躯干肌和肢体的旋前肌、指腕屈肌、趾伸肌和跖屈肌等。随意运动时加重,休息睡眠时减轻或消失,晚期可呈固定扭曲痉挛畸形。感觉诡计(缓解技巧)和动作特异性是肌张力不全的特征性表现。

原发性遗传性肌张力不全涵盖的疾病众多,总体上可以分为 3 类:

1. 单纯型　肌张力不全是惟一的运动症状,可伴震颤;

2. 复合型和复杂型　肌张力不全合并其他运动障碍,如肌阵挛或帕金森综合征,或合并其他神经系统或全身系统症状;

3. 发作性　肌张力不全表现为突然出现,自发缓解,依据诱发因素的不同分为 3 种主要形式:发作性运动诱发的运动障碍、发作性过度运动诱发的运动障碍、发作性非运动诱发的运动障碍。

临床上常根据肌张力不全的受累部位,分为局灶型(只有 1 个身体区域受累)、节段型(2 个或 2 个以上相邻的身体区域受累)、多灶型(2 个不相邻或 2 个以上相邻或不相邻的身体区域受累)、全身型(躯干和至少 2 个其他部位受累)和偏身型(半侧身体受累),对于病因诊断、指导治疗和判断预后具有重要意义。

诊断

原发性遗传性肌张力不全的诊断首先根据患者不自主运动的临床特点判断是否为肌张力不全,症状诊断明确后,结合病史、实验室和影像学检查,除外继发性肌张力不全、遗传变性病和遗传代谢病。具体分型和确诊需依靠基因检测确定致病基因和致病突变。

鉴别诊断首先需要明确肌张力不全与上运动神经元综合征导致的痉挛状态以及帕金森综合征中的肌强直不同。其次,肌张力不全是不自主运动的一种形式,要与舞蹈、抽动、肌阵挛等其他形式的不自主运动鉴别。此外,还要与器质性假性肌张力不全导致的异常姿势和动作相鉴别。

原发性遗传性肌张力不全的诊断需要排除继发性肌张力不全,如围生期脑损伤、感染、药物、免疫和心因性等,还要排除以肌张力不全为主要表现的遗传代谢病和遗传变性病,病史、实验室和影像学检查有助于鉴别,基因检查对于区分不同种类的遗传性疾病很有价值。

遗传咨询与产前诊断

原发性遗传性肌张力不全的类型众多，基因确诊后建议遗传咨询和产前诊断。

治疗

目前对于大多数原发性遗传性肌张力不全尚无有效的病因治疗的方法，主要采用对症治疗，包括支持和物理康复治疗、口服药物、肉毒毒素注射和手术。临床治疗的目标为减少不自主运动、纠正异常姿势、减轻疼痛、改善功能和提高生活质量。

1. 支持和物理康复治疗　要充分与患者及家属沟通，理解疾病的性质，建立对疗效的合理预期。避免过度焦虑、紧张、情绪波动，提高自我控制能力。康复治疗是重要的辅助治疗手段，在预防和治疗肌肉挛缩、优化功能和减轻局部症状方面发挥作用。

2. 药物治疗

（1）口服药物：抗癫痫药如卡马西平主要用于治疗发作性运动诱发性运动障碍（DYT10）。左旋多巴可用于多巴反应性肌张力不全（DYT5）的替代治疗，疗效显著，儿童起病的肌张力不全患者应首选左旋多巴进行诊断性治疗。抗胆碱能药物如苯海索可用于全身型和节段型肌张力不全，对儿童和青少年更为适合。苯二氮䓬类药物、多巴胺受体拮抗剂、肌松剂虽然临床应用有效，但尚缺乏对照研究证据。

（2）肉毒毒素：肉毒毒素是颈部肌张力不全和眼睑痉挛的一线治疗，对于内收型喉部肌张力不全、口下颌肌张力不全、书写痉挛等局灶型肌张力不全有效。长期治疗安全有效。

3. 手术治疗　DBS 可用于口服药治疗效果欠佳的单纯型全身型肌张力不全，可用于口服药或肉毒毒素治疗效果欠佳的单纯型节段型和颈部肌张力不全。诊断明确的 DYT1 全身型或节段型肌张力不全患者 DBS 手术获益明显，可以优先考虑。

预后

原发性遗传性肌张力不全除多巴反应性肌张力不全和发作性运动诱发性运动障碍预后良好外，其余类型对生存期影响不大，但致残率高。如果能够早期诊断，并根据疾病的严重程度采用相应的治疗方法，可以获得很好的治疗效果，甚至完全康复，回归社会。

（王　琳）

参考文献

［1］Albanese A. Phenomenology and classification of dystonia：a consensus update，Mov Disord，2013，28（7）：863-

873.

［2］Steeves TD. Day L, Dykeman J. The prevalence of primary dystonia: a systematic review and meta analysis. Mov Disord, 2012, 27 (14): 1789-1796.

［3］Müller U. The monogenic primary dystonias. Brain, 2009, 132 (Pt8): 2005-2025.

［4］中华医学会神经病学分会帕金森病及运动障碍学组. 肌张力障碍诊断与治疗指南. 中华神经科杂志, 2008, 8: 570-573.

［5］Albanese A, Asmus F, Bhatia KP, et al. EFNS guidelines on diagnosis and treatment of primary dystonias. European Journal of Neurology, 2011, 18 (1): 5-18.

［6］Simpson M, Blitzer A, Brashear A, et al. for the Therapeutics and Technology Assessment Subcommittee of the American Academy of Neurology. Assessment: botulinum neurotoxin for the treatment of movement disorders (an evidence-based review): report of the Therapeutics and Technology Assessment Subcommittee of the American Academy of Neurology. Neurology, 2008, 70 (19): 1699-1706.

［7］Simpson M, Hallett M, Ashman J, et al. Practice guideline update summary: Botulinum neurotoxin for the treatment of blepharospasm, cervical dystonia, adult spasticity, and headache. Report of the Guideline Development Subcommittee of the American Academy of Neurology. Neurology, 2016, 86 (19): 1818-1826.

［8］Speelman JD, Contarino MF, Schuurman PR, et al. Deep brain stimulation for dystonia: patient selection and outcomes. Eur J Neurol, 2010, 17 Suppl 1: 102-106.

96

原发性轻链型淀粉样变
primary light chain amyloidosis

定义

原发性轻链型淀粉样变(primary light chain amyloidosis,AL)是一种由具有反向 β 折叠结构的单克隆免疫球蛋白轻链沉积在器官组织内,并造成相应器官组织功能异常的系统性疾病。

病因和发病率

原发性轻链型淀粉样变患者体内的单克隆浆细胞异常增殖,其分泌产生的单克隆免疫球蛋白轻链,经过翻译后修饰,最终形成反向 β 折叠结构的淀粉样变纤维,一方面沉积在器官组织造成相应的结构异常,另一方面发挥淀粉样变轻链特有的细胞毒性作用,最终导致相应的器官功能障碍。但是,形成错配轻链以及细胞毒性的具体机制尚不清楚。

原发性轻链型淀粉样变的年发病率约为 3/1 000 000~5/1 000 000,男性发病率稍高于女性。亚洲人群中尚缺乏大样本流行病学数据。

临床表现

原发性轻链型淀粉样变常见的受累器官包括心脏、肾脏、肝脏和周围神经等。①肾脏:主要表现为肢体水肿和尿中泡沫增多,实验室检查可以发现单纯的中量蛋白尿或肾病综合征,晚期可出现肾功能不全。②心脏:主要表现为活动后气短、肢体水肿、胸腔积液、腹水等限制性心功能不全表现。③肝脏:可有轻微肝区不适或疼痛,但多数患者可无症状,往往为体检时发现异常。疾病晚期可出现肝功能衰竭。④周围神经和自主神经:对称性的四肢感觉和(或)运动性周围神经病,自主神经异常多表现为直立性低血压、胃轻瘫、假性肠梗阻和阳痿等。

诊断

原发性轻链型淀粉样变的诊断需满足以下 5 条标准：①具有受累器官的典型临床表现和体征；②血、尿中存在单克隆免疫球蛋白；③组织活检可见无定形粉染物质沉积，且刚果红染色阳性；④沉积物经免疫组化、免疫荧光、免疫电镜或质谱蛋白质组学证实为免疫球蛋白轻链沉积；⑤除外多发性骨髓瘤、华氏巨球蛋白血症或其他淋巴浆细胞增殖性疾病。

原发性轻链型淀粉样变需与单纯发生在上呼吸道、泌尿道、胃肠道或皮肤的局灶性淀粉样变相鉴别。后者病变局限于单一组织，缺乏心脏、肝脏、肾脏和周围神经等重要脏器的受累，病程相对惰性，很少进展为系统性病变。此外，原发性轻链型淀粉样变需与其他类型的系统性淀粉样变，如 ATTR 型淀粉样变、AA 型淀粉样变相鉴别，方法主要依赖于致淀粉样变沉积物的种类鉴定。单纯心脏受累的原发性轻链型淀粉样变还需与肥厚型心肌病相鉴别。单纯肾脏受累的原发性轻链型淀粉样变需与其他原因导致的蛋白尿或肾病综合征相鉴别，如自身免疫性疾病、代谢性疾病等。

治疗

目前 AL 的治疗主要靶向于克隆性浆细胞，降低血清单克隆免疫球蛋白水平，并最终通过人体的自我清除机制获得器官缓解。现阶段的治疗目标是获得高质量的血液学缓解。

1. **外周血自体造血干细胞移植**　作为符合移植适应证患者的一线治疗，适应证：年龄 ≤65 岁，ECOG≤2 分，梅奥 2004 分期 I 期或 II 期，NYHA 分级 1 级，左室射血分数 >50%，收缩压 >90mmHg，eGFR>30ml/min，无大量胸腔积液。采用大剂量美法仑（马法兰）作为预处理方案。

2. **化疗**　基于硼替佐米的治疗方案对于原发性轻链型淀粉样变患者有着较好、较快的血液学缓解及器官缓解，适用于各分期患者，梅奥 2004 分期 III 期患者更适合硼替佐米为主的化疗方案。此外，可选择基于美法仑或免疫调节剂（沙利度胺、来那度胺等）的化疗。

3. **支持治疗**　合并心功能不全的患者应严格限制水钠摄入，使用利尿剂控制心衰症状。终末期肾病患者可采用透析治疗。伴有凝血因子 X 缺乏的出血性疾病患者，可输注凝血因子复合物、冷沉淀或新鲜血浆支持。

预后

原发性轻链型淀粉样变患者的预后与心脏受累严重程度密切相关，基于梅奥危险分层的治疗模式以及新药的出现很大程度上改善了患者的远期生存。目前我们中心梅奥 2004 I、II 及 III 期患者中位生存期分别为 64.9 个月、29.5 个月及 11.2 个月（表 1）。

表 1　原发性轻链型淀粉样变的临床分期

梅奥 2004 分期		梅奥 2012 分期	
cTnT（I）≥0.035（0.1）μg/L NT-proBNP≥332ng/L		cTnT（I）≥0.025（0.08）μg/L； NT-proBNP≥1800ng/L；dFLC≥180mg/L	
危险因素数量	分期	危险因素数量	分期
0	I 期	0	1 期
1	II 期	1	2 期
2	III 期	2	3 期
		3	4 期

（沈恺妮　李　剑）

参考文献

［1］Kyle RA，Linos A，Beard CM，et al. Incidence and natural history of primary systemic amyloidosis in Olmsted County，Minnesota，1950 through 1989. Blood，1992，79（7）：1817-1822.

［2］Zhang C，Huang X，Li J. Light chain amyloidosis：Where are the light chains from and how they play their pathogenic role? Blood Rev，2017，31（4）：261-270.

［3］Gertz MA. Immunoglobulin light chain amyloidosis：2014 update on diagnosis，prognosis，and treatment. Am J Hematol，2014，89（12）：1132-1140.

［4］李剑. 原发性轻链型淀粉样变的诊断和治疗中国专家共识. 中华血液学杂志，2016，37（9）：742-746.

［5］Wechalekar AD，Schonland SO，Kastritis E，et al. A European collaborative study of treatment outcomes in 346 patients with cardiac stage III AL amyloidosis. Blood，2013，121（17）：3420-3427.

97

进行性家族性肝内胆汁淤积症
progressive familial intrahepatic cholestasis

定义

进行性家族性肝内胆汁淤积症（progressive familial intrahepatic cholestasis，PFIC）是一组常染色体隐性遗传性疾病，因基因突变导致胆汁排泌障碍，发生肝内胆汁淤积，最终可发展为肝衰竭的一类疾病。该疾病分为 3 型，包括 PFIC1 型、PFIC2 型和 PFIC3 型。

病因和发病率

该病是一类常染色体隐性遗传疾病，存在基因突变，根据致病基因不同，PFIC 主要分为 3 型，PFIC1 型由 *ATP8B1* 基因突变引起，该基因编码的 P 型 ATP 酶 -*FIC1* 缺陷，PFIC2 型由 *ABCB11* 突变引起，该基因编码胆盐排泄泵蛋白（bile salt export pump，BSEP），PFIC3 型由 *ABCB4* 基因突变，编码多药耐药糖蛋白（MDR3）。

该病发病率约 1/100 000~1/50 000，与性别无关。文献报道 10%~15% 儿童胆汁淤积性疾病归因于 PFIC，10%~15% 儿童肝移植归因于 PFIC。

临床表现

黄疸和皮肤瘙痒是 PFIC 典型临床表现。其他有身材矮小、青春期发育落后等发育迟缓表现，胆囊结石，脂肪吸收障碍所致的脂肪泻，肝脾肿大以及脂溶性维生素缺乏所致佝偻病、骨龄延迟、干眼症、凝血障碍和神经肌肉病变等症状。患儿亦可以出现视觉及听力异常，出现烦躁、嗜睡及注意力不集中等改变。晚期可出现门静脉高压症和肝脏肿瘤等。三型

PFIC 临床表现各有其特点,水样腹泻是 PFIC1 型常见肝外表现,此外有胰腺炎和听力减退等表现。PFIC2 型初始表现更为严重进展更快,发病 1 年内可迅速发生肝衰竭,甚至肝癌。PFIC3 型呈慢性和进行性,极少出现新生儿胆汁淤积。

诊断

PFIC 的诊断依靠临床表现、血生化、胆汁成分分析、肝组织病理学检查以及基因检测等综合判断,并需要排除其他原因所致的胆汁淤积性肝病。PFIC1 型和 2 型实验室检查血清 GGT 活性和胆固醇值基本正常,而胆汁酸明显升高。PFIC3 型患者可以出现血清 GGT 活性升高,胆固醇正常。

PFIC 病理学改变如下:PFIC1 型肝组织最特征表现为电镜下促颗粒状胆汁,称为 “Byler bile”。PFIC2 型肝组织病理特征性的表现在于明显的肝巨细胞的形成,电镜下胆汁呈细丝状、细颗粒状或无定形状,微绒毛缺失。PFIC3 型肝组织的病理改变类似于肝外胆道闭锁者肝脏,有胆管增生和纤维化两个突出表现。

需要与以下疾病相鉴别:

1. **良性复发性肝内胆汁淤积(BRIC)**　与 PFIC 相似,病因与 *ATP8B1* 和 *ABCB11* 基因突变有关,不同之处在于 BRIC 突变发生在相对非保守区段,仅可导致 FIC1 蛋白功能部分失活,故 BRIC 多发生在成人期,临床表现间断性胆汁淤积发作,预后良好。

2. **妊娠肝内胆汁淤积症(intrahepatic cholestasis of pregnancy,ICP)**　病因 *ATP8B1* 和 *ABCB11* 基因杂合子突变有关,发病年龄在妊娠后半期,分娩后可完全缓解,口服避孕药后可发生。

3. **Alagille 综合征**　致病基因 *JAG1* 位于染色体 20p12,临床表现为黄疸、生长迟滞和心血管症状等。可出现面部畸形,包括宽鼻梁、三角形脸和眼深凹,眼部后胚胎环。慢性胆汁淤积可伴有血清胆红素、GGT 和碱性磷酸酶升高。

遗传咨询与产前诊断

建议产前诊断和遗传咨询。产前可通过检测孕妇绒毛膜或者羊水培养的样本可以诊断 PFIC1-3 型,结果可靠。

治疗

PFIC 治疗包括对症治疗、药物治疗、外科手术治疗和肝移植。目的是缓解症状,改善营养状态,纠正维生素缺乏以及腹水、食管静脉曲张破裂出血等并发症。

1. **对症治疗**　膳食提供中链三酰甘油,改善患儿营养状态。服用脂溶性维生素和水溶性维生素。充足阳光照射和摄入钙。

2. **药物治疗**　熊去氧胆酸是所有类型患儿的初始治疗选择,有 1/3 患者能从该药治疗中获益。

3. **外科治疗**　PFIC 患者可以采用胆道分流术,包括部分胆汁分流术和回肠旁路手术两大类,部分 PFIC1 和 2 型患者可受益。

4. **肝移植**　是三型 PFIC 患者最为有效彻底,也是最后考虑的治疗方案。

预后

PFIC 预后取决于其亚型及基因缺陷的严重程度。也与是否在早期得到适当的干预有关。

(杨　红)

参考文献

［1］Jankowska I,Socha P. Progressive familial intrahepatic cholestasis and inborn errors of bile acid synthesis.J Clin Res Hepatol Gastroenterol,2012,36(3):271-274.

［2］Jacouemin E. Progressive familial intrahepatic cholestasis. Clin Res Hepatol Gastroenterol,2012,36:26-35.

［3］舒赛男,骆冉. 进行性家族性肝内胆汁淤积症诊治及研究进展. 中国实用儿科杂志,2013,8(4):300-304.

98

进行性肌营养不良
progressive muscular dystrophy

定义

进行性肌营养不良是一组表现为骨骼肌进行性无力萎缩的基因缺陷性疾病（常为肌细胞骨架或功能蛋白异常所致）。目前已发现的致病基因达数十种。主要类型包括 Duchenne 型肌营养不良、Becker 型肌营养不良、面肩肱型肌营养不良、Emery-Dreifuss 型肌营养不良、肢带型肌营养不良、先天性肌营养不良、眼咽型肌营养不良等。

同义词

肌营养不良症。

病因和发病率

进行性肌营养不良类型众多，遗传方式分为 X 连锁隐性遗传，常染色体显性遗传、常染色体隐性遗传等。常见致病基因见表 1。

表 1　进行性肌营养不良常见致病基因

疾病	致病基因
Duchenne/Becker 型肌营养不良	*DMD*
面肩肱型肌营养不良 1 型	4q 亚端粒区巨卫星串联重复序列减少，重复序列中包含 DUX4
面肩肱型肌营养不良 2 型	*SMCHD1*
Emery-Dreifuss 型肌营养不良	*EMD*、*FHL1*、*LMNA*、*SYNE1*、*SYNE2*、*TMEM43*

疾病	致病基因
眼咽型肌营养不良	*PABPN1*
肢带型肌营养不良 1 型 （常染色体显性遗传）	*MYOT*、*CAV3*、*DNAJB6*、*DES*、*TNPO3*、*HNRNPDL*
肢带型肌营养不良 2 型 （常染色体隐性遗传）	*CAPN3*、*DYSF*、*SGCG*、*SGCA*、*SGCB*、*SGCD*、*TCAP*、*TRIM32*、*TTN*、 *ANO5*、*PLEC*、*TRAPPC11*、*TOR1AIP1*、*LIMS2*、*BVES*、*POGLUT1*、 *B4GAT1*
Dystroglycan 糖基化相关肌营养不良	*POMT1*、*POMT2*、*POMGNT1*、*FKTN*、*FKRP*、*LARGE1*、*ISPD*、 *POMGNT2*、*DAG1*、*TMEM5*、*B3GALNT2*、*POMK*、*B3GNT1*、*GMPPB*
先天性肌营养不良	*LAMA2*、*COL6A1*、*COL6A2*、*COL6A3*、*COL12A1*、*SELENON*、*ITGA7*、 *CHKB*、*TRIP4*、*INPP5K*

不同类型肌营养不良遗传方式、发病率及患病率各不相同。其中最常见的类型是
Duchenne 型肌营养不良，发病率在全球各个国家和人种无明显差别，约 1/3600 至 1/6000 活
产男婴有 1 例发病。我国发病率约为 1/4560。面肩肱型肌营养不良为成人常见肌营养不良
类型，男女均可罹患，患病率约为 1/20 000。

临床表现

进行性肌营养不良主要症状为骨骼肌进行性无力、萎缩，影响运动能力，最终致残，甚至
致死。不同类型肌营养不良起病年龄、进展速度、肌群受累特点、骨骼肌外累及器官各不相
同。可出生后新生儿期发病，如先天性肌营养不良。也可成年，甚至中老年期（如眼咽型肌
营养不良）才有临床表现。通常早期起病类型，进展快，致死率高。除骨骼肌外，平滑肌、心
肌也常有受累，很多类型合并心肌病。有些类型还会累及中枢神经系统、骨骼关节、眼、耳、
皮肤和生殖系统等。

诊断

进行性肌营养不良的诊断依靠临床表现、实验室检查、肌肉活检和基因检测。出现肌
肉无力萎缩、运动发育迟滞或运动能力下降的患者，结合血肌酶谱、肌电图检查结果，确定肌
病。必要时通过肌肉活检除外其他肌病原因，考虑肌营养不良。具体分型和确诊需依靠基
因检测确定致病基因和致病突变。高通量测序同时完成多个基因检测，极大提高了临床表
型类似的肌营养不良类型的诊断效率。肌肉 MRI 可以明确受累肌群分布特点，对部分肌营
养不良的分类诊断有帮助。膜蛋白缺陷的类型可以通过肌肉病理免疫组化染色来协助诊断，
活检肌肉组织的免疫印迹也有助于检出缺陷蛋白。对于基因结果的分析一定要结合临床及
病理结果，FSHD 需要特殊基因检测方法，一般高通量测序无法检出。

进行性肌营养不良首先需与同样造成肌肉无力萎缩的遗传性或获得性运动神经元病、周围神经病相鉴别。准确的肌电图检查,区分神经源性损害或肌源性损害,对鉴别诊断意义重大。

此外,需要与其他造成肌肉损害的疾病相鉴别,如多发性肌炎、免疫介导性坏死性肌病、皮肌炎、包涵体肌炎、代谢性肌病(线粒体肌病、脂质沉积性肌病和糖原累积性肌病等)、药物或毒物引起的肌肉损害等,临床特征(如进展情况、是否波动、有无家族史、有无特殊药物服用史等)、实验室检查(肌炎抗体、乳酸、血尿串联质谱、GAA 酶、肌肉 MRI 等)和肌肉活检(注意单纯肌肉活检有时分不清免疫介导性坏死性肌病和肌营养不良),对于肌肉病变原因鉴别具有重要意义。

遗传咨询与产前诊断

进行性肌营养不良类型众多,基因确诊后建议遗传咨询,明确病因及家系成员风险。对于严重致死致残的类型,在家属充分知情,征求意见后,可考虑再次生育产前诊断。

治疗

不同类型治疗原则不同,需具体类型具体分析。如 Duchenne 型肌营养不良,目前建议规范口服激素治疗,延缓疾病发展。有共性的治疗原则如下:

1. **药物治疗**　虽然多数肌营养不良类型缺乏特效药物治疗。但一些有助于延缓呼吸肌、心肌病变的药物,如艾地苯醌、辅酶 Q10 等,可建议患者应用。一些促进肌肉增殖代谢的药物,如一水肌酸、左旋精氨酸、支链氨基酸等,也可试用。

2. **康复治疗**　在各种肌营养不良类型发展过程中,规范的康复治疗能够延缓疾病造成的功能障碍,维持更好的生活功能和姿态,建议确诊后早期、规律开展。

3. **外科矫形治疗**　对于出现的关节挛缩、脊柱侧弯,应行外科评估,手术矫形对于维持运动能力、呼吸功能均有帮助。

4. **支持治疗**　出现吞咽困难后,建议胃管或胃造瘘营养支持。出现呼吸肌无力,通气障碍后,建议呼吸机辅助呼吸。

5. **多学科联合诊治、随诊**　进行性肌营养不良发展过程中造成多器官受累,需要多科协作,联合诊治。不同疾病阶段,治疗会不断调整,建议长期随诊。

6. **患者管理和宣教**　宣教"与疾病共存"理念,患者及家庭需对所患疾病有正确认识,学会自我管理,重视患者及家庭成员的心理健康。

7. **新兴治疗**　随着基因治疗的快速发展,Duchenne 型肌营养不良等类型已在开展基因治疗临床试验,相信在不远的未来就会出现针对病因的新治疗手段用于临床。

预后

进行性肌营养不良类型众多,预后不同。进展较快的类型会在数年内致残致死。而发展缓慢的类型一般不影响生存期。

（戴　毅　朱以诚）

参考文献

[1] Ke Q,Zhao ZY,Griggs R,et al. Newborn screening for Duchenne muscular dystrophy in China:follow-up diagnosis and subsequent treatment. World J Pediatr,2017,13(3):197-201.

[2] Kaplan JC,Hamroun D. The 2016 version of the gene table of monogenic neuromuscular disorders (nuclear genome). Neuromuscul Disord,2015,25(12):991-1020.

[3] Birnkrant DJ,Bushby K,Bann CM,et al. Diagnosis and management of Duchenne muscular dystrophy,part 1:diagnosis,and neuromuscular,rehabilitation,endocrine,and gastrointestinal and nutritional management. Lancet Neurol,2018,17(3):251-267.

[4] Birnkrant DJ,Bushby K,Bann CM,et al. Diagnosis and management of Duchenne muscular dystrophy,part 2:respiratory,cardiac,bone health,and orthopaedic management. Lancet Neurol,2018,17(4):347-361.

[5] Birnkrant DJ,Bushby K,Bann CM,et al. Diagnosis and management of Duchenne muscular dystrophy,part 3:primary care,emergency management,psychosocial care,and transitions of care across the lifespan. Lancet Neurol,2018,17(5):445-455.

99

丙酸血症
propionic acidemia

定义

丙酸血症（propionic acidemia，PA）是由于线粒体多聚体酶丙酰辅酶 A 羧化酶（PCC）缺陷所致，此酶由 α 和 β 两个亚单位组成，编码这两个亚单位的基因分别是 *PCCA* 和 *PCCB*。任何一个基因突变均可导致体内丙酰辅酶 A 转化为甲基丙二酰辅酶 A 异常、丙酸及其相关代谢物异常蓄积所致的有机酸血症，会导致一系列生化异常、神经系统和其他脏器损害症状，属于常染色体隐性遗传病。

同义词

丙酰 CoA 羧化酶缺乏症，酮症性高甘氨酸血症，丙酸尿症。

病因和发病率

PCCA 位于 13q32，含 27 个外显子，编码 728 个氨基酸，已知突变 124 种。*PCCB* 位于 3q21-q22，包含 17 个外显子，编码 539 个氨基酸，已报道突变 114 种（http://www.hgmd.cf.ac.uk）。PCCA 或 *PCCB* 突变使丙酰辅酶 A 羧化酶缺乏，导致丙酰辅酶 A 转化为甲基丙二酰辅酶 A 受阻，进而引起丙酰辅酶 A、丙酸、丙酰肉碱、3-羟基丙酸、甲基枸橼酸、丙酰甘氨酸、甲基巴豆酰甘氨酸等代谢物异常蓄积，而引起机体损伤。

国外不同人种之间约为 1/100 000~100/100 000，我国约 0.6/100 000~0.7/100 000。

临床表现

主要为高血氨、脑损伤、心肌病等。

1. 新生儿起病型　出生时正常，开始哺乳后出现呕吐、嗜睡、肌张力低下、惊厥、呼吸困难、高血氨、酮症、低血糖、酸中毒、扩张性心肌病、胰腺炎等异常，病死率高。

2. 迟发型　常因发热、饥饿、高蛋白饮食、感染等诱发，表现为婴幼儿期喂养困难、发育落后、惊厥、肌张力低下等。丙酸等有机酸蓄积还常造成骨髓抑制，引起粒细胞减少、贫血、血小板减少。

诊断

对于原因不明、反复发生呕吐、惊厥、难以纠正的酸中毒、昏迷和发育落后，尤其有类似家族史者应考虑到本病。

实验室检查：血常规示粒细胞减少或血三系减低，尿酮体阳性，血气分析可见酸中毒，高血氨、高乳酸、低血糖和心肌酶升高等。

血氨基酸和肉碱谱分析：甘氨酸水平增高，丙酰肉碱（C3）、丙酰肉碱与乙酰肉碱比值（C3/C2）增高，高度提示此病。

尿有机酸分析：3-羟基丙酸和甲基枸橼酸增高高度提示此病。

基因诊断：*PCCA* 和 *PCCB* 检出 2 个等位基因致病突变有确诊意义。

需要与以下疾病相鉴别：

1. 甲基丙二酸血症　该病患者也有血中丙酰肉碱、丙酰肉碱与游离肉碱比值增高，但同时伴有尿液中的甲基丙二酸、甲基枸橼酸异常增加，而 PA 患者尿中的甲基丙二酸水平正常。

2. 多种羧化酶缺乏症（包括生物素酶缺乏症、全羧化酶合成酶缺乏症）　患者尿中的 3-羟基丙酸、甲基巴豆酰甘氨酸及丙酰甘氨酸增高，与 PA 类似；但血酰基肉碱谱的 3-羟基异戊酰肉碱增高，而 PA 患者的该指标正常。

3. 糖尿病酮症酸中毒、乳酸性酸中毒或其他有机酸血症等　可通过血尿代谢物的质谱分析鉴别诊断。

遗传咨询与产前诊断

1. PA 是常染色体隐性遗传病，患者的同胞有 25% 可能性为患者。

2. 产前诊断的必要条件是患者有明确的 *PCCA* 或 *PCCB* 基因 2 个等位基因致病突变。

3. 若患者的父母拟再次生育，建议妊娠前进行遗传咨询。通常在孕 9~13 周行绒毛穿刺，或于妊娠 17~22 周行羊膜腔穿刺获取胎儿 DNA。以家系中已知的 2 个等位基因致病突变为基础行胎儿基因分析。

4. 成年患者如若结婚,应行遗传咨询。

5. 同一家系中其他患者和突变携带者应进行遗传咨询。

治疗

因本病急性发作时病情危重,病死率高,存活者易遗留严重神经系统损害,早期治疗是挽救患儿的关键。治疗应依循减少丙酸及其相关代谢物生成,并加速其清除的原则。

1. **新生儿期及急性失代偿期**　首先要针对诱因积极治疗,以补液、纠正酸中毒及电解质紊乱为主,限制天然蛋白质的摄入。通过静脉输入葡萄糖和脂肪以达到提供热量和抑制蛋白分解代谢的目的,液体量按基础需求的 1.5 倍补充。禁食尽量不超过 48h,开始肠内喂养以特殊配方奶粉或蛋白粉(不含异亮氨酸、苏氨酸、蛋氨酸及缬氨酸)为主。静脉滴注或口服左卡尼汀可以促有害代谢物排泄。血氨增高者需静脉滴注或口服精氨酸 250mg/(kg·d),口服苯甲酸钠或苯乙酸钠 250mg/(kg·d),以降低血氨。严重高氨血症或酸中毒时应进行透析。

2. **稳定期**　①以控制蛋白质饮食为主,给予特殊配方奶粉或蛋白粉。②口服左卡尼汀 50~200mg/(kg·d)。

肝移植指征包括频繁急性失代偿,难以控制的高血氨和生长发育落后。

预后

随着新生儿筛查疾病范围的不断扩大、诊断技术的不断提高以及临床医生对遗传代谢病认识的不断提高,越来越多 PA 患者得到早期诊治,其存活率大幅度提高,但不少患者远期预后仍不理想,遗留不同程度智力残疾。

(孙之星　邱正庆)

100

肺泡蛋白沉积症
pulmonary alveolar proteinosis

定义

肺泡蛋白沉积症（pulmonary alveolar poteinosis，PAP）是以肺泡表面活性物质在肺泡腔内大量沉积为特征的疾病，其原因是肺泡巨噬细胞清除表面活性物质障碍或是异常的表面活性物质产生。

同义词

肺泡蛋白沉着症。

病因和发病率

PAP 的分子病理机制尚不清楚，可能的机制包括：①抗 GM-CSF 抗体切断了 GM-CSF 的信号传导（aPAP，约占 PAP 的 85%）或是 GM-CSF 受体突变（遗传性 PAP，约占 5%）；②其他疾病导致的肺泡巨噬细胞的数目或功能异常（继发性 PAP，约占 5%）；③表面活性物质数量异常或是突变导致的表面活性物质的异常产生（肺泡表面活性物质代谢异常，约占 5%）。

PAP 是呼吸系统罕见病，患病率约为 0.36/100 000~3.7/100 000。其中自身免疫性 PAP（autoimmune PAP，aPAP）约占 85%，中位诊断年龄为 39 岁，72% 患者有吸烟史，男性多于女性（2.65：1）。

临床表现

典型患者可有咳嗽、消瘦、乏力等症状。继发感染时可出现发热、咯脓性痰，胸痛和咯血等症。体检双肺可以闻及爆裂音,重症患者可有发绀,少数患者可见杵状指。部分患者可无症状,可以没有阳性体征。

胸部 X 线表现为双肺弥漫磨玻璃样高密度影,常融合成片状,类似肺水肿,但无左心功能不全的表现。胸部高分辨率 CT 表现为小叶间隔增厚伴有弥漫磨玻璃影,病变与正常肺组织分界清楚,表现为"铺路石征"和"地图征";很少出现牵张性支气管扩张和肺纤维化。

实验室检查:血清乳酸脱氢酶、癌胚抗原、细胞角蛋白 19 升高及黏蛋白 KL-6 升高。aPAP 患者血清和肺泡灌洗液中抗粒细胞-巨噬细胞集落刺激因子(GM-CSF)抗体增高。肺功能检查常出现弥散功能障碍和(或)限制性通气功能障碍。

诊断

目前国际上并无统一的诊断标准,可以参照以下标准进行诊断:

1. **临床症状** 主要表现为程度不等的呼吸困难,少数患者可无明显症状。
2. **查体** 可出现发绀、肺部啰音和杵状指,也可无阳性体征。
3. **影像学检查** 典型病例在 HRCT 上显示地图样分布的"铺路石"样磨玻璃影。
4. **肺泡灌洗液检测** ①外观:出现不同程度的浑浊,静置或离心后可见明显沉淀物。②病理:可对沉渣包埋进行免疫组织化学染色,光镜下可见均质嗜伊红性细颗粒状蛋白性物质,有时可见针状裂隙,蛋白性物质的抗碘酸雪夫氏(D-PAS)染色阳性,黏卡红染色阴性。③沉淀物透射电镜下可见洋葱皮样类圆形板层结构小体。
5. **肺组织病理学** 肺泡结构完好,肺泡内被细小颗粒状或嗜伊红的蛋白性物质填充,且 D-PAS 染色阳性,有散在分布的肺泡巨噬细胞和针状裂隙,有时可见轻度间质纤维化。
6. **aPAP** 血清抗 GM-CSF 抗体测定明显增高。
7. **遗传性 PAP** 存在编码表面活性物质蛋白及其受体的基因突变。
8. **继发性 PAP** 继发因素包括硅暴露、血液系统疾病、免疫性疾病、感染性疾病以及某些药物等。

确诊需满足以上诊断标准中的 1~3+［4 和(或)5］。

PAP 应与以下疾病相鉴别:①间质性肺炎;②侵袭性黏液腺癌;③粟粒性肺结核;④病毒性肺炎;⑤耶氏肺孢子菌肺炎;⑥肺水肿等。

遗传咨询与产前诊断

遗传性 PAP 可能与遗传因素相关,如果有需求,推荐产前诊断和遗传咨询。

治疗

治疗目标是清除沉积在肺泡腔内的蛋白样物质。近年来,用双腔气管插管进行大容量全肺灌洗(whole lung lavage,WLL)可获得较好疗效。WLL 的指征为：①动脉血氧分压≤65mmHg；或②肺泡动脉氧分压差≥40mmHg；或③分流≥10%；或④运动时严重缺氧；或⑤影像学明显进展。针对抗 GM-CSF 抗体异常的 aPAP 患者,雾化吸入或皮下注射 GM-CSF 目前被证实有效。对于灌洗后复发或无法耐受 WLL 以及后述的其他情况,可以考虑使用 GM-CSF 治疗。继发性 PAP 以治疗原发病为主。

预后

本病的自然缓解率 8% 左右,5 年存活率为 85%。

(杨燕丽　田欣伦)

参考文献

[1] Trapnell BC,Luisetti M. Pulmonary alveolar proteinosis syndrome. In:Broaddus VC(Editor-in-Chief). Murray & Nadel's Textbook of Respiratory Medicine.6th edition. Philadelphia:Elsevier,2016:1260-1274.

[2] Seymour JF,Presneill JJ. Pulmonary alveolar proteinosis:progress in the first 44 years. Am J Respir Crit Care Med,2002,166(2):215-235.

[3] Trapnell BC,Whitsett JA,Nakata K. Pulmonary alveolar proteinosis. N Engl J Med,2003,349(26):2527-2539.

[4] Leth S,Bendstrup E,Vestergaard H,et al. Autoimmune pulmonary alveolar proteinosis:treatment options in year 2013. Respirology,2013,18(1):82-91.

[5] Rodriguez Portal J A. Treatment of adult primary alveolar proteinosis. Arch Bronconeumol,2015,51(7):344-349.

101

囊性纤维化
pulmonary cystic fibrosis

定义

囊性纤维化（pulmonary cystic fibrosis,CF）是由囊性纤维化跨膜传导调节因子（cystic fibrosis transmembrane conductance regulator,*CFTR*）基因突变导致的多系统疾病。是高加索人种最常见的遗传疾病之一。

同义词

囊性纤维变性。

病因和发病率

CF 为常染色体隐性遗传，其致病基因 *CFTR* 位于 7q，目前已发现逾 2000 种 *CFTR* 基因突变（www.genet.sickkids.on.ca），其表达的 CFTR 蛋白含 1480 个氨基酸残基，是上皮细胞膜表面的一种氯离子通道蛋白，当 *CFTR* 发生基因突变时，CFTR 蛋白所在的上皮细胞分泌氯离子和水分减少，钠离子重吸收增加，导致上皮细胞外液体层高渗环境及分泌物黏稠，从而造成管腔阻塞而致病。欧美最常见的突变是△ F508，但是在东亚 CF 患者中（中国，韩国，日本，越南，泰国）极为少见。目前研究认为中国人 CF 最常见的突变为 G970D。

不同国家和地区报道的发病率不一，新生儿发病率约 1/25 000~1/1800。亚洲和非洲发病人数远远少于欧洲和北美洲，CF 在我国尚处于初步认识阶段，其确切的发病率尚不清楚。

临床表现

CF 患者常在婴幼儿或青少年期起病,男女比例大致相等。肺脏是最常见的受累器官,表现为反复咳嗽、咳痰、咯血、发热,影像学表现为以上肺为主的弥漫性支气管扩张。病原学检查显示慢性细菌感染及病原体的定植,并最终出现铜绿假单胞菌或洋葱克雷伯杆菌等慢性感染。

消化道方面,黏稠的胆汁和胰液的流动异常可以导致消化或吸收不良,或是肝脏、胰腺疾病,部分患者可合并糖尿病,胰腺纤维化。CF 患者还会出现肠梗阻和直肠脱垂。男性患者可表现为先天性双侧输精管缺失(CBAVD)。男性存在不育,女性生殖能力也下降。

诊断

至少一个器官存在 CF 的典型表现以及存在以下至少一种 *CFTR* 基因功能异常的证据:
1. 2 次测量汗液氯离子测定超过 60mmol/L;
2. 存在两个致病突变的 *CFTR* 基因;
3. 鼻电位差异常。

需要与以下疾病相鉴别:感染后支气管扩张,弥漫性泛细支气管炎,α-1 抗胰蛋白酶缺乏(AAT),原发性纤毛运动障碍(PCD),变应性支气管肺曲霉菌病(ABPA),低丙种球蛋白血症,胃食管反流病等可以导致弥漫性支气管扩张的疾病。

遗传咨询与产前诊断

CF 以常染色体隐性方式遗传,因此,每个 CF 患者的父母怀孕生育下一胎时都有 25% 的可能性为患者;50% 的可能性为无症状的携带者;25% 的可能性为完全正常。

如果家系中先证者的两个 *CFTR* 致病突变均明确,即可给家庭提供产前诊断或胚胎植入前基因诊断。

治疗

CF 是一类慢性的、终生性疾病,在不同的年龄阶段需要不同的治疗,但目前仍然没有治愈的方法。常见的治疗建议包括:①促进气道分泌物的清除:吸入 DNase I(α- 链道酶),高渗盐水,N- 乙酰半胱氨酸,体位引流和叩击形式的胸部理疗等。②抗生素治疗:反复出现感染的 CF 患者采用针对铜绿假单胞菌的雾化抗生素(妥布霉素和氨曲南等)长期治疗。③支气管扩张剂缓解呼吸困难。④抗感染治疗:大环内酯类药物可改善 CF 患者的呼吸功能并减少肺部疾病加重的发生率。CF 基金会指南委员会建议给 6~17 岁肺功能良好(即 FEV_1> 预计值的 60%）的儿童使用大剂量布洛芬。但是如果患儿超过 13 岁,不再推荐初始给予布洛芬治疗。⑤改善营养:CF 患者如存在消化和吸收的障碍,可以补充胰酶和微量元素等。⑥肺移植:终末期 CF 肺病患者的治疗选择。

随着对 *CFTR* 基因的深入研究,治疗开始针对解决 *CFTR* 基因缺陷的源头问题。CFTR 调节剂通过改善缺陷的 CFTR 蛋白功能而发挥作用。代表性药物为依伐卡托(ivacaftor),它能够修复突变 CFTR 蛋白的功能,其作用的程度和广度都显著超过了当前可用于 CF 的任何其他疗法。依伐卡托适用的突变靶点包括 *G178R*、*S549N*、*S549R*、*G551S*、*G1244E*、*S1251N*、*S1255P*、*G1349D* 或 *R117H*。对于 *ΔF508* 纯合突变的患者,鲁玛卡托(lumicaftor)联合依伐卡托治疗能够轻度改善肺功能,降低肺部疾病加重的风险。

预后

随着对疾病认识的深入和治疗方法的进步,欧美国家报道 CF 患者的预期寿命已超过 40 岁。随着基因精准治疗的进展,相信在不远的将来,CF 患者的预后将得到更大程度的改善。

（郭小贝　田欣伦）

参考文献

[1] Rowe SM,Miller S,Sorscher EJ. Cystic fibrosis. N Engl J Med,2005,352(19):1992-2001.

[2] Singh M,Rebordosa C,Bernholz J,et al. Epidemiology and genetics of cystic fibrosis in Asia:In preparation for the next-generation treatments. Respirology,2015,20(8):1172-1181.

[3] Tian X,Liu Y,Yang J,et al. p.G970D is the most frequent CFTR mutation in Chinese patients with cystic fibrosis. Hum Genome Var,2016,3:15063.

[4] Mogayzel PJ Jr.,Naureckas ET,Robinson KA,et al. Cystic fibrosis pulmonary guidelines. Chronic medications for maintenance of lung health. Am J Respir Crit Care Med,2013,187(7):680-689.

[5] Mogayzel PJ Jr.,Naureckas ET,Robinson KA,et al. Cystic Fibrosis Foundation pulmonary guideline. pharmacologic approaches to prevention and eradication of initial Pseudomonas aeruginosa infection. Ann Am Thorac Soc,2014,11(10):1640-1650.

102

视网膜色素变性
retinitis pigmentosa

定义

视网膜色素变性(retinitis pigmentosa,RP)是一组以进行性视网膜光感受器细胞凋亡和色素上皮变性为主要特征的遗传性视网膜变性疾病,具有显著临床及遗传异质性。

病因和发病率

与 RP 相关的基因位点发生突变是致病原因。

相关致病基因在许多截然不同的生物学通路中起作用,包括光信号转导、视黄醇(维生素 A)循环、基因转录、RNA 剪切、胞内物质运输、CO_2 和碳酸氢盐的平衡,光感受器结构、吞噬和细胞间互相作用等。目前报道的基因可解释 60% 患者的致病原因,仍有约 40% 的患者的致病基因尚不明确。

RP 的遗传方式多种多样,主要包括常染色体显性遗传(15%~25%)、常染色体隐性遗传(5%~20%)及 X 染色体连锁遗传(10%~15%),此外还有 40%~50% 为散发。双基因遗传 RP 及线粒体遗传 RP 十分罕见。目前已经确定 81 个与 RP 相关的基因位点,其中 *ADRP* 相关 29 个,*ARRP* 相关 62 个,*XLRP* 相关 3 个,这些基因中,*CYP4V2* 是我国最常见的致病基因。

RP 是最常见的遗传性致盲眼病,世界范围内患病率为 1/7000~1/3000,在我国约为 1/3784。RP 可分成两大类:非综合征性 RP 和综合征性 RP(约占 20%~30%)。前者仅局限于眼部异常,后者与其他遗传综合征相关。与 RP 有关的综合征包括 30 余种疾病,如 Usher 综合征、Bardet-Biedl 综合征、Alstrom 综合征、Refsum 综合征、Cockayne 综合征、Hunter 综合征等。本节重点介绍非综合征性 RP。

临床表现

大多 RP 患者青少年时期起病,首先是视杆细胞逐渐丧失,随后出现视锥细胞受累,视网膜色素上皮细胞死亡。因此通常以夜盲为首发症状,而且夜盲出现得越早,患者的病情往往越严重。虽然周边视野缺损也发生较早,但患者通常意识不到,很少以此作为疾病早期的主诉。病情逐渐发展为中心视力下降,视野进一步缩窄,多数在 40 岁之前就成为法定盲人。患者的视功能损伤程度可与遗传方式相关,通常认为常染色体显性遗传的 RP 患者视力预后较好,大部分患者在 30 岁之前视力优于 0.6;X 连锁遗传的男性 RP 患者视力预后最差,几乎所有的患者在 50 岁以后视力均低于 0.1;常染色体隐性遗传的 RP 患者和散发的 RP 患者严重程度介于两者之间。

患者的眼底表现与疾病所处的阶段相关:疾病早期患者眼底可表现正常,随着病情的进展,典型的眼底表现为视网膜骨细胞样色素沉积合并中周部视网膜萎缩,还常可见视盘蜡黄,视网膜血管变细等。血管变细是一种继发改变,并非 RP 的原发病变。OCT 常表现为椭圆体带消失、RPE 层变薄,但中心凹下的椭圆体带通常能保留到疾病晚期;ERG 可表现为不同程度的视杆、视锥细胞反应下降,其中以视杆细胞反应下降为主,疾病晚期可表现为熄灭型。其他常见的并发症还包括黄斑囊样变性、后囊下白内障、玻璃体尘样颗粒、视盘玻璃膜疣等并发症;少见的并发症有 Coat's 样视网膜病变。

诊断

诊断标准:1+(2 或 3)+4(3 条中符合 2 条)

1. 患者在出现视力下降之前首先表现夜间或暗处视力差;

2. 视野:周边视野缺损;

3. ERG:国际标准 ERG5 项为暗视反应显著降低,较明视反应严重。晚期患者波形记录不到;

4. 眼底:①视盘颜色蜡黄;②视网膜血管细;③异常色素:骨细胞样色素或椒盐样色素或灰白色素或不规则色素团块。

需要与以下疾病相鉴别:

1. 锥杆细胞营养不良 此病主要损害视锥细胞,也伴有不同程度的视杆细胞损害。病变主要累及黄斑区,晚期也可发生周边部的视网膜色素变性。视锥细胞损害发生较早,因此主要症状为视力减退和色觉异常。ERG 的表现为明视反应损害比暗视反应严重,疾病晚期明、暗视反应均严重降低,此时其表现与视网膜色素变性很难区别。

2. Leber 先天黑矇(Leber congenital amaurosis,LCA) 发病早、视功能损害严重,大多数患者属于盲童。通常家长在孩子出生后 6 个月内就能观察到视力异常。同时患儿还伴有眼球震颤,瞳孔反射迟钝或近乎消失,畏光,高度远视和圆锥角膜,ERG 呈熄灭型。RP 患者发病通常比 LCA 晚、视功能损害不如 LCA 严重。

3. 无脉络膜症（choroideremia, CHM） 需要与 X 连锁 RP 相鉴别。CHM 也为 X 连锁隐性遗传，早期眼底赤道部可出现点片状的脉络膜萎缩以及对应区域的色素脱失；病变逐渐从周边向后极部发展，脉络膜毛细血管层和 RPE 层萎缩范围扩大，可见暴露的脉络膜大血管；晚期 RPE 层完全被破坏，脉络膜血管萎缩并消失，露出巩膜白色反光。ERG 早期可完全正常；大多数 20~30 岁患者明视反应中度至重度下降，暗视反应严重下降或记录不到；最终呈熄灭型。

治疗

近年来，随着对 RP 发病机制认识的不断深入，不同类型的治疗方式在积极研究中，包括补充维生素 A，神经保护，基因治疗，干细胞治疗以及人工视网膜等。有研究表明，口服棕榈酸维生素 A 15 000IU/d 可以减缓 RP 患者视网膜功能丧失。但只有是维生素 A 循环有关的基因突变所致的 RP，服用棕榈酸维生素 A 才能缓解症状。而其他基因型，比如 *ABCA4* 相关的常染色体隐性遗传性 RP 患者服用可能加重病情发展。此外，患者长期服用棕榈酸维生素 A，需定期检查肝功能和血中维生素 A 含量。基因治疗的进展是近年来成果最为显著的。临床上已开展多种 RP 相关基因的临床治疗研究：针对 *MERTK* 相关的 RP 的基因治疗已完成 I 期临床试验，初步结果显示良好的安全性，注射眼较对侧眼治疗后视力有所提高。针对其他基因的实验性治疗也进入了动物实验阶段：例如，Beltran 等已在两个犬模型中进行有关 *RPGR/RP3* 的基因治疗，用 rAAV/5 载体携带人类 *RP3* 基因注入犬的视网膜下腔，与对照眼相比，视杆细胞和视锥感光功能都处在较高的水平，能保护外丛状层的厚度。对于 *ADRP*，一个双基因治疗策略（siRNA 抑制 *RDS* 的基因治疗和携带有 siRNA 的 AAV 载体进行的基因替代治疗）通过向视网膜下腔注射治疗视网膜色素变性模型 rds 小鼠，抑制了小鼠视网膜中 *RDS* 基因的表达，减缓了光感受器细胞的退化。

（睢瑞芳）

参考文献

［1］Haim M. Epidemiology of retinitis pigmentosa in Denmark. Acta Ophthalmol Scand Suppl, 2002:1-34.

［2］Hu DN. Prevalence and mode of inheritance of major genetic eye diseases in China. J Med Genet, 1987, 24: 584-588.

［3］Daiger SP, Sullivan LS, Bowne SJ. Genes and mutations causing retinitis pigmentosa. Clin Genet, 2013, 84: 132-141.

［4］Fishman GA. Retinitis pigmentosa. Visual loss. Arch Ophthalmol, 1978, 96:1185-1188.

［5］Daiger SP, Bowne SJ, Sullivan LS. Perspective on genes and mutations causing retinitis pigmentosa. Arch

Ophthalmol, 2007, 125: 151-158.

[6] Almoguera B, Li J, Fernandez-San Jose P, et al. Application of whole exome sequencing in six families with an initial diagnosis of autosomal dominant retinitis pigmentosa: lessons learned. PLoS One, 2015, 10: e0133624.

[7] Hartong DT, Berson EL, Dryja TP. Retinitis pigmentosa. Lancet, 2006, 368: 1795-1809.

[8] Clowes DD. A randomized trial of vitamin A and vitamin E supplementation for retinitis pigmentosa. Arch Ophthalmol, 1993, 111: 1461-1462, author reply 1462-1465.

[9] Radu RA, Yuan Q, Hu J, et al. Accelerated accumulation of lipofuscin pigments in the RPE of a mouse model for ABCA4-mediated retinal dystrophies following Vitamin A supplementation. Invest Ophthalmol Vis Sci, 2008, 49: 3821-3829.

[10] Ghazi NG, Abboud EB, Nowilaty SR, et al. Treatment of retinitis pigmentosa due to MERTK mutations by ocular subretinal injection of adeno-associated virus gene v: results of a phase I trial. Hum Genet, 2016, 135: 327-343.

[11] Beltran WA, Cideciyan AV, Lewin AS, et al. Gene augmentation for X-linked retinitis pigmentosa caused by mutations in RPGR. Cold Spring Harb Perspect Med, 2014, 5: a017392.

[12] Petrs-Silva H, Yasumura D, Matthes MT, et al. Suppression of rds expression by siRNA and gene replacement strategies for gene therapy using rAAV vector. Adv Exp Med Biol, 2012, 723: 215-223.

103

视网膜母细胞瘤
retinoblastoma

定义

视网膜母细胞瘤（retinoblastoma，RB）是儿童最常见的原发性眼内恶性肿瘤，起源于原始视网膜干细胞或视锥细胞前体细胞。1971 年 Alfred Knudsen 提出 RB 发病机制"二次突变"假说（2-hit hypothesis），认为 RB 既可以由生殖细胞突变，也可以由体细胞突变引起。

病因和发病率

视网膜母细胞瘤分为遗传型和散发型。遗传型 RB 首次基因突变发生于生殖细胞，所有体细胞均携带突变基因，第二次基因突变发生于视网膜细胞并导致肿瘤的发生；散发型 RB 两次突变均发生于视网膜细胞。致病基因 *RB-1* 属于抑癌基因，定位于 13q14，全长 180kb，含 27 个外显子，其编码的 RB 蛋白参与调控细胞周期的整个过程。如果在胚胎期 *RB-1* 失活导致视网膜细胞缺少 RB 蛋白，便会出现细胞增生而最终发生视网膜母细胞瘤。

除 *RB-1* 外，其他基因如 *DEK*、*E2F3*、*KIF14*、*MDM4*、*MYCN* 等重复或缺失也参与 RB 的发生。

新生儿 RB 的发生率约为 1/20 000~1/15 000。75% 的病例发生于 3 岁以前。全世界每年大约有 9000 例新增患者。我国每年新增患者约为 1100 人，且 84% 为晚期高风险患者。

临床表现

RB 最常见的临床表现是白瞳症，俗称"猫眼"。患眼可因肿瘤位于后极部，视力低下，而发生失用性斜视。临床上依据 RB 是否局限在眼内可分为眼内期、青光眼期、眼外期以

及全身转移期四期。早期表现为灰白色,圆形或椭圆形拱状肿物,常伴视网膜血管明显扩

张(图1)。双侧性 RB 患儿发病较早,通常1岁以内发病,若合并颅内肿瘤(如松果体母细胞瘤、异位性颅内视网膜母细胞瘤、PNET 等),则称为"三侧性 RB"。单侧性 RB 患儿发病较迟,通常在2岁或3岁时发生,至少15%的单侧性 RB 患者有生殖细胞性 *RB* 基因突变。生殖细胞性 *RB* 基因突变的病人发生成骨肉瘤、软组织肉瘤、黑色素瘤、实质器官恶性肿瘤如乳腺癌和胃肠道癌的危险性高。偶尔 RB 可自行停止生长而失去其恶性特征,变成良性视网膜细胞瘤。

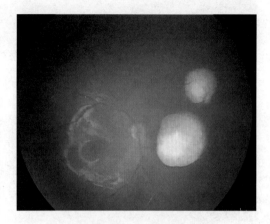

图1　视网膜母细胞瘤患者的眼内肿块

诊断

RB 的诊断依靠眼底表现和辅助检查。眼部超声常有助于 RB 的诊断。早期显示为玻璃体实质性肿块,晚期由于瘤组织坏死,呈囊性肿块,同时可呈现钙化斑。CT 检查可发现肿瘤的大小、形状、位置和钙化斑。当视网膜脱离时,CT 有助于鉴别 RB 或其他非肿瘤病变,如 Coats 病。头部和眼眶的 MRI 可以评估是否有视神经和眼外受累以及"三侧性 RB"。同时可排除异位性颅内 RB、排除颅内肿瘤(如松果体母细胞瘤和异位性颅内视网膜母细胞瘤)。通常不主张眼内穿刺检查,因为这可造成肿瘤细胞的播散转移。

对于家族史阳性者可进行 *RB-1* 基因一代测序或使用 *RB-1* 探针检测缺失变异。

需要与以下疾病相鉴别:转移性眼内炎,Coats 病,早产儿视网膜病变,原始玻璃体持续增生症等。

遗传咨询与产前诊断

RB 患者中遗传型占6%,为常染色体显性遗传,外显率约为90%。遗传型患者多为双眼发病,由生殖细胞突变引起,变异存在于每个体细胞中。对 *RB-1* 基因进行一代测序,可以确定70%~75%的 RB 患者,此外还有8%~16%的 RB 患者为 *RB-1* 基因中、大片段插入或缺失导致,利用 FISH、qPCR、MLPA 等技术可以确定。如果通过以上检测均未发现致病基因变异时,可进行全外显子测序或全基因组测序。94%的 RB 患者为散发型,多单眼发病,无家族史,基因突变仅发生于视网膜。对已确定致病基因变异的夫妇,于孕10~12周进行胎儿绒毛检测基因分析,可对胎儿视网膜母细胞瘤进行产前诊断。

治疗

目前 RB 的治疗目的不再仅为挽救生命，还应尽可能保留眼球保存视力。冷冻、激光光凝、经瞳孔温热疗法（TTT）、眼球摘除术和全身化疗是一线治疗方案；近距离放射治疗、远程放射治疗以及通过眼内、球周和眼动脉介入途径的局部化疗是二线治疗方案。早期肿瘤可选择眼局部治疗；中期肿瘤选择化学减容治疗联合眼局部治疗；晚期肿瘤则需进行眼球摘除和全身化疗。若肿瘤出现眼外生长，还需追加全身化疗、鞘内化疗和局部放射治疗；肿瘤全身转移患者一般通过强化的全身化疗联合自体干细胞移植进行治疗。近年来逐步开展的基因治疗及免疫治疗，致力于寻找 RB 的特异性靶点，与传统细胞毒药物相比，其疗效确切、不良反应较少。

预后

双侧性 RB 肿瘤易于复发，故在原发肿瘤经治疗消失后仍然需要密切追踪检查，至少到 5~6 岁，同时要注意继发性肿瘤的发生。

（睢瑞芳）

参考文献

[1] Mendoza PR, Grossniklaus HE. The Biology of retinoblastoma. Prog Mol Biol Transl Sci, 2015, 134: 503-516.

[2] Dimaras H, Kimani K, Dimba EA, et al. Retinoblastoma. Lancet, 2012, 379 (9824): 1436-1446.

[3] Zhao J, Li S, Shi J, et al. Clinical presentation and group classification of newly diagnosed intraocular retinoblastoma in China. Br J Ophthalmol, 2011, 95 (10): 1372-1375.

[4] Weinberg RA. The retinoblastoma protein and cell cycle control. Cell, 1995, 81 (3): 323-330.

[5] Whitcup SM, Park WS, Gasch AT, et al. Use of microdissection and molecular genetics in the pathologic diagnosis of retinoblastoma. Retina, 1999, 19 (4): 318-324.

104

重症先天性粒细胞缺乏症
Severe congenital neutropenia

定义

重症先天性嗜中性粒细胞缺乏症是一种以低水平粒细胞($<200/mm^3$)为特征的免疫缺陷,不伴有相关的淋巴细胞缺陷。

病因和发病率

SCN 是一种遗传性疾病,迄今为止,根据重度慢性中性粒细胞减少国际登记站(https://depts.washington.edu/registry/)的数据,已经发现超过 100 种基因突变。包括最早发现的嗜中性粒细胞弹性蛋白酶基因(*ELANE*,以前称 *ELA2*)、*GFI1* 基因、*HAX1* 基因和 Wiskott-Aldrich 氏症候群致病基因 *WAS* 的激活型突变等。这些突变会导致嗜中性粒细胞生成缺陷。根据致病突变可分为常染色体显性遗传、常染色体隐性遗传和 X 连锁遗传:由中性粒细胞弹性酶基因(*ELANE*,以前称为 *ELA2*)突变所致的 SCN 是一种常染色体显性遗传疾病,发生于50%~60% 的患者。已经报道了数个 ELANE 突变位点。由 Kostmann 描述的首个家族及其他最近报道的家族,都有常染色体隐性遗传的 HAX1 突变。X 连锁遗传见于 X 连锁粒细胞缺乏症(XLN),由 *WAS* 基因激活型突变引起。其他基因突变也有报道,包括 *G6PC3*、*GFI1*、*SBDS* 及 *JAGN1*。然而,大约 40% 病例的遗传基础仍不清楚。

目前已知的发病机制是髓系细胞凋亡增加。上述突变最终导致髓系前体细胞过度凋亡,可能是由未折叠蛋白反应激活所致。根据突变类型和遗传背景,SCN 患者中性粒细胞减少的表达可能是不同的,这提示有不同的发病机制或更可能是基因相互作用的结果。

普通人群的患病率估计为 1/333 300~1.7/333 300。新生儿的年发病率约为 1/250 000。无特殊性别倾向。根据美国的数据,大多数患者为白种人。

临床表现

患者临床表现为口咽问题、中耳炎、呼吸系统感染、蜂窝织炎及皮肤感染,最常由葡萄球菌及链球菌所致。在伴有骨髓储备下降的重度中性粒细胞减少患者中,2 岁前大部分个体都出现过口腔溃疡及疼痛性牙龈炎。弥漫性胃肠道病变可引起类似克罗恩病的腹痛和腹泻表现。嗜中性粒细胞减少症会导致各个部位遭受反复细菌或真菌感染,主要受累区域为皮肤黏膜、耳鼻、咽喉和肺。感染可能非常严重,甚至致命。约 15% 的患者进展为急性白血病或骨髓增生异常综合征。患儿通常不伴有特征性畸形。

诊断

细胞学确诊指征:显示与单核细胞增多有关的重症中性粒细胞缺乏症。SCN 骨髓检查的典型表现为骨髓增生程度正常或稍微降低,伴髓系发育“停滞”在早幼粒细胞 / 中幼粒细胞阶段,常伴有不典型细胞核及胞质空泡形成。另外进行基因检测也是诊断所必需的。

临床发现中性粒细胞减少时,应与其他可能引起中性粒细胞减少的疾病相鉴别。SCN 通常只有中性粒细胞减少伴单核细胞增多,不伴有其他外观畸形,血红蛋白和血小板也为正常。临床上需鉴别以下疾病,如 Shwachman-Diamond 综合征(SDS)、糖原累积病(glycogen storage disease,GSD)1b 型、WHIM 综合征(warts,hypogammaglobulinemia,infections,myelokathexis,WHIM,即疣、低丙种球蛋白血症、感染及先天性骨髓粒细胞缺乏症)、自身免疫性淋巴细胞增生综合征(autoimmune lymphoproliferative syndrome,ALPS)、Cohen 病以及 Hermansky-Pudlak 综合征 2 型等。

遗传咨询与产前诊断

如果基因型已知,可进行产前诊断。不同突变的遗传方式不同:ELA2 和 GFI1 是常染色体显性遗传,HAX1 是常染色体隐性遗传,WAS 是 X 连锁隐性遗传。遗传咨询至关重要,应考虑家族史和因果突变。

治疗

所有发热或感染应由医院检查并积极治疗。预防性抗生素用于预防感染,如果无效,则应用造血生长因子(特别是 G-CSF)可改善中性粒细胞减少症以及对感染的易感性,并可应对感染或连续给药。G-CSF 的所需剂量差别很大。起始剂量 5μg/kg,每 3~5d 增加 5μg/kg 直至有效。长期持续使用高剂量 G-CSF[超过 20μg/(kg·d)]可诱发白血病,因此,若需连续高剂量治疗,应考虑进行骨髓移植。另外,目前发现,使用 G-CSF 治疗的 SCN 患者中骨丢失的发生率很高。现已知这是 G-CSF 治疗的一个副作用。因此,应当监测骨密度以及 25- 羟维生素 D 水平,并按需治疗骨质疏松。

预后

预后很大程度上取决于严重感染的治疗效果和及时性以及骨髓移植的可能性,特别是恶性转化时。目前患者能存活到成年期,所以可以明确的是造血细胞的恶性转化是影响总体生存率的重要因素。SCN 患者易发生骨髓增生异常综合征(myelodysplastic syndrome,MDS)和白血病,后者主要是急性髓系白血病(acute myeloid leukemia,AML),但也有急性淋巴细胞白血病、慢性粒 - 单核细胞白血病以及双表型白血病。

(宋红梅　王　琳)

参考文献

[1] Zeidler C,Germeshausen M,Klein C,Welte K. Clinical implications of ELA2-,HAX1-,and G-CSF-receptor (CSF3R) mutations in severe congenital neutropenia. Br J Haematol,2009,144(4):459-467.

[2] Dale DC,Bolyard AA,Schwinzer BG,et al. The severe chronic neutropenia international registry:10-year follow-up report. Support Cancer Ther,2006,3(4):220-231.

[3] Dale DC,Link DC. The many causes of severe congenital neutropenia. N Engl J Med,2009,360(1):3-5.

[4] Donadieu J,Fenneteau O,Beaupain B,et al. Congenital neutropenia:diagnosis,molecular bases and patient management. Orphanet J Rare Dis,2011,6:26.

105

婴儿严重肌阵挛性癫痫（Dravet 综合征）
severe myoclonic epilepsy in infancy（Dravet syndrome）

定义

婴儿严重肌阵挛性癫痫是一种临床少见的癫痫综合征,以婴儿期起病、多种发作形式、精神运动发育迟滞、药物难治性为主要特征,是难治性癫痫的代表。

同义词

婴儿严重性肌阵挛性脑病。

病因和发病率

发病率约为 1/40 000~1/15 700,男:女约为 2:1;占小儿各型肌阵挛性癫痫的 29.5%,占 1 岁以内婴幼儿癫痫的 3%,占 3 岁以内婴幼儿癫痫的 7%,患病婴儿早期死亡风险高达 10%。

临床表现

患者通常在 1 岁内起病,表现为长时间的、常伴有发热的、全身或偏侧阵挛性癫痫发作,并且发病前认知及运动发育正常。随后,患儿 1~4 岁期间,可出现肌阵挛发作、不典型失神发作及局灶性发作,癫痫持续状态常见,多达 50% 的患者首次发作即为癫痫持续状态。有些 Dravet 综合征(DS)患儿会出现以癫痫持续状态之后深昏迷为特征的急性脑病。4 岁后病情不再恶化。

头影像学多正常,后期可以出现脑萎缩、脑室扩大、海马硬化等表现。脑电图异常表现多样,包括局灶性、多灶性和(或)全面性的癫痫样活动,以及背景活动出现改变。

诊断标准(国际抗癫痫联盟诊断标准):

1. 有癫痫或热惊厥家族史;

2. 出现痫性发作前生长发育正常;

3. 癫痫发作出现在 1 岁前;

4. 多种类型癫痫(肌阵挛、局灶性痉挛发作、失神发作、全面性发作);

5. 脑电图可见广泛性棘波和多棘波;

6. 早期光敏感;

7. 2 岁后神经运动发育迟滞;

8. 发育迟滞症状开始后出现共济失调、锥体束损害、发作间期肌阵挛;

9. 体温升高加重癫痫发作。

诊断

婴儿严重肌阵挛性癫痫的诊断依靠临床表现、头影像学、脑电图等临床 - 电生理评估及基因检测。

根据不同疾病发展阶段 DS 的鉴别非常困难。在早期仅有一次或数次发热惊厥的时候很难诊断 DS;成年病人可能已经不再出现典型的肌阵挛癫痫,也很难确定诊断。但是对于典型病人,DS 需要与发热惊厥、Lennox-Gastaut 综合征(LGS)、肌阵挛 - 站立不能癫痫(Doose 综合征)、进行性肌阵挛癫痫(PME)、严重婴儿多灶性癫痫(SIMFE)等相鉴别。

遗传咨询与产前诊断

DS 基因确诊后建议遗传咨询,明确病因、预后及家系成员风险,尤其是治疗后续用药。在家属充分知情、征求意见后,再次生育前可考虑产前诊断。

治疗

对于 Dravet 综合征的治疗,治疗的目的是减少癫痫发作次数和减轻发作程度,预防癫痫持续状态的出现,减少抗癫痫药物的副反应,获得更好的神经认知发育、提高生活质量。

1. 避免诱发癫痫的因素 ①体温升高:减少热水浴和过度运动,尤其在炎热的天气;体温升高时应用口服或直肠给药的退热药物(有些退热药会引发肝损害,尤其在与丙戊酸同服时,需先咨询医师)。②减少光刺激等:对于声光或碰触敏感的患者,需要尽可能避免。③关于注射疫苗相关癫痫:虽然发现很多DS患儿有疫苗后出现癫痫的情况,但是没有证据显示DS患儿不能注射疫苗,观察研究发现注射疫苗并不影响DS患儿的临床和认知预后。虽然没有证据证实其有效性,对于疫苗注射后容易出现癫痫的DS患儿,目前的应对策略是在注射时和注射后24h应用预防性退热药。

2. 药物治疗　一些小型开放性试验发现丙戊酸盐、托吡酯、左乙拉西坦、氯巴占、司替戊醇(很多国家没有上市)等,以及生酮饮食有一定的效果。已发现卡马西平及其衍生物、拉莫三嗪、苯妥英钠等对于存在SCN1A突变的DS患者,会加重其发作。

3. 生酮饮食　生酮饮食对于DS病人是很好的治疗方法之一,已有数据表明可使患者获益,但是需要在多科医师协作管理模式下进行。神经科、营养科、内分泌、心理医学科等多学科的参与,将利于生酮饮食的治疗实施。应该注意到该疗法的副反应,包括恶心、呕吐、便秘、血脂异常、肾结石等;同时改良的生酮饮食疗法等也在评估中。

4. 手术治疗　大多数DS病人并不适用于外科切除性手术治疗。神经调控治疗,包括迷走神经刺激术(VNS)、脑深部磁刺激(DBS)是潜在的治疗选择,但是目前还没有特别充分的病例治疗数据评价相应的治疗效果。

5. 应急和支持治疗　一旦诊断该病,有两点需要特别关注的问题。

(1) 对于癫痫持续状态的应对措施:应该给患者、患儿学校和其他看护人员发放应急流程手册。手册内容应该包括什么情况下需要到医院急诊就诊,3~5min内就应启动救援措施,如果近期有长时间抽搐发作的病史,救援措施应在痫性发作刚开始时就启动。苯二氮䓬类药物常为这种情况下控制发作的首选,家庭救援措施应包括肛门给地西泮、舌下或喷鼻剂型的咪达唑仑等。

(2) 对于神经运动发育落后的支持:尽可能地恢复和维持患者的社会交往能力,比如坚持就学和工作环境,对于智能发育严重落后的病人,可以考虑从事简单社会劳动。对患者的管理和家庭成员的宣教,在该病的诊疗中占有极为重要的地位,应该充分重视患者及家庭成员的心理健康。

6. 新兴治疗　对于难治性癫痫的小分子治疗一直是癫痫领域关注的重点,新型抗癫痫药不断推出,目前有小型试验证实,大麻油(CBD)对于辅助控制DS的发作有明显疗效,其他药物如减肥药芬氟拉明(氟苯丙胺)、血清素能调控剂曲唑酮等也可能存在潜在疗效;同时随着罕见病治疗的快速发展,基于基因治疗和细胞治疗的多种新型治疗手段已经在其他神经系统罕见病中进入临床试验阶段,相信未来DS也将迎来相应的纠因治疗。

预后

DS病人预后差,但也有一些病人成年后可获得满意的生活质量。最常见的死亡原因是癫痫突发非预料到的死亡(SUDEP)和癫痫持续状态,因此需积极控制病情,及时就诊。该病治疗效果有限，标准抗癫痫药通常难以控制发作；大多数患者会出现发育迟缓、持续性步态共济失调以及认知和（或）行为障碍。

（柳青 黄颜）

参考文献

[1] Dalla Bernardina B,et al. Nosological classification of epilepsies in the first three years of life. Prog Clin Biol Res,1983,124:165-183.

[2] Hurst DL. Epidemiology of severe myoclonic epilepsy of infancy. Epilepsia,1990,31(4):397-400.

[3] Caraballo R. Epilepsies during the first year of life. Rev Neurol,1997,25(146):1521-1524.

[4] Chiron C. Stiripentol in severe myoclonic epilepsy in infancy:a randomised placebo-controlled syndrome-dedicated trial. STICLO study group. Lancet,2000,356(9242):1638-1642.

[5] Kassai B. Severe myoclonic epilepsy in infancy:a systematic review and a meta-analysis of individual patient data. Epilepsia,2008,49(2):343-348.

[6] Ragona F. Dravet syndrome:early clinical manifestations and cognitive outcome in 37 Italian patients. Brain Dev,2010,32(1):71-77.

[7] Skluzacek JV. Dravet syndrome and parent associations:the IDEA League experience with comorbid conditions,mortality,management,adaptation,and grief. Epilepsia,2011,52 Suppl 2:95-101.

[8] Brunklaus A. Prognostic,clinical and demographic features in SCN1A mutation-positive Dravet syndrome. Brain,2012,135(Pt 8):2329-2336.

[9] Krueger JAT. Berg. Incidence of Dravet Syndrome in a US Population. Pediatr Neurol Briefs,2015,29(12):92.

[10] Rosander C,Hallbook T. Dravet syndrome in Sweden:a population-based study. Dev Med Child Neurol,2015,57(7):628-633.

[11] Wilmshurst JM. Summary of recommendations for the management of infantile seizures:Task Force Report for the ILAE Commission of Pediatrics. Epilepsia,2015,56(8):1185-1197.

[12] Shmuely S. Mortality in Dravet syndrome:A review. Epilepsy Behav,2016,64(Pt A):69-74.

[13] Wirrell EC. Optimizing the diagnosis and management of Dravet syndrome:recommendations from a North American Consensus Panel. Pediatr Neurol,2017,68:18-34 e3.

[14] Brodie MJ,Ben-Menachem E. Cannabinoids for epilepsy:What do we know and where do we go? Epilepsia,2018,59(2):291-296.

[15] Knupp KG,Wirrell EC. Treatment strategies for Dravet syndrome. CNS Drugs,2018,32(4):335-350.

106

镰刀型细胞贫血病
sickle cell disease

定义

镰状细胞贫血是一种常染色体显性遗传血红蛋白(Hb)病。因珠蛋白 β- 肽链第 6 位氨基酸谷氨酸被缬氨酸所代替,形成镰状血红蛋白(HbS),取代了正常 Hb(HbA)。临床表现为慢性溶血性贫血、易感染和再发性疼痛危象以致慢性局部缺血导致器官组织损害。

同义词

镰刀状细胞型贫血,镰刀型细胞贫血症,镰状细胞贫血。

病因和发病率

本病是一种常染色体显性遗传血红蛋白病。正常成人血红蛋白是由两条 α 链和两条 β 链相互结合成的四聚体,α 链和 β 链分别由 141 和 146 个氨基酸顺序连结构成。镰状细胞贫血患者因 β 链第 6 位氨基酸谷氨酸被缬氨酸所代替,形成了异常的血红蛋白 S(hemoglobin S,HbS),取代了正常血红蛋白(HbA),在氧分压下降时 HbS 分子间相互作用,成为溶解度很低的螺旋形多聚体,使红细胞扭曲成镰状细胞(镰变)。红细胞内 HbS 浓度、脱氧程度、酸中毒、红细胞脱水程度等许多因素与红细胞镰变有关。

最常见的是父母双方均有异常基因,称为纯合子 SS,预后严重;杂合子型,即正常 HbA 与异常 HbS 相混,又称 AS,其变化悬殊,轻者可活至成年,重者可反复出现危象发作。

红细胞镰变的初期是可逆的,给予氧可逆转镰变过程。但当镰变已严重损害红细胞膜后,镰变就变为不可逆,即使将这种细胞置于有氧条件下,红细胞仍保持镰状。镰变的红细胞僵硬,变形性差,可受血管的机制破坏和单核巨噬系统吞噬而发生溶血。镰变的红细胞还可使血液黏滞性增加,血流缓慢,加之变形性差,易堵塞毛细血管引起局部缺氧和炎症反应导致相应部位产生疼痛危象,多发生于肌肉、骨骼、四肢关节、胸腹部,尤以关节和胸腹部为常见。

镰刀型贫血症的发生率为 8/100 000,但是在某些人种中却有较高的发生率,例如非洲裔的美国人发生率为 1/600 以及西班牙裔的美国人为 1/1400~1/1000。

这种病常见于非洲和美洲黑种人。在非洲疟疾流行地区,发现镰刀型细胞杂合基因型个体疟疾感染率比正常人低得多。这是因为镰刀型细胞杂合基因型在人体本身并不表现明显的临床贫血症状,而对寄生在红细胞里的疟原虫却是致死的。在疟疾流行地区,镰刀型细胞基因突变有利于防止疟疾的流行。

临床表现

可以有贫血相关症状。溶血引起胆红素增高而出现黄疸、肝、胆结石。若大量血液滞留在肝、脾,将会出现肝脾进行性肿大而发生低血容量性休克,又叫作滞留型危象或隐退综合征。因微小血管闭塞引起局部组织缺氧和炎症反应而出现手足关节肿胀充血疼痛时称手足综合征,2 岁以内本病患儿 50% 可表现手足综合征。

此外,还呈现周期性疼痛危象:而各种原因引起的内脏缺氧使更多的红细胞镰变导致多发性肺、肾、肝、脑栓塞等严重并发症。另外,尚可影响神经系统的发育而出现智力低下。

诊断

镰状细胞贫血的诊断标准:
1. 临床表现(黄疸、贫血、肝脾肿大、骨关节及胸腹疼痛等);
2. 红细胞镰变;
3. 遗传史;
4. 种族地区发病;
5. Hb 分析。

遗传咨询与产前诊断

镰刀型贫血症只会出现于夫妇俩人皆为镰刀形细胞特征携带者的家庭。因此,建议所有的携带者均应接受遗传咨询,避免携带者之间联姻。对胎儿进行镰刀型贫血症的产前诊断也是一个很有效的方法,对父母均系 HbAS 者行孕妇羊水细胞核 DNA 检测来确定胎儿是否患病的方法安全可靠。

治疗

目前尚无明确患病个体遗传基因的构成变化,故病因治疗无意义。治疗目的在于预防缺氧、脱水、感染。发热时查疟原虫和抗疟疾治疗以缓解症状,减少器官损伤及并发症。

在严重病例,羟基脲可以减少疼痛危象和需要输血的次数,还能降低胸部综合征的发作频率。本病主要是因缺氧使红细胞镰变,阻碍毛细血管而造成疼痛危象,宜用替代治疗和血管扩张药物。叶酸的补充能降低增高的半胱氨酸水平,改善血管内皮的功能。也有进行骨髓移植和胎肝造血干细胞移植以拯救患者和提高生存质量。也有主张部分换血同时静滴 5% 葡萄糖来降低血液黏稠度。小剂量双香豆素治疗可以减少病人血栓形成前状态的发生。

预后

纯合子(即镰状细胞贫血)患者红细胞内 HbS 浓度较高,对氧的亲和力显著降低,加速氧的释放,预后较差,只有 14% 的患者生存至成年,并多于 30 岁前死亡。HbS 杂合子(即镰状细胞性状)患者,由于红细胞内 HbS 浓度较低,除在缺氧情况下一般不发生镰变,也不发生贫血,临床无症状或偶有血尿、脾梗死等表现。

(韩　冰)

107

Silver-Russell 综合征
Silver-Russell syndrome

定义

Silver-Russell 综合征是一类以宫内发育迟缓和出生后生长障碍为主要临床表现的罕见疾病,具有表型和遗传高度异质性特点。主要临床表现包括身材矮小、三角脸、躯体偏身不对称和小指屈指畸形等。第 7 号、11 号染色体基因和甲基化异常解释部分患者的遗传背景。重组人生长激素(rhGH)是改善患者终身高的主要治疗方法。

同义词

Russell-Silver 综合征,Silver-Russell 矮小症,SRS,RSS。

病因和发病率

Silver-Russell 综合征的病因复杂,已知的分子遗传研究结果提示由调控生长的基因结构和甲基化等异常导致,已知相关基因位于第 7 号和 11 号染色体特定区域。30%~50% 的 SRS 是由第 11 号染色体短臂的 15 区段(11p15)甲基化异常造成的。该区域 ICRs(imprinting centers)的低甲基化影响与生长有关基因的表达,导致生长缓慢和 SRS 的其他表征。第 7 号染色体的母源单亲二倍体能够解释约 5%~10% 的 SRS。母源单亲二倍体导致母源印迹基因的活跃表达,而缺乏父源印记基因的表达。仍有部分 SRS 患者的致病基因尚需进一步探索。

SRS 在欧美新生儿的发病率为 1/100 000~1/50 000,中国目前缺乏相关流行病学资料。由于该疾病的临床和遗传异质性易导致漏诊和误诊,实际发病率和患病率可能更高。

临床表现

新生儿和儿童患者的主要临床表现包括：

1. 宫内发育迟缓及出生后生长障碍　低出生体重，缺少追赶生长，成比例的身材矮小。

2. 特殊体征　前额宽阔突出、尖下颌导致三角形脸，相对头围偏大。齿列不齐、耳位低，躯体偏身不对称，包括四肢长度差异，小指侧弯畸形等。

3. 其他表现　喂养困难、新生儿期可出现低血糖，尿道下裂、隐睾和马蹄肾等泌尿生殖系统畸形，牛奶咖啡斑，反流性食管炎等消化系统异常。部分患者出现认知、运动和语言发育迟缓，学习障碍等。

诊断

1. 临床诊断　目前缺乏公认的 SRS 诊断标准，以下三种基于临床表现的诊断标准在临床上使用较多。

（1）经典 SRS 的诊断标准（Price 等诊断标准）：满足以下 5 条中的 3 条及以上：①出生体重低于平均值两个标准差以下；②身高处于同年龄、同性别正常儿童生长量表的第三百分位以下；③特征性的颅面畸形；④躯体不对称；⑤先天性小指侧弯。

（2）Netchine 等诊断标准：必要条件：小于胎龄儿（SGA），并至少满足以下 5 条中的 3 条：①前额突出（3 岁前）；②相对大头畸形；③出生后生长受限；④躯体不对称；⑤喂养困难和（或）体重指数 <-2SDS。

（3）Baaholdi 评分法标准

1）出生时指标：体重 < 第 10 百分位，1 分；身长 < 第 10 百分位，1 分；头颅相对偏大，1 分。

2）生后生长状况：无追赶性生长，身高 < 第 3 百分位，1 分；正常头围，枕额径在第 3~97 百分位，1 分；认知发育正常，1 分。

① 不对称性：面部 / 躯干 / 四肢，3 分。

② 面部特征：三角形脸，1 分；高前额 / 方颅，1 分；其他如小下颌、薄嘴唇、口角下垂、前囟晚闭合，1 分。

③ 其他特征：小指内侧弯斜，1 分；生殖器异常（如隐睾、尿道下裂），1 分；其他如中节指节缩短，并指，腹股沟疝，牛奶咖啡斑，1 分。按 5 大类特征出现频率计分（最高积分 15 分），≥8 分诊断为 SRS。

2. 分子诊断　通常先检测患者是否存在 11p15 低甲基化及 7 号染色体单亲二倍体，如以上检测均为阴性，需要考虑应用比较基因组杂交技术或单核苷酸（SNP）阵列分析排除少见的拷贝数变异（CNV）引起 SRS 的可能性。

遗传咨询与产前诊断

绝大多数 SRS 为散发病例,甲基化异常导致的 SRS 通常再发风险较低,但有 SRS 家系报道呈常染色体显性遗传模式,机制尚不清楚。目前尚无有效的产前诊断方法。

治疗

治疗主要集中于对成人终身高的改善,可考虑给予重组人生长激素(rhGH)治疗,确诊后应及时治疗患儿的矮小,但无法改善肢体不对称的症状。尚无较大样本量临床观察证实 SRS 患者使用 rhGH 的获益情况。文献报道 SRS 治疗效果差异性很大。rhGH 疗效与 SRS 遗传学病因、治疗前身高、开始治疗的时间、治疗第一年的疗效、IGF-1 水平等多种因素相关。

其他治疗包括营养支持、纠正低血糖、严重面部畸形和肢体不对称的矫形手术。

预后

未治疗的 SRS 患者的成年终身高约低于正常平均身高 4SD。患者智力发育通常不受影响,成年后发生糖尿病、高血压、高脂血脂等代谢性疾病风险较同龄人可能增加。

(朱惠娟)

参考文献

[1] Wakeling EL. Silver-Russell syndrome. Archives of disease in childhood, 2011, 96(12):1156-1161.

[2] Price SM, Stanhope R, Garret C, et al. The spectrum of Silver-Russell syndrome: a clinical and molecular genetic study and new diagnostic criteria. J Med Genet, 1999, 36:837-842.

[3] Netchine I, Rossignol S, Dufourg MN, et al. 11p15 Imprinting center region 1 loss of methylation is a common and specic cause of typical Russell-Silver syndrome: clinical scoring system and epigenetic-phenotypic correlations. J Clin Endocrinol Metab, 2007, 92:3148-3154.

[4] Bartholdi D, Krajewska-Walasek M, OunapK, et al. Epigenetic mutations of the imprinted IGF2-H19 domain in Silver Russel syndrome(SRS): results from a large cohort of patients with SRS and SRS-like phenotypes [J]. J Med Genet, 2009, 46:192-197.

[5] 黄书越, 巩纯秀, 赵旸, 等 .35 例 Silver-Russell 综合征临床特点分析总结[J]. 中华内分泌代谢杂志, 2014, (2):119-122.

[6] Spiteri BS, Stafrace Y, Calleja-Agius J. Silver-Russell Syndrome: A Review. Neonatal network: NN. 2017, 36(4): 206-212.

[7] Giabicani E, Netchine I, Brioude F. New clinical and molecular insights into Silver-Russell syndrome. Current opinion in pediatrics, 2016, 28(4):529-535.

谷固醇血症
sitosterolemia

定义

谷固醇血症,通常被称为植物固醇血症(sitosterolemia)或豆固醇血症(phytosterolemia),是一种罕见的常染色体隐性遗传的脂质代谢异常疾病。

同义词

植物固醇血症,豆固醇血症。

病因和发病率

谷固醇在小肠内通过固醇内转运子NPC1L1被吸收,过量的谷固醇可以通过小肠和肝脏内的固醇外转运子 *ABCG5* 和 *ABCG8* 主动排出。谷固醇血症患者出现了 *ABCG5* 或 *ABCG8* 的基因突变,导致被过量吸收的谷固醇无法排出,谷固醇的吸收量升高至正常的50~200倍。过量的谷固醇除引起心血管外,还改变了红细胞和血小板细胞膜的脂质双分子层成分,导致溶血性贫血、血小板减少及血细胞形态改变。

谷固醇血症的发病率尚不明确。自1974年首次报道以来,至1990年仅有100余例报道。但实际上,鉴于对本病认识不足,实际的发病率可能被低估了,很多患者被误诊为高脂血症、免疫性血小板减少(ITP)、EVANS综合征等。

临床表现

谷固醇血症的常见临床表现包括:

1. **皮下黄瘤** 青少年阶段即可出现,好发于跟腱、膝关节、肘部等肌腱附着点周围,眼睑、面部等亦可出现。表现为无痛性隆起性结节。

2. **血液学方面** 出现溶血性贫血,血小板减少、异常出血;血涂片可见大量口型红细胞及巨大血小板。

3. **高胆固醇血症和早发性心血管事件** 部分患者可以出现胆固醇水平极度升高,特别是在一些哺乳期儿童中;动脉粥样硬化、冠心病等心血管事件的风险显著增加,而且发病年龄早,有文献报道 12 岁男孩死于谷固醇血症相关心梗。

4. **其他** 关节炎、关节痛、转氨酶持续升高、轻度脾大等。

诊断

目前尚没有统一的诊断标准,诊断主要依据以下几点:①早发皮下黄瘤;②口型红细胞+巨大血小板;③早发心血管事件;④阳性家族史;⑤血清谷固醇含量升高;⑥发现 *ABCG5* 和(或)*ABCG8* 基因突变。其中后两者为诊断必须,至少需要一条阳性。

本病需要与高脂血症、家族性高脂血症、免疫性血小板减少性紫癜、自身免疫性溶血性贫血、EVANS 综合征、脂肪肝、地中海口型红细胞 - 巨大血小板综合征相鉴别。

遗传咨询与产前诊断

谷固醇血症是一种常染色体隐性遗传疾病,推荐阳性家族史患者在有经验的中心进行产前诊断和遗传咨询。

治疗

谷固醇血症患者的治疗目的是通过降低血浆谷固醇的含量,以达到减少黄瘤发生并降低动脉粥样硬化性心血管事件的发生率。

治疗的基石是严格限制饮食中胆固醇和谷固醇的含量。通过饮食控制,可以是血浆谷固醇的含量下降 30%。谷物、坚果、蔬菜、植物油等对于正常人来讲属于健康饮食,但这些食物中含有大量谷固醇,在谷固醇患者中应受到严格限制。同时贝类、海藻、人造黄油、巧克力等也应避免。可以用精米来替代其他谷物。

药物治疗:胆固醇吸收抑制剂(依折麦布)可以通过结合 NPC1L1 抑制谷固醇的吸收;胆汁酸结合剂(消胆胺)可以通过与胆汁酸结合,阻断肝肠循环,从而减少谷固醇的吸收。两者单独使用或联合使用,可使血浆谷固醇含量降低 40%~50%。

预后

由于本病过于罕见,且部分患者死于早发性心血管疾病。目前还缺少关于本病生存预后的随访信息。但考虑到早发性心血管事件是本病的主要死亡原因,随着对本病认识的提高,患者可以获得早期诊断及早期干预,其预后亦会有所改善。

（张　炎　李　剑）

参考文献

[1] Escolà-Gil JC, Quesada H, Julve J, et al. Sitosterolemia：Diagnosis, Investigation, and Management. Curr Atheroscler Rep, 2014, 16(7)：424.

[2] Yu X-H, Qian K, Jiang N, et al. ABCG5/ABCG8 in cholesterol excretion and atherosclerosis. Clinica Chimica Acta, 2014, 428(C)：82-88.

109

脊髓延髓肌萎缩症
spinal bulbar muscular atrophy

定义

脊髓延髓肌萎缩症(spinal bulbar muscular atrophy,SBMA)是一种 X 连锁隐性遗传病,是由位于 Xq11-12 的雄激素受体基因第一个外显子中 CAG 重复序列异常扩增所致。主要累及下运动神经元、感觉系统和内分泌系统。

同义词

肯尼迪病(Kennedy's disease)。

病因和发病率

脊髓延髓肌萎缩症遗传方式为 X 连锁隐性遗传,是由染色体 Xq11-12 上的雄激素受体(AR)基因的外显子 1 中的 CAG 三联体重复(40~62 个)的不稳定扩增引起的。该 CAG 三联体重复的异常增加导致雄激素受体(AR)内的谷氨酰胺段延长。聚谷氨酰胺延长导致突变 AR 的错误折叠和蛋白水解,使其对雄激素不敏感。细胞核内出现 AR 碎片,形成聚集体,可导致各种其他蛋白质的转录失调,并随之导致运动神经元变性。运动神经元数量不足,不能够启动和维持肌肉的收缩,导致进行性肌肉萎缩。

尚缺乏中国人群的发病率数据。美国的发病率为 1/40 000 名男性 / 年。芬兰西部和意大利报道的发病率更高,分别为 13/85 000 名男性 / 年和 3.3/10 000 名男性 / 年。

临床表现

男性发病,起病隐匿,多见于 30~60 岁。临床表现为缓慢进展肌肉无力和萎缩,可伴有痛性痉挛和震颤等。肌肉无力和萎缩通常累及肢体和延髓支配的肌肉。引起四肢肌肉无力和萎缩、构音障碍、吞咽困难和舌肌萎缩等。可伴有男性乳房发育、生殖功能降低等雄激素不敏感表现。约超过 50% 的患者存在感觉异常。查体可见多发肌束颤动,腱反射多减低或消失。女性突变携带者临床症状较轻,可仅出现痉挛。

诊断

脊髓延髓肌萎缩症患者血清肌酸肌酶和乳酸脱氢酶轻度升高,睾酮、黄体酮、促卵泡激素、黄体生成素水平也可出现异常改变。肌电图多呈广泛神经源性损害,存在进行性和(或)慢性失神经改变,可伴有感觉神经传导异常,主要表现为感觉神经动作电位波幅降低。根据病史、临床检查、神经电生理表现以及基因检测结果可明确诊断。

脊髓延髓肌萎缩症首先需与同样造成肌肉无力、萎缩、感觉异常的周围神经病、肌病相鉴别。神经电生理检查有助于区分神经源性损害或肌源性损害,对鉴别诊断非常重要。

遗传咨询与产前诊断

建议对携带突变的母亲进行产前咨询。女性突变携带者通常不会出现临床表现,但有50% 的机会将突变传递给自己的男性和女性后代。男性患者不会直接遗传该病,但其女儿100% 成为突变携带者。

治疗

目前临床上仍缺乏有效的治疗手段。雄激素剥夺疗法已成功用于动物模型,而且已有多个临床试验证实亮丙瑞林可以延缓疾病的进展,但尚需进一步的大规模临床试验进行验证。对症治疗包括物理治疗和康复治疗,可使用抗震颤、肌肉痉挛的药物缓解症状,并用激素或手术治疗男性乳房发育症。在疾病晚期,可进行鼻饲以及通气支持。

预后

SBMA 的预后通常比较良好,疾病进展缓慢,在明确诊断 20 年后仅有 1/3 的患者需要借助轮椅,预期寿命几乎不受影响或仅有小幅缩短。

（杨洵哲　刘明生）

参考文献

［1］Jokela ME，Udd B. Diagnostic Clinical，Electrodiagnostic and muscle pathology features of spinal and bulbar muscular atrophy. J Mol Neurosci，2016，58：330-334.

［2］Querin G，Soraru G，Pradat PF. Kennedy disease（X-linked recessive bulbospinal neuronopathy）：A comprehensive review from pathophysiology to therapy. Rev Neurol（Paris），2017，173：326-337.

［3］Fratta P，Nirmalananthan N，Masset L，et al. Correlation of clinical and molecular features in spinal bulbar muscular atrophy. Neurology，2014，82：2077-2084.

［4］Fischbeck KH. Spinal and bulbar muscular atrophy overview. J Mol Neurosci，2016，58：317-320.

［5］Mitsumoto H. Long-term treatment with leuprorelin for spinal and bulbar muscular atrophy. J Neurol Neurosurg Psychiatry，2017，88：1004-1005.

110

脊髓性肌萎缩症
spinal muscular atrophy

定义

脊髓性肌萎缩症（spinal muscular atrophy，SMA）是由于运动神经元存活基因 1（survival motor neuron gene 1，*SMN1*）突变导致 SMN 蛋白功能缺陷所致的遗传性神经肌肉病。SMA 以脊髓前角运动神经元退化变性和丢失导致的肌无力和肌萎缩为主要临床特征。

同义词

Werdnig-Hoffmann 病，Dubowitz 病，Kugelberg-Welander 病。

病因和发病率

SMA 为常染色体隐性遗传，其致病基因 *SMN1*（OMIM 600354）位于 5q13.2，编码运动神经元存活蛋白（SMN）。约 95% 的患者表现为 *SMN1* 纯合缺失突变，约 5% 患者表现为复合杂合突变，即一个 *SMN1* 等位基因缺失，另一个等位基因发生致病性点突变。

与 *SMN1* 高度同源的 *SMN2* 基因（OMIM 601627）编码相同的 SMN 蛋白，是 SMA 表型的修饰基因。*SMN1* 和 *SMN2* 在第 7 外显子 第 c.840 位存在 C>T 的差异碱基，使得 80%~90% 的 *SMN2* 基因转录产物跳跃了外显子 7，仅有 10%~20% 表达为全长有功能的 SMN 蛋白。*SMN2* 拷贝数对于 SMA 表型修饰呈现明显的负相关，患者携带的 *SMN2* 拷贝数越多则表型越轻。

SMN 是一个广泛表达的管家蛋白。SMN 作为亚单位与 Sm 蛋白结合，以 SMN 复合体形式募集 Sm 核蛋白和小核核糖核酸（snRNAs）组装成核糖核蛋白复合物（snRNPs）。snRNPs 的主要功能是参与 pre-mRNA 加工，调节 mRNA 的转运、代谢和翻译。SMN 失功能仅仅特异性影响运动神经元的致病机制尚不清楚。

SMA 发病率约为 1/10 000~1/6000,携带率为 1/50~1/40。中国尚无 SMA 发病率的流行病学资料。

临床表现

SMA 主要临床表现为肌无力。肌无力表现为对称性、进行性加重,近端重于远端,下肢重于上肢。有的患者伴有舌颤、手震颤。智力发育和感觉神经正常,腱反射减弱或消失。SMA 为全身多系统受累的疾病。依据国际分型标准,按照发病年龄和获得的最大运动功能 SMA 从重到轻分为四型:Ⅰ型 SMA 又称为 Werdnig-Hoffmann 病(OMIM 253300),Ⅱ型 SMA 也称为 Dubowitz 病(OMIM 253550),Ⅲ型 SMA 也称为 Kugelberg-Welander 病(OMIM 253400),Ⅳ型 SMA(OMIM 271150)为成人型(表 1)。

表 1 脊髓性肌萎缩症的分型和临床表现

表型	发病年龄	运动功能	生存状况	简要临床表现
Ⅰ型	<6 个月	严重者举头困难	通常≤2 岁,也可能存活更长	近端对称性肌肉无力 正常或轻微面肌无力 轻度关节挛缩 吸吮和吞咽困难 特征的"钟形"胸和腹式呼吸 肺炎、呼吸衰竭
Ⅱ型	6~18 个月	独坐	70% 可存活至 25 岁 呼吸机 轮椅	肌张力减弱 脊柱侧凸、关节挛缩 进行性呼吸肌无力,肺部并发症 青少年时期会丧失独坐的能力
Ⅲ型	>18 个月	独走	自然寿命 轮椅	缓慢独立行走,步态不稳,会经常跌倒或在 2~3 岁时上下楼有困难,行走功能逐步倒退至丧失,会出现咳嗽无力和夜间肺换气不足
Ⅳ型	20~30 岁	行走 基本正常	自然寿命	肌无力通常出现于 20~30 岁 无呼吸和消化系统症状

诊断

1. 诊断指标 患者具有进行性肌无力等临床表现,基因诊断显示 *SMN1* 基因外显子 7 纯合缺失或 *SMN1* 的复合杂合突变。辅助检查提示:肌电图为神经源性改变;血清 CK 值正常或轻度升高,升高范围通常小于正常值上限的 5 倍;肌肉活检在Ⅰ型患者显示肌纤维肥厚,Ⅱ型和Ⅲ型中均存在成群的肌纤维萎缩。

2. 鉴别诊断 SMA 主要临床表现为肌无力和肌张力减弱,在症状不典型时,需要与有相似临床表现的疾病进行鉴别。基于发病年龄需要鉴别诊断的疾病有所不同。①0~6 月龄发病:X 连锁婴幼儿 SMA、SMA 伴呼吸窘迫、Prader-Willi 综合征、Ⅰ型强直性肌营养不良、先天性肌营养不良、糖原累积症 Ⅱ 型（Pompe 病）、先天性肌无力综合征等。②儿童期发病：杜氏肌营养不良、氨基己糖苷酶 A 缺乏症、单肢肌萎缩（Hirayama 病 - 平山病）、其他周围神经病或肌营养不良等。

遗传咨询与产前诊断

SMA 为常染色体隐性遗传。通常患者的双亲均为无症状的致病突变携带者。先证者的每位同胞均有 25% 概率患病，50% 概率为无症状的携带者，25% 概率为正常个体。如果先证者父母一方具有［2+0］SMN1 基因型，另一方存在 SMN1 基因外显子 7 杂合缺失或点突变时，同胞的再发风险也为 25%。

先证者经基因检测确诊后，家庭成员应进行携带者筛查并在孕前进行遗传咨询和风险评估，高危妊娠者可进行胎儿的产前诊断。SMA 的产前诊断应采用基因诊断技术。当确认胎儿携带有与先证者 SMN1 基因相同突变时，提示是患胎，应在知情的情况下，由其双亲决定是否继续妊娠。对于产前基因诊断后出生的新生儿，应进行随访和记录。

治疗

1. 药物治疗　spinraza（nusinersen）是首个在美国、欧洲、日本等国家作为孤儿药上市并被批准用于治疗 SMA 的药物。这是一种反义寡核苷酸药物，修饰 SMN2 基因剪接，促进 SMN 蛋白产生。基于该药上市，开展新生儿筛查在患者出现症状前给予治疗目前在美国、中国台湾陆续开展。进入临床试验的其他药物研究还包括了基因替代治疗（AVXS-101），小分子化合物 RO7034067（RG7916）等。

2. 临床管理　SMA 是一种全身多系统受累的疾病，近年提倡对患者开展多学科综合管理。2007 年首次发表了 SMA 管理标准共识，临床实践显示通过临床管理使患者病症得到改善，严重 I 型患者的生存率得到提升。近年的药物临床试验，也将其采用为临床试验招募计划及试验参与期间的患者管理标准。2017 年更新的临床管理包括了对神经肌肉、骨骼、营养、呼吸等系统的相关功能及障碍情况的评估，针对不同型别 SMA 的评估内容以及干预和照护的建议。

预后

I 型 SMA 患者预后不良，生命期限通常≤2 岁，少数患者也有可能存活更长时间。Ⅱ 型患者 70% 可存活至 25 岁。Ⅲ 型和Ⅳ 型患者生命期限接近正常。近年研究显示，积极主动的前瞻性临床管理干预有助于提高患者的生存率。

（宋　昉）

参考文献

［1］http://www.genereviews.org

［2］Yu-jin Qu,Jin-li Bai,Yan-yan Cao,et al. Mutation spectrum of the survival of motor neuron 1 and functional analysis of variants in Chinese spinal muscular atrophy. The Journal of molecular diagnostics,2016,18（5）: 741-752.

［3］Richard S F,Claudia A C,Jiri V,et al. Treatment of infantile-onset spinal muscular atrophy with nusinersen:a phase 2,open-label,dose-escalation study. Lancet,2016,388:3017-3026.

［4］Eugenio Mercuri,Richard S. Finkel,Francesco Muntoni,et al. Diagnosis and management of spinal muscular atrophy:Part 1:Recommendations for diagnosis,rehabilitation,orthopedic and nutritional care. Neuromuscular Disorders,2018,28:103-115.

［5］Jacqueline Glascock,Jacinda Sampson,Amanda Haidet-Phillips,et al. Treatment algorithm for infants diagnosed with spinal muscular atrophy through newborn screening. J Neuromuscul Dis,2018,5（2）:145-158.

111

脊髓小脑性共济失调
spinocerebellar ataxia

定义

脊髓小脑性共济失调(spinocerebellar ataxia, SCA)是一组由小脑、脑干、脊髓退行性变引起，以进行性运动协调功能减退、平衡失调为主要临床表现的神经系统遗传性疾病。目前已发现的致病基因达数十余种。多呈常染色体显性遗传，也有常染色体隐性遗传和X连锁遗传类型。

同义词

脊髓小脑萎缩，脊髓小脑变性，spinocerebellar atrophy, spinocerebellar degeneration

病因和发病率

脊髓小脑性共济失调类型众多，经典常染色体显性SCA主要由于致病基因编码区内三核苷酸(CAG或CTG)重复序列异常增多，导致编码蛋白形成异常扩展的多聚谷氨酰胺肽链，造成相应蛋白获得异常毒性功能，引起小脑细胞死亡。通常三核苷酸重复数越多，发病年龄越早，病情越重。致病基因主要包括 *ATXN1*、*ATXN2*、*ATXN3*、*SPTBN2*、*CACNA1A*、*ATXN7*、*ATXN8*、*ATXN10*、*TTBK2*、*PPP2R2B*、*KCNC3*、*PRKCG*、*ITPR1*、*TBP*、*KCND3*、*TMEM240*、*PDYN*、*SCA25*、*EEF2*、*FGF14*、*AFG3L2*、*BEAN1*、*ELOVL4*、*TGM6*、*NOP56*、*ELOVL5*、*CCDC88C*、*ATN1*、*CACNA1G*、*DNMT1*、*TUBB4A*、*GRID2*、*C9orf72*、*FGF12*、*ATP1A3* 等。常染色体隐性遗传SCA则发病机制更为复杂，常见致病基因包括 *FXN*、*ATM*、*APTX*、*ANO10*、*C10orf2*、*CHIP*、*CYP27A1*、*PHYH*、*PEX7*、*PNPLA6*、*SACS*、*SETX*、*SIL1*、*SLC52A2*、*SNX14*、*SYNE1*、*TTPA*、*UBA5*、*WFS1* 等。

常染色体显性脊髓小脑性共济失调发病率约 1/100 000~5/100 000，其中最常见类型为

SCA3,而后是 SCA1、SCA2、SCA6、SCA7,这五种常见类型占比 50% 以上。常染色体隐性遗传脊髓小脑性共济失调发病率约 3/100 000,以弗雷德里希共济失调(Freidreich ataxia)、共济失调 - 毛细血管扩张症(ataxia telangiectasia syndrome)、遗传性痉挛性共济失调(Spastic Ataxia of Charlevoix-Saguenay,SACS)多见。

临床表现

脊髓小脑性共济失调的神经功能缺损以运动协调能力下降为核心,多于成年期起病。主要症状包括步态不稳(醉酒步态)、平衡不良、精细动作完成困难、手眼协调变差、饮水呛咳、吞咽困难、构音障碍(小脑性吟诗样语言)、眼球活动障碍、眼球震颤等。神经系统查体可进一步证实小脑功能缺损。影像学检查可发现小脑、脑干、脊髓不同程度萎缩。

一些可能合并的症状包括锥体外系症状(帕金森综合征或舞蹈症)、锥体束损害、认知障碍、周围神经病等。

诊断

脊髓小脑性共济失调的诊断依靠临床表现、影像学检查和基因检测。隐匿起病,缓慢进展的步态不稳、吞咽构音改变、精细运动障碍。结合阳性家族史(常染色体显性经典型常有家族史),影像学检查提示小脑、脑干、脊髓萎缩性改变。需考虑脊髓小脑性共济失调。具体分型和确诊需依靠基因检测确定致病基因和致病突变。常染色体显性 SCA 需依靠特殊基因检测方法,如 TP-PCR、毛细管电泳,确定致病基因三核苷酸重复序列重复数。常染色体隐性 SCA 常可通过高通量测序完成多个基因同时检测。

主要与获得性因素或神经系统变性病所致共济失调相鉴别。一些获得性病因可造成共济失调,如副肿瘤性亚急性小脑炎、病毒性小脑炎、多发性硬化、药物性共济失调、维生素 E 缺乏等,需注意鉴别。另外,一些神经系统变性病,如多系统萎缩,也可以共济失调症状为主,需结合临床特点加以鉴别。

遗传咨询与产前诊断

脊髓小脑性共济失调类型众多,基因确诊后建议遗传咨询,明确家系成员风险。由于常染色体显性遗传风险高(50%),在家属充分知情,征求意见后,可考虑再次生育时产前诊断。

治疗

脊髓小脑性共济失调目前缺乏特殊治疗方法,只能给予支持治疗。

1. 康复及辅助器械治疗 康复治疗包括作业康复(occupational therapy)、语言康复、吞咽训练等,有助于提高患者生活能力。应用手杖、助行器、轮椅等,帮助患者行走。一些新型装置能够辅助患者吃饭、语言、写字等功能。

2. 药物治疗　合并的部分症状,如震颤、强直、睡眠障碍等可给予相应对症药物治疗。

3. 患者管理和宣教　宣教"与疾病共存"理念,树立长期治疗、康复的信心。需重视患者及家庭成员的心理需求。

预后

脊髓小脑性共济失调类型众多,预后差异大。一般来讲,常见类型患者发病后 10~15 年需坐轮椅,后续生活功能进一步丧失,需家人提供照顾。后期可能因吞咽功能障碍、营养不良、误吸等原因致死。

（戴　毅　朱以诚）

参考文献

[1] Ruano L,Melo C,Silva MC,et al. The global epidemiology of hereditary ataxia and spastic paraplegia:a systematic review of prevalence studies. Neuroepidemiology,2014,42:174-183.

[2] Rossi M,Perez-Lloret S,Doldan L,et al. Autosomal dominant cerebellar ataxias:a systematic review of clinical features. Eur J Neurol,2014,21(4):607-615.

[3] Trujillo-Martin MM,Serrano-Aguilar P,Monton-Alvarez F,et al. Effectiveness and safety of treatments for degenerative ataxias:a systematic review. Mov Disord,2009,24(8):1111-1124.

[4] Synofzik M,Ilg W. Motor training in degenerative spinocerebellar disease:ataxia-specific improvements by intensive physiotherapy and exergames. Biomed Res Int,2014:583507.

112

系统性硬化症
systemic sclerosis

定义

系统性硬化症（systemic sclerosis，SSc）是一种病因不明的，临床上以局限性或弥漫性皮肤增厚和纤维化为特征的慢性结缔组织疾病，是硬皮病的一个亚类，它不仅侵犯皮肤、关节肌肉，还可侵犯肺、肾、心脏、胃肠道等在内的全身各个系统。

病因和发病率

SSc 病因不明，发病机制尚不清楚，可能是在遗传、环境因素、女性激素、细胞及体液免疫异常等因素作用下，局部炎症，胶原、糖蛋白、纤维蛋白等沉着在间质，导致组织纤维化，血管内皮细胞肿胀、增生、管腔变狭和组织缺血。

病理改变以血管病变、炎症、自身免疫过程以及纤维化为主要特征，最突出的病理改变为受累组织广泛的血管病变、胶原的增殖和组织的纤维化。SSc 皮肤早期的病理特点是血管周围炎症细胞的浸润、毛细血管扩张、微血管改变，晚期细胞外基质过度积聚造成组织纤维化。微小动脉和小动脉内皮细胞增生，血管腔变狭窄，甚至堵塞，伴以微血管性的出血。类似病变亦见于其他脏器，导致相应器官的损害。

SSc 发生在世界上各个地方和各个人种，黑种人的发病率轻度增加。各个年龄段均可发生，30~50 岁是发病高峰，女性的发病率是男性的 4 倍。患病率大约 1/10 000。

临床表现

SSc 患者全身各个系统均可受累，临床表现不同，异质性较大。80% 的患者以雷诺现象为首发症状，雷诺现象可在其他症状出现之前几个月甚至几年发生。SSc 典型的皮肤病变分为 3 期:水肿期、硬化期和萎缩期。几乎所有患者皮肤硬化都从手开始。面颈部皮肤受累晚期可形成面具脸。从口到肛门的任何胃肠部位均可受累。早期即可出现食道受累,为 SSc 患者最常见的内脏损害。食管下段功能受损引起咽下困难,括约肌受损发生反流性食管炎,久之引起狭窄。胃十二指肠和空肠受累少见,多见于病情严重的病人。空肠损害则出现吸收不良综合征。胃窦血管扩张症较常见,内镜表现为扩张的血管呈红色条纹状沿黏膜皱襞顶部向幽门集中。SSc 肾脏受累的主要类型包括:硬皮病肾危象、慢性肾疾病和炎症性肾损害。硬皮病肾危象是风湿性疾病的一个急症,需要早期诊断和积极治疗来保护肾功能。10%~15% 的弥漫性 SSc 和 1%~2% 的局限性 SSc 患者发生肾危象。典型肾危象为突然出现高血压和急进性肾损害。典型的病变是小叶间动脉和弓动脉血管内膜和中膜的增生,内弹力板分裂成多层,呈"葱皮"样改变。肺部病变是 SSc 最常见的表现之一,主要是肺间质纤维化、肺动脉高压,是 SSc 患者发生死亡的重要原因之一。少数患者有胸膜炎。心脏纤维化是心脏受累的主要原因,心包、心肌、传导系统均可受累。横纹肌常受侵犯,多见于四肢及肩胛肌肉,表现为肌痛、肌无力及肌萎缩,部分合并多发性肌炎。SSc 患者的关节症状较多见,早期多为对称性关节痛,无畸形。晚期发生挛缩使关节固定在畸形位置。手、腕和肘关节是最常受累的关节。少数患者可合并神经受累,以三叉神经痛较为多见。

SSc 患者可合并干燥综合征、甲状腺炎、原发性胆汁性胆管炎等疾病。

诊断

1980 年美国风湿病学会(ACR)提出 SSc 分类标准:

1. 主要条件　近端皮肤硬化即手指及掌指(跖趾)关节近端皮肤增厚、紧绷、肿胀。这种改变可累及整个肢体、面部、颈部和躯干(胸、腹部)。

2. 次要条件　①指硬化:上述皮肤改变仅限手指。②指尖凹陷性瘢痕或指垫消失:由于缺血导致指尖凹陷性瘢痕,或指垫消失。③双肺基底部纤维化:要除外其他疾病所引起的这种改变。

具有主要条件或两个以上次要条件者,可诊为 SSc。2013 年美国风湿病协会—欧洲抗风湿病联盟公布了最新的分类标准(ACR-EULAR 标准),见表 1。标准应有手指皮肤增厚同时排除其他类硬皮病样疾病,如肾源性系统纤维化、广泛性硬斑病、嗜酸性筋膜炎、硬化性黏液水肿、卟啉症、移植物抗宿主病等。总分由每一项中最高分相加得出。总得分≥9 分的患者诊为 SSc。新的标准比之前的标准在敏感性和特异性方面均有进步,有助于使更多的患者得到早期诊断和治疗。

本病需与其他疾病如硬肿病、嗜酸性筋膜炎、局灶性硬皮病、硬化黏液性水肿、肾源性系统纤维化、卟啉症、移植物抗宿主病等相鉴别。

表 1 SSc ACR-EULAR 标准

项目	亚目	分数
双手指的皮肤增厚超过掌指关节近端（充分标准）		9
1. 手指皮肤硬化（只积最高分）	手指肿胀	2
	手指硬指（MCP 远端、PIP 近端）	4
2. 指端损伤（只积最高分）	指端溃疡	2
	指端凹陷性瘢痕	3
3. 毛细血管扩张		2
4. 甲褶毛细血管异常		2
5. 肺动脉高压和（或）间质性肺病（最多 2 分）	肺动脉高压	2
	间质性肺病	2
6. 雷诺现象		3
7. SSc 相关自身抗体（最多 3 分）	抗着丝点抗体、抗 Scl-70 抗体、抗 RNA 聚合酶Ⅲ抗体	3

治疗

目前尚无根治性治疗方法，需要根据患者的具体病情、疾病的分型、病变的分期及器官受累情况等综合情况来评判，采取个体化的治疗。对病人进行健康教育非常重要。SSc 病变主要以血管改变、炎症和免疫异常、纤维化为主要特征，故治疗的策略包括应用抗炎药、免疫抑制剂、扩张血管药及抗纤维化药物等。针对炎症和免疫异常，可以用糖皮质激素和免疫抑制剂，严重患者可试用利妥昔单抗、自体干细胞移植等治疗。SSc 患者不推荐使用大剂量糖皮质激素。针对血管病变如雷诺现象、肢端溃疡、肺动脉高压可以根据患者情况使用内皮素受体拮抗剂、5-磷酸二酯酶抑制剂、利奥西呱、前列环素类似物等药物。2017 年欧洲抗风湿病联盟基于文献证据、专家组讨论，最终得到关于 SSc 治疗的 16 条推荐意见，主要涉及 SSc 相关器官并发症如雷诺现象、肢端溃疡、肺动脉高压、皮肤及肺部疾病、肾危象及胃肠道受累的治疗，值得临床医师采纳。

预后

SSc 自然病程差异很大，预后与临床分型、内脏受损、病程相关。弥漫型 SSc 致残率和病死率较高。单纯皮肤硬化患者预后较好，重要脏器受累则预后较差，伴心、肺、肾受损者预后不佳，主要死亡原因为肺部感染及肾功能衰竭等。

（侯 勇）

参考文献

[1] van den Hoogen F, Khanna D, Fransen J, et al. 2013 classification criteria for systemic sclerosis: an American college of rheumatology/European league against rheumatism collaborative initiative [J]. Ann Rheum Dis, 2013,72 (11):1747-1755.

[2] Kowal-Bielecka O, Fransen J, Avouac J, et al. Update of EULAR recommendations for the treatment of systemic sclerosis [J]. Ann Rheum Dis, 2017,76 (8):1327-1339.

[3] Denton CP, Khanna D. Systemic sclerosis [J]. Lancet,2017,390:1685-1699.

[4] 中华医学会风湿病学分会. 系统性硬化病诊断及治疗指南[J]. 中华风湿病学杂志,2011,15 (4):256-259.

113

四氢生物蝶呤缺乏症
tetrahydrobiopterin deficiency

定义

四氢生物蝶呤缺乏症（tetrahydrobiopterin deficiency，BH4D）是芳香族氨基酸羟化酶的辅助因子 - 四氢生物蝶呤（tetrahydrobiopterin，BH4）的合成或代谢途径中某种酶的先天性缺陷导致一些芳香族氨基酸代谢障碍，神经递质合成受影响，出现高苯丙氨酸血症以及严重的神经系统损害症状和智能障碍。较常见的 BH4D 分为 6- 丙酮酰四氢蝶呤合成酶（6-pyruvoyltetrahydropterin synthase，PTPS）缺乏症、二氢蝶啶还原酶（dihydropteridinereductase，DHPR）缺乏症，较少见的是鸟苷三磷酸环水解酶（guanosine triphosphate cyclohydrolase，GTPCH）缺乏症、蝶呤 -4α- 二甲醇胺脱水酶（pterin 4a-carbinolamine dehydrogenase，PCD）缺乏症及墨蝶呤还原酶（SR）缺乏症。本文以最常见的 PTPS 缺乏症为主进行介绍。

病因和发病率

四氢生物蝶呤代谢途径中任何一种合成酶或还原酶缺乏均可导致四氢生物蝶呤生成不足或完全缺乏，表现为四氢生物蝶呤缺乏症。四氢生物蝶呤是苯丙氨酸、酪氨酸、色氨酸等羟化酶的辅酶，BH4 缺乏不仅影响苯丙氨酸羟化酶的稳定性，阻碍苯丙氨酸代谢，从而导致血中苯丙氨酸浓度增高，出现类似苯丙酮尿症的症状；而且由于降低了苯丙氨酸羟化酶、酪氨酸羟化酶及色氨酸羟化酶活性，导致神经递质前质左旋多巴胺和 5- 羟色胺生成受阻，影响脑内神经递质（多巴胺、5- 羟色胺）的合成，使患者出现严重的神经系统损害症状和体征，因此其临床症状比苯丙酮尿症更严重，预后更差。

各国的 BH4D 在高苯丙氨酸血症中的比例不一，马来西亚较高，占 64%。截至 2015 年，BH4D 在中国大陆的南方地区发病率高于北方，南部 BH4D 约占高苯丙氨酸血症的 29%，北方约占 6%~7%，中部地区约占 14%。

临床表现

BH4 缺乏症患儿在出生 1~3 个月后除了出现类似苯丙酮尿症的临床症状,还表现为多巴胺缺乏症状,如运动障碍、肌张力低下、嗜睡、眼震颤、吞咽困难等。5- 羟色胺缺乏相关症状,如反应迟钝、抑郁、失眠等。去甲肾上腺素缺乏相关症状,如躯干肌张力低下、眼睑下垂、小脑发育障碍等。还会有顽固性抽搐、反复发热,运动里程碑发育迟滞,全身瘫痪,智能发育严重障碍等。

PTPS 缺乏症分为 3 型,即典型型或严重型、部分型或外周型、暂时型。严重型患者 PTPS 完全缺乏,脑脊液中神经递质代谢产物水平下降,表现严重的神经系统症状;而部分型或外周型患者 PTPS 轻度缺乏,脑脊液中神经递质代谢产物水平大多正常,患者仅表现为高苯丙氨酸血症,无其他神经系统症状;暂时型为 PTPS 成熟延迟所致,随着酶的完全成熟,临床表现逐渐消失。

诊断

BH4 缺乏症患儿早期除血 Phe 增高外(血 Phe 浓度持续 >120μmol/L 及 Phe/Tyr>2.0),无明显临床表现,易被误诊为 PAH 缺乏所致 PKU 或 HPA。给予低(无)Phe 奶粉治疗后,患儿血 Phe 浓度虽很快下降,但神经系统损害症状却逐渐出现,主要表现为躯干肌张力低下,四肢肌力增高等。因此对所有诊断高苯丙氨酸血症患者,应及时检测尿蝶呤谱分析(在低 Phe 饮食治疗前)、DHPR 活性测定,或联合 BH4 负荷试验来进行鉴别诊断,早期确诊 BH4D,并结合基因测序分析判断属于哪一种 BH4D。

1. **PTPS 缺乏症**　出生体重多偏低,尿新蝶呤(N)明显增加,生物蝶呤(B)明显降低,B%<10%(多 <5%),BH4 负荷试验其血 Phe 浓度在服用 4~6h 下降至正常,*PTS* 基因检测到突变。

2. **DHPR 缺乏症**　尿生物蝶呤多明显增高,红细胞 DHPR 活性极低,*QDPR* 基因检查到突变。

3. **GTPCH 缺乏症**　尿新蝶呤、生物蝶呤均极低,B% 正常。但常染色体显性遗传性 GTPCH 缺乏所致多巴反应性肌张力低下症(DRD)主要表现为多巴胺递质缺乏,而无 5- 羟色胺递质缺乏症状及高苯丙氨酸血症,以一侧或双侧肢体运动障碍,逐步影响至其他肢体,晨起或休息后症状好转,呈昼间波动现象。苯丙氨酸负荷试验显示苯丙氨酸羟化酶活性降低导致负荷试验后血苯丙氨酸下降缓慢,尿蝶呤谱分析可显示新蝶呤、生物蝶呤偏低。单纯多巴治疗效果显著。*GCH1* 基因检测到突变。

四氢生物蝶呤缺乏症需要与苯丙酮尿症鉴别。

遗传咨询与产前诊断

四氢生物蝶呤缺乏症属于常染色体隐性遗传病,患者的双亲通常为致病基因携带者,但是不发病。患者的每个同胞 50% 概率为携带者不发病,25% 概率为患者,25% 概率是正常个体。

对基因突变明确诊断的先证者,其家系成员可进行携带者筛查。携带者孕期可在18~20 周采集羊水细胞进行基因分析,完成胎儿的产前诊断。

治疗

BH4 缺乏症患者治疗主要依靠药物治疗,在口服 BH4 的治疗情况下,一般不需要饮食治疗,同时给予神经递质前质多巴及 5- 羟色胺的辅助治疗。PTPS 轻型者可单纯 BH4 治疗,但需要密切随访神经系统症状。

预后

通过新生儿筛查,患儿得到早期诊断,早期治疗,避免神经系统损害和智力障碍发生。但也有患者在新生儿早期治疗后仍有严重神经系统损害。一项长期随访显示 26 例 PTPS 缺乏症患者早期治疗(出生 2 个月内)和晚期治疗后智力发育延迟分别占 35% 和 44%。BH4D的预后除与治疗时间有关,还与疾病轻重程度、血 Phe 浓度、营养状况、治疗依从性等多种因素有关。

（程苗苗　宋昉）

参考文献

［1］顾学范 . 临床遗传代谢病 . 北京 : 人民卫生出版社 , 2015.

［2］http://www.genereviews.org

114

结节性硬化症
tuberous sclerosis complex

定义

结节性硬化症（tuberous sclerosis complex，TSC）是一种多系统受累的常染色体显性遗传病，皮肤、脑、眼睛、口腔、心脏、肺脏、肾脏、肝脏和骨骼等多部位器官发生良性错构瘤。主要表现为癫痫、智力障碍、皮肤白斑和面部血管纤维瘤等症状；约 1/3 成年女性患者出现肺部淋巴管肌瘤病（LAM）。

病因和发病率

多数病人有肿瘤抑制基因 *TSC2* 失活突变，少数有 *TSC1* 失活突变，通常，*TSC2* 基因突变患者的病情比 *TSC1* 基因突变重，基因突变的临床外显率几乎达到 100%。生理状态下，TSC 肿瘤抑制基因 *TSC1* 和 *TSC2* 的蛋白质复合体抑制雷帕霉素靶蛋白（mTOR），mTOR 是一种丝 / 苏氨酸蛋白激酶。当 *TSC1* 或 *TSC2* 基因失活后，过度活化的 mTOR 促进细胞新陈代谢、细胞异常增生，导致 TSC。

TSC 是伴有癫痫和自闭症的最常见遗传病。可发生在所有人种和民族，男性和女性的发病率无差异，大约每 6000~10 000 名新生儿中就有 1 名患有 TSC，中国约有 20 万患者，全球有 100 多万 TSC 患者。约 2/3 TSC 患者没有家族史，1/3 患者的父母之一也罹患 TSC。如果父母之一诊断为 TSC，子女患病概率是 50%。

临床表现

TSC 常表现为多系统受累，患者在胎儿 / 新生儿期出现心脏横纹肌瘤，大部分可自发消退；90%~95% 患者有神经系统、皮肤的病变；TSC 的皮肤病变包括出生可见的白斑，逐渐生长的面部血管纤维瘤、鲨革斑、甲周纤维瘤及前额斑块等；高达90%的TSC患者有肾脏血管平滑肌脂肪瘤；约50%患者病变累及视网膜，但很少影响视力；约35%女性患者肺部出现LAM；其他如肝脏、胰腺、消化道、骨骼也可以受累，但一般症状较轻。

脑部病变主要包括脑皮质结节、室管膜下巨细胞星形细胞瘤和室管膜下结节等。

诊断

符合TSC诊断的主要临床特征包括：面部血管纤维瘤、甲周纤维瘤、皮肤色素脱失斑、鲨革斑或多发胶原瘤、多发视网膜结节状错构瘤、脑皮质结构异常、室管膜下结节、室管膜下巨细胞星形细胞瘤、心脏横纹肌瘤、肺淋巴管肌瘤病以及肾脏血管平滑肌脂肪瘤。其他重要的临床特征包括：牙釉质多发性小凹、口腔内纤维瘤、肾脏之外的错构瘤、视网膜色素缺失斑、"斑驳状"皮肤改变以及多发肾囊肿。

基因检测发现*TSC1*或*TSC2*基因的致病性突变即可确诊TSC。

遗传咨询与产前诊断

TSC是一种常染色体显性遗传病，最经济、有效的干预策略是减少高危人群患儿的出生，对有生育需求的高危家庭，推荐基因检测，提供生育咨询，给予产前检查和诊断，优生优育。

治疗

由于TSC是多器官受累的疾病，需要多学科的专家协作诊疗，让TSC患者充分受益。近年来，TSC的治疗有重要进展。对于确诊患者，即使没有出现癫痫等临床症状，仍推荐尽早预防性治疗，抢救病人的智力，抑制肿瘤的发展。

婴儿痉挛症是TSC患儿常见的癫痫发作类型，氨己烯酸（vigabatrin）为γ-氨基丁酸（GABA）的类似物，能不可逆特异性地与GABA氨基转移酶结合，导致脑内GABA浓度增高，从而发挥抗癫痫作用，是TSC抗癫痫的首选药物，如果效果不好，可使用促肾上腺皮质激素（ACTH）或其他抗癫痫药物。西罗莫司（sirolimus，又称雷帕霉素）特异性抑制mTOR活性，老药新用，治疗TSC相关的多系统肿瘤疗效显著。西罗莫司的类似物依维莫斯（everolimus）可有效治疗TSC相关的室管膜下巨细胞星形细胞瘤和肾血管平滑肌脂肪瘤。

若TSC患者的癫痫发作不能得到抗癫痫药物控制，可选择生酮饮食疗法、迷走神经刺激法或癫痫外科手术。

预后

如果早期获得正确的干预治疗，对患者的生活与寿命影响较小。如果未获及时和恰当的治疗,常导致残疾,部分病人可死于严重肾脏、肺或脑部病变。

(张宏冰　徐凯峰)

参考文献

[1] Henske EP,Jóźwiak S,Kingswood JC,et al. Tuberous sclerosis complex. Nat Rev Dis Primers,2016,2:16035.

[2] Krueger DA,Northrup H. International tuberous sclerosis complex consensus group. Tuberous sclerosis complex surveillance and management:recommendations of the 2012 International tuberous sclerosis complex consensus conference. Pediatr Neurol,2013,49(4):255-265.

[3] Northrup H,Krueger DA. International tuberous sclerosis complex consensus group. Tuberous sclerosis complex diagnostic criteria update:recommendations of the 2012 International tuberous sclerosis complex consensus conference. Pediatr Neurol,2013,49(4):243-254.

115

酪氨酸血症
tyrosinemia

定义

　　酪氨酸血症是由于酪氨酸代谢途径中的酶缺陷,引起的血浆中酪氨酸浓度增高。根据缺陷酶的不同,酪氨酸血症可以分为三种类型。酪氨酸血症Ⅰ型(OMIM 276700),为延胡索酰乙酰乙酸水解酶缺陷所致,以肝、肾和周围神经病变为特征。酪氨酸血症Ⅱ型,为酪氨酸氨基转移酶缺陷所致,以角膜增厚、掌跖角化和发育落后为特征。酪氨酸血症Ⅲ型,为4-羟基苯丙酮酸双加氧酶缺陷所致,以神经精神症状为主要表现。鉴于酪氨酸血症Ⅰ型病例报道相对较多,本文将以酪氨酸血症Ⅰ型为例进行介绍。

同义词

　　FAH缺乏症,延胡索酰乙酰乙酸酶缺乏症,延胡索酰乙酰乙酸水解酶缺乏症,肝肾型酪氨酸血症。

病因和发病率

　　酪氨酸血症Ⅰ型为常染色体隐性遗传,延胡索酰乙酰乙酸水解酶基因(fumarylacetoacetate hydrolase,*FAH*)是致病基因。延胡索酰乙酰乙酸水解酶缺陷,导致前体物质延胡索酰乙酰乙酸及其衍生物琥珀酰丙酮的堆积,引起肝、肾和神经系统症状。此外,琥珀酰丙酮还可抑制胆色素合成,使 δ-氨基乙酰丙酸堆积,引起卟啉症样改变(图1)。

　　酪氨酸血症Ⅰ型的发病率约为 1/120 000~1/100 000。美国人群的携带者频率约为 1/150~1/100。由于奠基者效应,斯堪的纳维亚半岛酪氨酸血症Ⅰ型的活产新生儿发病率约为 1/74 000,芬兰约为 1/60 000。此外,在加拿大的魁北克省,Ⅰ型的活产新生儿发病率约为

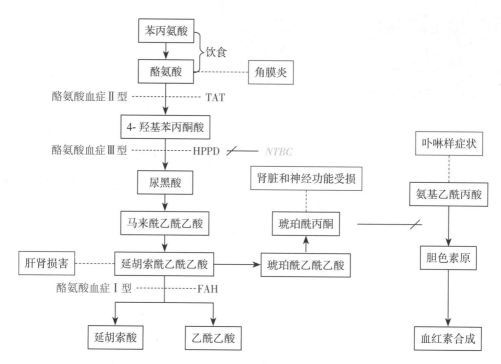

图 1　酪氨酸代谢途径、酶缺陷及症状示意图
TAH. 酪氨酸氨基转移酶；HPPD.4- 羟基苯丙酮酸双加氧酶；FAH. 延胡索酰乙酰乙酸水解酶；
NTBC. 尼替西农

1/16 000,携带者频率约为 1/66。中国尚缺少相关流行病学资料。

临床表现

　　酪氨酸血症I型一般依发病年龄可分为急性型、慢性型和亚急性型。不同类型的临床表现差异较大。急性型多在生后几天至几周内起病,以急性肝功能衰竭为主要表现,临床上可见肝大、黄疸、贫血、出血倾向、厌食、呕吐及生长迟缓。如不经治疗,常在生后 1 岁以内死亡。亚急性和慢性型在 6 个月至 2 岁起病,除肝功能损害表现外,还表现为肾小管功能损害及神经系统功能损害。临床上可见肝硬化、肾性糖尿、氨基酸尿、低磷血症性佝偻病、易激惹或嗜睡、角弓反张伴剧烈疼痛等。未经治疗和急性肝衰竭后存活的患者有可能逐步进展为肝细胞癌。

诊断

　　1. 诊断标准　①肝大、黄疸、佝偻病临床表现。②常规实验室检查可见血浆谷丙转氨酶、谷草转氨酶常轻度或中度增高,部分患者可无改变,而凝血功能障碍表现突出,AFP 增高极为常见,碱性磷酸酶增高,低磷血症也较常见。③血浆氨基酸检测可见血酪氨酸、琥珀酰丙酮浓度明显增高。新生儿早期可无酪氨酸增高,部分患者可表现为高蛋氨酸血症。④尿有机酸检测可见尿琥珀酰丙酮排出明显增多,4- 羟基苯丙酮酸、4- 羟基苯乳酸、4- 羟基苯乙酸增高;⑤基因检测到 *FAH* 突变;⑥影像学检查 B 超可见肝大、肝内密度不均或局灶样损害,脾大、肾脏增大或回声增强也很常见。长骨 X 线摄片可见典型佝偻病样改变。

2. **鉴别诊断**　需要与其他酪氨酸血症、半乳糖血症及其他肝病鉴别。

遗传咨询与产前诊断

酪氨酸血症Ⅰ型为常染色体隐性遗传,通常情况下患者的双亲均为致病变异携带者,但是不会发病。受孕时,患者的每个同胞有 25% 的概率为患者,约 50% 的概率为无症状的携带者,25% 的概率为正常个体。

产前诊断包括 *FAH* 基因检测和羊水中琥珀酰丙酮水平的检测,优先推荐基因检测。

治疗

一旦确诊酪氨酸血症Ⅰ型,应立即给予 4- 羟基苯丙酮酸双加氧酶抑制剂尼替西农治疗,通常治疗剂量为 1.0mg/(kg·d),同时开始限制苯丙氨酸和酪氨酸摄入。值得注意的是在使用尼替西农治疗时,由于 4- 羟基苯丙酮酸双加氧酶被抑制,酪氨酸水平增高,有可能导致角膜炎等并发症。因此在治疗期间需要监测血浆酪氨酸浓度。当尼替西农治疗无效,或出现严重的肝功能衰竭、肝组织恶变时可考虑肝移植。

预后

未经治疗的患者通常于 10 岁之前死于肝功能衰竭、神经系统危象或肝细胞癌。而在生后 1 个月内即进行尼替西农治疗,将极大改善患者预后。因此新生儿筛查对于本病的早期发现和早期治疗至关重要。

（曹延延　宋昉）

参考文献

[1] 顾学范. 临床遗传代谢. 北京:人民卫生出版社,2015.

[2] www.ncbi.nlm.nih.gov/books/NBK1116/?term=genereviews

[3] Chinsky JM, Singh R, Ficicioglu C, et al. Diagnosis and treatment of tyrosinemia type I: a US and Canadian consensus group review and recommendations. Genet Med, 2017, 19(12).

116

极长链酰基辅酶 A 脱氢酶缺乏症
very long chain acyl-CoA dehydrogenase deficiency

定义

极长链酰基辅酶 A 脱氢酶（very long chain acyl-CoA dehydrogenase deficiency，VLCAD）缺乏症是由于细胞线粒体内脂肪酸 β 氧化中的关键酶 VLCAD 基因 *ACADVL* 突变所致的常染色体隐性遗传病。

同义词

长链酰基辅酶 A 脱氢酶（long chain acyl-CoA aehydrogenase，LCAD）缺乏症。

病因和发病率

ACADVL 基因位于 17p13.1，长约 5.4kb，含 20 个外显子，编码 655 个氨基酸，已知突变 270 种。极长链酰基辅酶 A 脱氢酶（VLCAD）为线粒体脂肪酸 β 氧化过程第 1 步的关键酶，每次长链脂肪酸的 β 氧化过程可生成一个乙酰辅酶 A 和 2 个碳原子的脂酰辅酶 A，乙酰辅酶 A 可参与三羧酸循环进行氧化磷酸化供能，也可在肝脏形成酮体，在运动、饥饿、应激等情况下产生能量。*VLCAD* 缺陷将导致体内长链脂肪酸代谢障碍，长链脂肪酸（主要为 C14-C20 酯酰辅酶 A）不能被氧化分解，贮积在细胞内对心肌、骨骼肌、肝脏等产生毒性作用，导致一系列的临床表现。

发病率在国外不同人种之间约为 1/100 000~1/30 000，国内无准确的流行病学数据。

临床表现

VLCAD 的临床表现具有明显异质性,根据起病年龄和临床表现分为 3 个类型。

1. 严重早发心脏和多脏器衰竭型 在新生儿和婴儿早期发病,出现严重肥厚或扩张型心肌病、心包积液和心律失常,及肌无力、肝肿大和间歇性低血糖。心肌肥厚和心律失常可致死。

2. 肝脏和低酮性低血糖型 婴儿后期或儿童期发病,表现为肝大和肝功能异常,空腹耐力下降和急性低酮性低血糖,不伴心肌损害和心肌肥厚。

3. 迟发性间歇肌病型 是最常见的 VLCAD。青少年或成年发病,表现为运动、感染或饥饿诱发的横纹肌溶解和肌红蛋白尿,肌酸激酶升高。不伴有心肌受累和低血糖。

诊断

该病临床表现无明显特异性,诊断主要依靠临床表现、生化检测和基因检测。

1. 对于有上述临床表现的患者应怀疑 VLCADD。

2. 新生儿筛查(newborn screening,NBS):所有异常结果均应行血酯酰肉碱谱分析和 *ACADVL* 基因检测以确诊。

3. 血酯酰肉碱谱分析:VLCAD 缺陷最常见的主要代谢产物包括 C14:1、C14:2、C14 和 C12:1,在代谢应激期间(如禁食),血浆或干血斑串联质谱法测定是最敏感的,C14:1>1mmol/L 强烈提示 VLCAD 缺陷,>0.8mmol/L 也可见于携带者及部分未携带 *ACADVL* 致病突变的健康人中。在非应激期间或已经进食、静脉葡萄糖输注的患者及临床表现较轻的患者中可能出现假阴性。

4. 病理检查:不具有确诊意义。病理检查可见肝脏脂肪变性,心肌、骨骼肌脂质沉积。

5. 基因诊断:检出 *ACADVL* 基因 2 个等位基因致病突变可确诊。

6. 特殊生化检测:对于只检出 1 个致病突变的患者可行培养成纤维细胞脂肪酸 β- 氧化分析、VLCAD 酶活性分析、VLCAD 蛋白表达的免疫反应抗原分析等特殊生化检查。

心肌病型 VLCAD 需和系统性原发性肉碱缺乏症、肉碱棕榈酰基转移酶Ⅱ(CPTⅡ)缺乏、长链 3- 羟基酰基辅酶 A 脱氢酶 / 三功能蛋白缺乏症、肉碱酰基肉碱移位酶缺乏症、严重的多种酰基 -CoA 脱氢酶缺乏症相鉴别。

VLCAD 缺乏症的肝型可能具有类似中链酰基辅酶 A 脱氢酶(MCAD)缺陷的临床特征,或与电子转移蛋白(ETF)/ETF 泛醌(辅酶 Q)氧化还原酶缺陷相似,从而导致多种酰基 -CoA 脱氢酶缺乏症,但生化表型不同。

间歇性横纹肌溶解症是 McArdle 病、CPTⅡ缺乏症的特征,一些原发性横纹肌溶解症、肌病也可见到横纹肌溶解。

遗传咨询与产前诊断

1. VLCAD 缺乏症是常染色体隐性遗传病,患者的同胞有 25% 可能性为患者。

2. 产前诊断的必要条件是患者有明确的 *ACADVL* 基因 2 个等位基因致病突变。

3. 若患者的父母拟再次生育,建议妊娠前进行遗传咨询。通常在孕9~13周行绒毛穿刺,或于妊娠 17~22 周行羊膜腔穿刺获取胎儿 DNA。以家系中已知的 2 个等位基因致病突变为基础行胎儿基因分析。

4. 患者在准备生育之前,应行遗传咨询。

5. 同一家系中其他患者和突变携带者应进行遗传咨询。

治疗

VLCAD 治疗原则是避免空腹,避免心脏刺激、脱水等应激状态,可频繁喂养或进食,生玉米淀粉可持续释放葡萄糖,在夜间或活动时给予生玉米淀粉以加强对空腹的耐受,或静脉输注葡萄糖,减少低血糖发生时脂肪的分解动员。高糖类和低脂饮食尤其是限制长链脂肪酸的摄入,补充中链三酰甘油(MCT)。对症处理及预防和治疗并发症,如对症治疗心律失常,充分水化和碱化尿液治疗横纹肌溶解,保护肾功能等。左卡尼汀补充治疗脂肪酸 β 氧化障碍疾病一直存有争议,其用药利弊尚未达成共识。

预后

严重早发心脏和多脏器衰竭型患者因为发病早,病情重,病死率较高。其他型如能早期诊断,积极支持治疗和饮食管理,可长期生存。

(王 伟　邱正庆)

117

威廉姆斯综合征
Williams syndrome

定义

威廉姆斯综合征（Williams syndrome，WS）是一种由于 7q11.23 区域 1.5-1.8 Mb 基因杂合微缺失所致的多系统异常综合征。临床以心血管疾病、特殊面容、生长发育障碍、智力障碍和内分泌异常等为特点。

同义词

Williams-Beurensyn Syndrome（WBS）。

病因和发病率

威廉姆斯综合征是由染色体 7q11.23 区域包括弹性蛋白基因 *Elastin*（*ELN*）在内的相邻基因杂合性微缺失所致。该区域两侧均为低拷贝重复序列（LCR），因此易于发生非等位基因的同源重组，进而导致 7q11.23 区域缺失。在 95% 的 WS 个体中，缺失范围约为 1.55Mb，另外 5% 个体，其缺失约为 1.84 Mb。

该区域约包含 28 个基因，其中心血管相关基因研究较多的是 *ELN* 基因，它编码的弹性蛋白是各种器官结缔组织中弹性纤维的重要成分，也是血管壁结构的主要成分。该基因缺失会导致结缔组织异常、弹性蛋白动脉病等。另外，在 7q11.23 区域的端粒侧和邻近 LCR 处鉴定出了 3 个基因 *GTF2I*，*GTF2IRD1* 和 *GTF2IRD2*。上述基因编码的蛋白属于 *TFII-I* 基因家族成员，这些转录因子蛋白可以与各种启动子和上游调节位点结合，参与复杂的蛋白质相互作用，进而在信号转导中起作用，因此有可能在 WS 表型发生中起重要作用。

挪威的一项研究显示，WS 的发病率为 1/7500。WS 在中国香港活产婴儿中的发病率为

1/23 500，中国大陆地区暂无相关的流行病学调查报告。

临床表现

威廉姆斯综合征的临床表现主要包括心血管疾病（弹性蛋白动脉病，肺动脉狭窄，主动脉瓣上狭窄，高血压）、特殊面容（小精灵面容）、结缔组织异常、轻度智力障碍、生长发育障碍和内分泌代谢异常（高钙血症，高钙尿症，甲状腺功能减退和青春期提前）等。喂养困难通常会导致婴儿体重增加不佳。肌张力减退和关节过度伸展可导致患儿获得运动里程碑的时间延迟。

诊断

由于新生儿期的临床表现多种多样，因此在婴儿早期可能不易确诊。目前主要依据患儿临床表现通过 Lowery 评分法及美国儿科学诊断评分法筛选出可疑病例，通过检测染色体 7q11.23 区域 1.5-1.8-Mb 杂合微缺失来明确 WS 的诊断。基因诊断方法可以使用微阵列比较基因组杂交（array-CGH）、多重连接探针扩增（MLPA）、荧光原位杂交（FISH）等技术。

威廉姆斯综合征（WS）应与其他以发育迟缓、注意力缺陷多动障碍、身材矮小，特殊面容和（或）先天性心脏病为特征的综合征进行鉴别诊断，如 Noonan 综合征，22q11.2 缺失综合征（DiGeorge 综合征），Smith-Magenis 综合征，Kabuki 综合征和胎儿酒精综合征。对于主动脉瓣上狭窄（SVAS）的个体应进行评估，以明确是 WS 或常染色体显性 SVAS。

遗传咨询与产前诊断

大多数威廉姆斯综合征病例为新发，偶尔可见父母传递给子女的情况。父母携带 7q11.23 微缺失时以常染色体显性方式传递。先证者同胞的受累风险取决于父母的状况：如果父母存在临床表型，并携带 7q11.23 微缺失，先证者同胞的受累风险是 50%。当父母无临床表型时，先证者同胞的再发风险通常很低。但由于父母可能存在生殖腺嵌合或多态性染色体倒位的情况，因此同胞患病风险仍然大于一般人群。

当夫妻任何一方存在 7q11.23 微缺失或夫妻一方虽无 7q11.23 微缺失，但曾育有 WS 患儿时，再次生育时需要为其胎儿提供产前诊断。

治疗

迄今尚无特效治疗。目前 WS 的治疗方法主要为对症治疗，包括药物、手术、心理及认知行为治疗等，目的是改善 WS 累及的各系统功能。可以通过早期干预矫正认知/行为问题，利用手术治疗主动脉瓣上狭窄、二尖瓣关闭不全或肾动脉狭窄等，通过药物治疗高血压、高钙血症、甲状腺功能减退症等。基因治疗目前处于研究阶段,尚未见临床报道。

预后

　　WS 是一种多系统障碍疾病,自然寿命取决于各个器官功能的情况,尤其根据心脏病的影响而定,如器官功能损害不严重,则寿命大多接近常人。主动脉、肺动脉狭窄程度影响生存时间,重者常幼年死于心力衰竭或猝死。患者常伴发高血压、高脂血症等,这些危险因素将加速成年期的心血管疾病发生。高血钙及其并发症偶可致婴儿期死亡。

(白晋丽　宋昉)

参考文献

[1] Pober BR. Williams-Beuren syndrome.N Engl J Med,2010,21,362(3):239-252.

[2] Strømme P,Bjornstad PG,Ramstad K. Prevalence estimation of Williams syndrome. J Child Neurol,2002,17:269-271.

[3] Yau EK,Lo IF,Lam ST. Williams-Beuren syndrome in the Hong Kong Chinese population:retrospective study. Hong Kong Med J,2004 Feb,10(1):22-27.

[4] Bayés M,Magano LF,Rivera N,et al. Mutational mechanisms of Williams-Beuren syndrome deletions. Am J Hum Genet,2003,73:131-151.

[5] Takeucbi D,Fumtani M,Harada Y,et al.High prevalence of cardio-vascular risk factors in children and adolescents with Williams-Beuren syndrome [J].BMC Pediatr,2015,15(1):12.

118

湿疹 - 血小板减少 - 免疫缺陷综合征
Wiskott-Aldrich syndrome

定义

湿疹 - 血小板减少 - 免疫缺陷综合征,又称为 Wiskott-Aldrich 综合征(WAS),是一种 X 连锁隐性遗传原发免疫缺陷病,其主要特征包括微血小板减少症、湿疹、反复感染及罹患自身免疫疾病和恶性肿瘤的风险增加。

同义词

湿疹 - 血小板减少 - 免疫缺陷综合征,WAS,Wiskott-Aldrich 综合征。

病因和发病率

WAS 是由编码 Wiskott-Aldrich 综合征蛋白(WAS 蛋白,WASp)的 *WAS* 基因(*Xp11.22-Xp11.23*)突变引起的,该蛋白仅在造血系统表达,参与肌动蛋白相关的细胞骨架的重组、信号转导和细胞凋亡,从而影响造血细胞的分化、迁移,免疫突触形成及淋巴细胞凋亡等。*WAS* 基因突变超过 440 种,故 WASp 可有不同程度缺陷,进而导致多种临床表型,包括典型 WAS,X 连锁血小板减少症伴正常血小板(XLT),间歇性 X 连锁血小板减少症(IXLT)和 X 连锁粒细胞减少症(XLN)。近期研究表明,WASp 互作蛋白(WASp interacting protein,WIPF1)缺陷亦可出现典型 WAS 三联征。

目前 WAS 的发病率估计低于 1/100 000 活产儿,几乎只影响男性,北美地区为 1/250 000 活产男婴。

临床表现

WAS 通常生后数月起病。首要临床特征是出血表现,包括瘀斑、瘀伤、紫癜、鼻出血、口腔出血、血便和颅内出血。急性或慢性湿疹是 WAS 的第二个特征性表现,约 80% 的病例可出现。由于存在免疫缺陷(固有免疫和适应性免疫均有不同程度缺陷),大多数患者还可能同时患有由常见或机会性病原体引起的呼吸道、肠道、皮肤等部位的感染。约 40%~70% 的病例可出现自身免疫表现,包括自身免疫性溶血性贫血、中性粒细胞减少症、血管炎、炎症性肠病、免疫相关肾病和关节炎等。任何年龄的 WAS 患者发生肿瘤的风险均有所增加,包括非霍奇金淋巴瘤、淋巴细胞白血病、骨髓增生异常综合征、精原细胞瘤等。

诊断

诊断基于家族史、体格检查和实验室检查。湿疹、血小板减少、反复感染三联征伴血小板体积减少可初步临床诊断典型 WAS。WAS 蛋白缺乏或表达水平降低、*WAS* 基因检测(PCR 测序等)可进一步协助诊断。注意:不能依赖自动血球分析仪判断血小板体积,建议人工观察。

遗传咨询与产前诊断

WAS 是一种 X 连锁隐性遗传疾病。女性携带者将致病突变位点传递给其男性后代的概率为 50%。不除外发生一些新生突变。当先证者致病突变已知时,可对男性胎儿行产前诊断。可行羊水细胞 DNA 测序、脐带血 WASp 流式检测等。

治疗

1. 一般治疗　淋巴细胞减少的患者酌情予复方磺胺甲噁唑预防卡氏肺囊虫肺炎(PCP);对蛋白或多糖反应缺陷的 WAS 患者可予静脉丙种球蛋白(IVIG)支持;可酌情注射灭活疫苗;严重的湿疹可使用局部外用或短期口服类固醇激素治疗。

2. 造血干细胞移植(HSCT)　对于重型病例建议尽快用最佳匹配的 HLA 供体来进行。在缺乏最佳 HLA 匹配供体的年轻患者中,采用单倍体相合供体进行 HSCT 对预后有益。

3. 基因治疗　目前仍在试验当中,对于缺乏合适供体的患者可能是一种有前景的方法。

4. 对于等待 HSCT 或基因治疗的严重难治性血小板减少症病例,血小板生成素受体激动剂(如艾曲波帕)可用于增加血小板数量。

预后

多数严重病例经 HSCT 可达到治愈，但当没有供者时，总体预后较差，预期寿命缩短，尤其是当恶性肿瘤发生时。轻型病例整体生存率稍低于健康人群。

（宋红梅　于仲勋）

参考文献

［1］Candotti F. Clinical manifestations and pathophysiological mechanisms of the Wiskott-Aldrich syndrome. J Clin Immunol, 2018, 38(1): 13-27.

［2］张志勇, 赵晓东. 儿童 Wiskott-Aldrich 综合征诊断与治疗. 中国实用儿科杂志, 2013, 28(09): 676-679.

［3］Ochs HD, Filipovich AH, Veys P, et al. Wiskott-Aldrich syndrome: diagnosis, clinical and laboratory manifestations, and treatment. Biol Blood Marrow Transplant, 2009, 15(1Suppl): 84-90.

［4］Mace EM, Orange JS. Discovering the cause of Wiskott-Aldrich syndrome and laying the foundation for understanding immune cell structuring. J Immunol, 2018, 200(11): 3667-3670.

X 连锁肾上腺脑白质营养不良
X-linked adrenoleukodystrophy

定义

X- 连锁肾上腺脑白质营养不良（X-linked adrenoleukodystrophy，X-ALD）是一种最常见的过氧化物酶体病，为 X 连锁隐性遗传脂代谢病，主要累及肾上腺和脑白质功能，半数以上的病人于儿童或青少年期起病，主要表现为进行性的精神运动障碍，视力及听力下降和（或）肾上腺皮质功能低下等。

同义词

X 连锁隐性遗传 Schilder 病，嗜苏丹性脑白质营养不良伴肾上腺皮质萎缩。

病因和发病率

X-ALD 由位于 Xq28 的 *ABCD1* 基因突变引起。已报道的 *ABCD1* 突变超过 1000 种。遗传模式虽为 X 连锁隐性遗传，但女性携带者也可能在 50~60 岁时出现症状。

ABCD1 编码 ALD 蛋白（ALDP），是 ATP 结合盒式蛋白转运蛋白，负责转运极长链饱和直链脂肪酸（VLCFA）穿过过氧化物酶体膜进入过氧化物酶体进行氧化分解。如果 VLCFA 不能穿过过氧化物酶体膜，会积聚在血、脑白质、肾上腺皮质等组织中，引起中枢神经系统脱髓鞘和肾上腺皮质萎缩或发育不良。在肾上腺，VLCFA 优先积累在肾上腺皮质的网状带和束状带中，而球状带相对正常，因此，X-ALD 的肾上腺表现以原发性皮质醇不足以及雄激素缺乏多见。

男性的发病率约为 1/15 500，女性一般为携带者。患者 95% 是男性，5% 可为女性杂合子轻症发病。无种族和地域特异性。

临床表现

X 连锁肾上腺脑白质营养不良根据患者发病年龄和临床表现分为：儿童脑型、青少年脑型、成人脑型、肾上腺脊髓神经病型（adrenomyeloneuropathy，AMN）、Addison 型、无症状型和杂合子型。

1. **儿童脑型**　该类患者约占 ALD 患者的 31%~35%，发病年龄通常在 3~10 岁。患者临床表现主要与大脑炎症性脱髓鞘改变有关，初期主要表现为注意力不集中，学习障碍等，逐渐出现视力和（或）听力下降，吞咽困难，痉挛性瘫痪，癫痫发作等症状，病情进行性发展，通常在 3 年内发展为完全瘫痪，失明和耳聋，可有癫痫，甚至出现癫痫持续状态。

2. **青少年脑型**　约占 ALD 患者的 4%~7%。发病年龄约为 11~21 岁。临床表现与儿童脑型相似。但疾病进展相对缓慢。

3. **成人脑型**　约占 ALD 患者 1%~2%，临床主要表现为痴呆、行为障碍，炎症反应性脱髓鞘类似儿童脑型，无 AMN 表现。

4. **肾上腺脊髓神经病型**　约占 ALD 患者 40%~45%，患者发病年龄在 20~30 岁，进展缓慢。主要累及下胸段及腰段脊髓白质，炎症性损害轻微。表现为进行性的下肢痉挛性瘫痪、括约肌和性功能障碍等。40% 的患者会累及脑白质，出现不同程度炎症性损伤，而这部分患者疾病进展相对较快。

5. **Addison 型**　发病率因年龄不同而有差异，约占儿童患者的 50%。通常在 8 岁前发病。临床主要表现为原发性肾上腺皮质功能不全，不伴有神经系统症状。大多数患者最终进展为 AMN。

6. **无症状型**　患者生化检查提示异常或检测到基因突变，但不伴明显的肾上腺功能减退或神经症状。

7. **杂合子型**　80% 的女性杂合子的患者通常在 60 岁后出现脊髓或周围神经病变。肾上腺皮质功能不全症状非常罕见。

ALD 表型复杂，且基因型与表型无相关性，因此，即使在有同样突变的家族成员中也无法预测疾病进程。

诊断

ALD 患者的诊断需根据临床表现和生化检查综合判断，必要时行基因检测以确诊。特征性生化改变为血 VLCFA 水平增加。对于女性杂合子患者，血 VLCFA 水平可能正常，需行基因检测确诊。建议对男性患者及其家族的女性成员进行基因检测。

需与其他导致脑白质脱髓鞘改变的疾病进行鉴别，如维生素 B12 或叶酸缺乏，遗传性痉挛性截瘫，病毒感染（HTLV-1，HIV），原发性脊髓侧索硬化症，脑腱黄瘤病，异染性脑白质营养不良，克拉伯病等。Addison 型的患者需与 Addison 病、继发性肾上腺皮质功能减退症等进行鉴别。

遗传咨询与产前诊断

对于女性携带者，可行羊水细胞或绒毛膜细胞 VLCFA 水平检测对胎儿进行产前诊断。也可行胎儿 DNA 检测以进行诊断。

治疗

ALD 目前尚无特效治疗，多种方法仍在探索之中。

1. **激素替代治疗**　对于存在原发性肾上腺皮质功能不全的病人可以使用糖皮质激素替代治疗。

2. **饮食治疗**　食用 Lorenzo 油同时限制饮食中脂肪摄入，可在 4 周内降低血 VLCFA 水平。但目前认为饮食治疗无法改变已存在神经系统病变的患者的疾病进展。

3. **骨髓移植**　骨髓移植的结局与患者所处临床阶段显著相关，且有一定的风险，目前认为对早期的儿童脑型患者有一定疗效。

4. **基因治疗**　研究曾报道 2 例患者进行基因治疗后，大脑脱髓鞘改变得到明显的抑制。基因治疗有良好的治疗前景，但需更多的研究支持。

预后

ALD 患者预后差，通常在出现神经症状后 1~3 年内死亡。

（聂　敏　伍学焱）

参考文献

［1］Bezman，L. Adrenoleukodystrophy：incidence，new mutation rate，and results of extended family screening. Ann Neurol，2001，49：512-517.

［2］Moser HW，Mahmood A，Raymond GV.X-linked adrenoleukodystrophy. Nat Clin Pract Neurol，2007，3（3）：140-151.

［3］Cappa M，Bizzarri C，Vollono C，et al.Adrenoleukodystrophy. Endocr Dev，2011，20：149-160.

［4］Engelen M，Kemp S，Poll BT.The *X-linked adrenoleukodystrophy：pathogenesis and treatment.* Curr Neurol Neurosci Rep，2014，14：486.

［5］Kemp S，Huffnagel IC，Linthorst GE，et al.Adrenoleukodystrophy-neuroendocrine pathogenesis and redefinition of natural history. Nat Rev Endocrinol，2016，12（10）：606-615.

120

X 连锁无丙种球蛋白血症
X-linked agammaglobulinemia

定义

X 连锁无丙种球蛋白血症（X-linked agammaglobulinemia，XLA）是由于人类 Bruton 酪氨酸激酶（*BTK*）基因突变，使 B 细胞系列发育障碍，从而导致外周血 B 淋巴细胞缺乏、血清免疫球蛋白水平降低或缺失、感染易感性增加的一种原发性体液免疫缺陷病，为原发性 B 细胞缺陷的典型代表。

同义词

Bruton 病，Bruton 综合征，先天性无丙种球蛋白血症，丙种球蛋白缺乏血症。

病因和发病率

BTK 基因突变是 XLA 的病因。*BTK* 基因位于 Xq21.3-22，长度为 37kb，包括 19 个外显子，该基因编码的蛋白含有 5 个功能区，分别为 *PH*、*TH*、*SH2*、*SH3* 和 *SH1*。*BTK* 基因突变影响 Bruton 酪氨酸激酶活性，使原始 B 淋巴细胞向前 B 淋巴细胞的分化过程受阻，使成熟 B 淋巴细胞寿命缩短，继而导致免疫球蛋白合成不足，使机体发生免疫缺陷。

目前尚无 XLA 发病率或患病率的准确估计。美国 XLA 总患病率为 1/379 000 活产婴，男性患病率为 1/190 000 男性活产婴。我国目前没有关于 XLA 发病率及患病率的相关数据。

临床表现

XLA 绝大多数为男性患儿，多于生后 4~12 个月开始出现感染症状。由于母体 IgG 可通过胎盘进入胎儿血液循环,故患儿一般在出生后数月内可不出现任何症状。XLA 最突出的临床表现是反复严重的细菌感染,同时也容易受到某些病毒、真菌和寄生虫感染。另外,个别 XLA 患儿还可发生肿瘤,自身免疫和炎症性疾病。

诊断

根据临床表现和实验室结果,如血清免疫球蛋白减少,特异性抗体反应缺乏,外周血成熟 B 细胞缺如等,可对 XLA 做出临床拟诊,确诊有赖于 *BTK* 基因检测。

遗传咨询与产前诊断

XLA 为 X 连锁隐性遗传,因此绝大多数患儿为男性;但是部分携带杂合突变的女性由于 X 染色体失活异常也会发病,数量极少。具有阳性家族史的女性或已明确为 XLA 携带者的女性妊娠时应进行产前检查,以明确胎儿是否罹患 XLA。可先检查羊水细胞判断其性别,如为男性(XY),应进一步通过分析羊水或绒毛细胞 DNA 中 *BTK* 基因序列进行产前诊断。

治疗

IVIG 替代疗法是 XLA 的一线治疗方法,可控制大多数 XLA 患儿的感染症状,使全身状况迅速改善。如果 IVIG 治疗开始较晚,感染所致的器质性损害将是不可逆的。大剂量(400mg/kg,每 3~4 周一次)明显优于小剂量(200mg/kg,每 3~4 周一次)疗法。IVIG 具体用量应个体化,以有效控制感染,血清 IgG 浓度上升到一定水平为度。

除 IVIG 替代性治疗外,尚需各种支持疗法,包括营养、生活及卫生条件的改善,预防感染的发生,适当的体育锻炼,良好心理状态的维护,对各种并发症的防治等。

目前,人们认为异基因造血干细胞移植对 XLA 的风险大于益处,用于纠正自体造血干细胞的基因疗法仍在研究中,迄今尚未对人类进行过临床试验。

预后

未接受正规治疗的 XLA 患儿预后差,大约 50% 以上会伴发肺部慢性感染,且常有阻塞性肺部疾病或肺源性心脏病;伴发慢性播散性肠道病毒感染者也不少见;约 2% 患儿伴发淋巴网状组织恶性肿瘤而死亡。早期诊断和常规使用 IVIG 替代治疗使本病的预后大为改观,绝大多数患儿能无症状存活。

(宋红梅　魏骐骄)

参考文献

［1］江载芳,申昆玲,沈颖,等.诸福棠实用儿科学.第 8 版.北京:人民卫生出版社,2014.

［2］Weber ANR,Bittner Z,Liu X,et al. Bruton's Tyrosine kinase:an emerging key player in innate immunity. Front Immunol, 2017,8:1454.

［3］赵培伟,何学莲,尹薇,等.X 连锁无丙种球蛋白血症的临床特点及基因检测.临床儿科杂志,2012,31(1):19-21.

121

X 连锁淋巴增生症
X-linked lymphoproliferative disease

定义

X 连锁淋巴增生症（X-linked lymphoproliferative disease，XLP）是由编码信号转导淋巴细胞活化分子相关蛋白（signaling lymphocyte activation molecule associated protein，SAP）的 *SH2D1A* 基因突变所致的一种 X 连锁隐性遗传性疾病，以 EB 病毒感染后的暴发性传染性单核细胞增多症、异常免疫球蛋白血症及 B 细胞淋巴瘤为主要临床特点。

X 连锁凋亡抑制因子（X-linked Inhibitor of Apoptosis，XLAP）缺陷被认为是 Z 型 XLP（XLP2）。因其主要临床表现为噬血细胞综合征，部分患者可出现炎症性肠病，但很少发展为淋巴瘤，现多将其称为 X 连锁家族性噬血细胞综合征。所以本文主要讨论 *SH2D1A* 基因突变导致的 XLP，下文以 XLP1 称之。

同义词

X 连锁淋巴组织增生综合征，Duncan disease，Purtilo's syndrome，familial fatal Epstein-Barr infection。

病因和发病率

SH2D1A 基因半合子（男性）或纯合突变（女性），导致 SAP 蛋白表达减少甚至缺如，最终导致疾病 XLP1 的发生。*SH2D1A* 基因突变类型包括插入、缺失、错义及剪切突变等。值得注意的是，突变类型与临床表型的严重程度不相关。XIAP（又称 BIRC4）基因半合子（男性）或纯合突变（女性），导致 XIAP 蛋白表达减少甚至缺如。XIAP 蛋白是重要的凋亡抑制因子，但它的减少或缺乏导致 XLP2 发生的原因目前仍未知。

XLP1 多见于男童 / 男性,患病率约为 1~3/1000 000 男性。与 XLP1 类似 XLP2 亦多见于男性,患病率约为 1/5 000 000 男性。杂合突变携带的女性多无临床表现,因为 X 染色体的随机失活(莱昂化)通常保留下正常的那条 X 染色体。而当莱昂化不恰当地失活了正常的那条 X 染色体,或仅有一条 X 染色体(如 Turner 综合征)时,杂合突变携带的女性亦可出现 X 连锁淋巴增生症的临床表现。

临床表现

XLP1 最常见的临床表现是 EB 病毒感染后的暴发性传染性单核细胞增多症、异常免疫球蛋白血症及 B 细胞淋巴瘤。暴发性传染性单核细胞增多症(fulminant infectious mononucleosis,FIM)多是由于机体对 EB 病毒产生不恰当的、过度的免疫应答所致,许多患者可出现暴发性肝炎和噬血细胞综合征,预后极差。异常免疫球蛋白血症及 B 细胞来源的淋巴瘤可发生于没有 EB 病毒感染的患者。异常免疫球蛋白血症通常表现为 IgA 及 IgM 水平升高,而 IgG1 和 IgG3 减少。淋巴瘤主要是非霍奇金 B 淋巴细胞瘤。其他临床表现包括淋巴细胞性脉管炎、再生障碍性贫血和淋巴瘤样肉芽肿病等。某些患者临床表现轻微,仅有异常免疫球蛋白血症或轻度 EB 病毒感染,可能是由于发生了体细胞基因修复。

XLP2 主要临床表现为噬血细胞综合征,以脾肿大多见,部分患者可出现肠道炎症如克罗恩病或结肠炎,但很少发展为淋巴瘤。

诊断

X 连锁淋巴增生症诊断依赖于 *SH2D1A* 基因测序。在突变位点致病性不明或测序时间过长时,可利用流式细胞术测定 SAP 蛋白,减少或缺如时支持诊断。

遗传咨询与产前诊断

患者或有家族史的女性,在生育后代前需要进行遗传咨询和产前诊断。

治疗

造血干细胞移植是 X 连锁淋巴增生症首选的治疗方法。EB 病毒感染活动期,应给予抗病毒治疗。免疫球蛋白替代治疗可预防感染,并减轻 EB 病毒感染的急性反应。IgG 低下的患者,应间隔 3-4 周输注一次免疫球蛋白。发生炎症性肠病的患者应接受相应的免疫抑制治疗。对已发生噬血细胞综合征、淋巴瘤的患者,应在干细胞移植前实施规范的化疗方案,以达到临床缓解。利妥昔单抗可抑制 B 淋巴细胞的过度增生及反应。基因治疗目前尚处于实验阶段,可能是治愈 X 连锁淋巴增生症的极有前景的治疗方法。

预后

在免疫球蛋白替代治疗及利妥昔单抗抑制 B 淋巴细胞增殖的前提下,接受造血干细胞移植的患者长期生存率达 70%。

（宋红梅　钟林庆）

参考文献

[1] Panchal N,Booth C,Cannons JL,et al. X-Linked Lymphoproliferative disease type 1:a clinical and molecular perspective. *Front Immunol*,2018,9:666.

[2] Marsh RA,Bleesing JJ,Chandrakasan S,et al. Reduced-intensity conditioning hematopoietic cell transplantation is an effective treatment for patients with SLAM-associated protein deficiency/X-linked lymphoproliferative disease type 1. *Biol Blood Marrow Transplant*,2014,20(10):1641-1645.

[3] Picard C,Bobby Gaspar H,AI-Herz W,et al. International Union of Immunological Societies:2017 Primary Immunodeficiency Dieases Committee Report on Inborn Errors of Immunity. J Clin Immunol,2018,38(1):96-128.

附录

罕见病目录疾病对应 OMIM 号

编号	中文名称	英文名称	OMIM
1	21-羟化酶缺乏症	21-hydroxylase deficiency	201910
2	白化病	albinism	600501,300700,227010,214450,607624, 609227,203340,103470,300650,203100, 203200,203290,606574,615312,113750, 615179,606952,300500,300600
3	Alport 综合征	Alport syndrome	104200,203780,301050
4	肌萎缩侧索硬化	amyotrophic lateral sclerosis	105400,205250,300857,606070,606640, 608030,608031,608627,611895,612069, 612577,613435,613954,614696,614808, 615426,615515,616208,616437,617839
5	天使综合征	angelman syndrome	105830
6	精氨酸酶缺乏症	arginase deficiency	207800
7	窒息性胸腔失养症(热纳综合征)	asphyxiating thoracic dystrophy (Jeune Syndrome)	208500,611263,613091,613819,614376, 615630,615633,616300,617088
8	非典型溶血性尿毒症	atypical hemolytic uremic syndrome	235400,609814,612922,612923,612924, 612925,612926,615008
9	自身免疫性脑炎	autoimmune encephalitis	—
10	自身免疫性垂体炎	autoimmune hypophysitis	—
11	自身免疫性胰岛素受体病(B型胰岛素抵抗)	type B insulin resistance	—
12	β-酮硫解酶缺乏症	beta-ketothiolase deficiency	203750
13	生物素酶缺乏症	biotinidase deficiency	253260
14	心脏离子通道病	cardic ion channelopathies	—

续表

编号	中文名称	英文名称	OMIM
15	原发性肉碱缺乏症	carnitine deficiency	212140,255120,255110,608836,600649,255110,600649,608836,212138,201450
16	Castleman 病	Castleman disease	148000
17	腓骨肌萎缩症	Charcot-Marie-Tooth disease	—
18	瓜氨酸血症	citrullinemia	215700,603471
19	先天性肾上腺发育不良	congenital adrenal hypoplasia	202155,300200
20	先天性高胰岛素性低血糖血症	congenital hyperinsulinemic hypoglycemia	—
21	先天性肌无力综合征	congenital myasthenic syndrome	254190,254210,254300,601462,603034,605809,608930,608931,610542,614198,614750,615120,616040,616224,616227,616228,616304,616313,616314,616321,616322,616323,616324,616325,616326,616330,616720,617143,617239
22	先天性肌强直	congenital myotonia	160800,255700,160800,255700,255800,255800
23	先天性脊柱侧弯	congenital scoliosis	—
24	冠状动脉扩张病	coronary artery ectasia	—
25	先天性纯红细胞再生障碍性贫血	Diamond-Blackfan anemia	105650,300946,606129,606164,610629,612527,612528,612561,612562,612563,613308,613309,614900,615550,615909,617408,617409
26	Erdheim-Chester 病	Erdheim-Chester disease	—
27	法布里病	Fabry disease	301500
28	家族性地中海热	familial mediterranean fever	134610,249100
29	范可尼贫血	Fanconi anemia	227645,227646,227650,300514,600901,603467,609053,609054,610832,613390,613951,614082,614083,615272,616435,617243,617244,617247
30	半乳糖血症	galactosemia	230200,230350,230400
31	戈谢病	Gaucher disease	230800,230900,231000,231005,608013,610539
32	全身型重症肌无力	generalized myasthenia gravis	159400,254200,607085
33	Gitelman 综合征	Gitelman syndrome	263800
34	戊二酸血症I型	glutaric acidemia type I	231670

续表

编号	中文名称	英文名称	OMIM
35	糖原累积病（Ⅰ型、Ⅱ型）	glycogen storage disease（type Ⅰ，Ⅱ）	232200，232220，232240，232300
36	血友病	hemophilia	227400，612416，306700，306900
37	肝豆状核变性	hepatolenticular degeneration	277900
38	遗传性血管性水肿	hereditary angioedema	106100，610618
39	遗传性大疱性表皮松解症	hereditary epidermolysis bullosa	—
40	遗传性果糖不耐受症	hereditary fructose intolerance	229600
41	遗传性低镁血症	hereditary hypomagnesemia	—
42	遗传性多发脑梗死性痴呆	hereditary multi-infarct dementia	125310
43	遗传性痉挛性截瘫	hereditary spastic paraplegia	—
44	全羧化酶合成酶缺乏症	holocarboxylase synthetase deficiency	253270
45	高同型半胱氨酸血症	hyperhomocysteinemia	—
46	纯合子家族性高胆固醇血症	homozygous hypercholesterolemia	—
47	亨廷顿病	Huntington's disease	143100，603218，606438，604802，607136
48	HHH 综合征	hyperornithinaemia-hyperammonaemia-homocitrullinuria syndrome	238970
49	高苯丙氨酸血症	hyperphenylalaninemia	261640，261630，233910，233910，261630，261640，264070，261600，264070
50	低碱性磷酸酶血症	hypophosphatasia	146300，241500，241510，146300，241510，241500
51	低磷性佝偻病	hypophosphatemic rickets	193100，241520，613312，300009，300554，300555，308990，310468，241530，307800
52	特发性心肌病	idiopathic cardiomyopathy	—
53	特发性低促性腺激素性性腺功能减退症	idiopathic hypogonadotropic hypogonadism	146110，147950，244200，308700，610628，612370，612702，614837，614838，614839，614840，614841，614842，614858，614880，615266，615269，615270
54	特发性肺动脉高压	idiopathic pulmonary aterial hypertension	—

续表

编号	中文名称	英文名称	OMIM
55	特发性肺纤维化	idiopathic pulmonary fibrosis	178500,616371,616373
56	IgG4 相关性疾病	IgG4-related disease	228800
57	先天性胆汁酸合成障碍	inborn errors of bile acid synthesis	607765
58	异戊酸血症	isovaleric acidemia	243500
59	卡尔曼综合征	Kallmann syndrome	147950,244200,308700,610628,612370,612702,614837,614838,614840,614858,614880,614897,615266,615267,615269,615270,615271,616030
60	朗格汉斯细胞组织细胞增生症	Langerhans cell histiocytosis	604856,246400
61	莱伦综合征	Laron syndrome	262500
62	Leber 遗传性视神经病变	Leber hereditary optic neuropathy	308905,535000
63	长链 3- 羟酰基辅酶 A 脱氢酶缺乏症	long chain 3-hydroxyacyl-CoA dehydrogenase deficiency	609016
64	淋巴管肌瘤病	lymphangioleiomyomatosis（LAM）	606690
65	赖氨酸尿蛋白不耐受症	lysinuric protein intolerance	—
66	溶酶体酸性脂肪酶缺乏症	lysosomal acid lipase deficiency	278000
67	枫糖尿症	maple syrup urine disease	248600,615135
68	马方综合征	Marfan syndrome	154700,610168
69	McCune-Albrigh 综合征	McCune-Albright syndrome	174800
70	中链酰基辅酶 A 脱氢酶缺乏症	medium chain acyl-CoA dehydrogenase deficiency	201450
71	甲基丙二酸血症	methylmalonic acidemia	—
72	线粒体脑肌病	mitochondrial encephalomyopathy	300816
73	黏多糖贮积症	mucopolysaccharidosis	607014,607015,601492,607014,607015,607016,309900,252900,252920,252930,252940,252300,253000,253010,253000,253010,253200,253220,252900,252920,252930,252940,607016,256550
74	多灶性运动神经病	multifocal motor neuropathy	—

续表

编号	中文名称	英文名称	OMIM
75	多种酰基辅酶 A 脱氢酶缺乏症	multiple acyl-CoA dehydrogenase deficiency	231680,255100
76	多发性硬化	multiple sclerosis	—
77	多系统萎缩	multiple system atrophy	146500
78	肌强直性营养不良	myotonic dystrophy	602668,255800,160900
79	N-乙酰谷氨酸合成酶缺乏症	N-acetylglutamate synthase deficiency	237310
80	新生儿糖尿病	neonatal diabetes mellitus	606176,609069,601410,610374,610582
81	视神经脊髓炎	neuromyelitis optica	—
82	尼曼匹克病	Niemann-Pick disease	257200,607016,257220,607625,607616
83	非综合征性耳聋	non-syndromic deafness	600101,600652,600965,600994,601316, 601317,601369,601412,601543,601544, 601868,602459,603622,603964,604717, 605192,605583,606012,606282,606346, 606451,606705,607017,607197,607453, 607683,607841,608224,608372,608394, 608641,608645,608652,609129,609965, 612431,612642,612643,612644,613074, 613558,614152,614211,614614,615629, 615649,615654,616044,616340,616357, 616697,616707,616968,616969,617605, 617606,220290,600060,600316,600791, 600792,600971,600974,601071,601072, 601386,601869,602092,603010,603098, 603629,603678,603720,604060,605428, 605818,607039,607084,607101,607239, 607821,608219,608264,608265,608565, 608653,609006,609439,609533,609646, 609647,609706,609823,609941,609946, 609952,610143,610153,610154,610212, 610220,610248,610265,610419,611022, 611451,612433,612645,612789,613079, 613285,613307,613391,613392,613453, 613685,613718,613865,613916,614035, 614414,614617,614861,614899,614934, 614944,614945,615429,615540,615837, 615974,616042,616515,616705,616958, 617637,617639,617654,221745,500008, 580000,300030,300066,300914,304500
84	Noonan 综合征	Noonan syndrome	163950,605275,609942,610733,611553, 613224,613706,615355,616559,616564

编号	中文名称	英文名称	OMIM
85	鸟氨酸氨甲酰基转移酶缺乏症	ornithine transcarbamylase deficiency	311250
86	成骨不全症(脆骨病)	osteogenesis imperfecta(brittle bone disease)	166200,166210,166220,166230,259420,259440,610682,610915,610967,610968,613848,613849,613982,614856,615066,615220,616229,616507,259450,609220,259410,166200,166230,166210,259440,610682,610915,259420,259440,610682,610915,610968,613848,613982,614856,615220,616229,166220,259440,610682,610968,613849,613982,615066,615220,616507,610967,259770,
87	帕金森病(青年型、早发型)	Parkinson's disease(young-onset, early-onset)	300557,600116,602404,605909,606324,606852,610297,613643,615528,616840
88	阵发性睡眠性血红蛋白尿	paroxysmal nocturnal hemoglobinuria	300818,615399
89	黑斑息肉综合征	Peutz-Jeghers syndrome	175200
90	苯丙酮尿症	phenylketonuria	261600
91	POEMS 综合征	POEMS syndrome	—
92	卟啉病	porphyria	—
93	Prader-Willi 综合征	Prader-Willi syndrome	176270,615547
94	原发性联合免疫缺陷	primary combined immnodeficiency	615607,612782,612783,243700,614700,615468,612782,615593,612783,614868,616740,269840,609889,613328,233650,
95	原发性遗传性肌张力不全	primary hereditary dystonia	128100,602554
96	原发性轻链型淀粉样变	primary light chain amyloidosis	—
97	进行性家族性肝内胆汁淤积症	progressive familial intrahepatic cholestasis	211600,601847,602347,615878
98	进行性肌营养不良	progressive muscular dystrophy	159050,300376,310200
99	丙酸血症	propionic acidemia	606054
100	肺泡蛋白沉积症	pulmonary alveolar proteinosis	610910

续表

编号	中文名称	英文名称	OMIM
101	肺囊性纤维化	pulmonary cystic fibrosis	219700
102	视网膜色素变性	retinitis pigmentosa	180100,180104,180105,180210,268000, 268025,268060,300029,300155,300424, 300605,312600,312612,400004,600059, 600105,600132,600138,600852,601414, 601718,602594,602772,604232,604393, 606068,607921,608133,608380,609913, 609923,610282,610359,610599,611131, 612095,612165,612572,612712,612943, 613194,613341,613428,613464,613575, 613581,613582,613617,613660,613731, 613750,613756,613758,613767,613769, 613794,613801,613809,613810,613827, 613861,613862,613983,614180,614181, 614494,614500,615233,615434,615565, 615725,615780,615922,616188,616394, 616469,616544,616562,617023,617123, 617304,617433,617460,617781
103	视网膜母细胞瘤	retinoblastoma	180200
104	重症先天性粒细胞缺乏症	severe congenital neutropenia	—
105	婴儿严重肌阵挛性癫痫(Dravet综合征)	severe myoclonic epilepsy in infancy (Dravet syndrome)	607208,612164,615744
106	镰刀型细胞贫血病	sickle cell disease	603903
107	Silver-Russell综合征	Silver-Russell syndrome	180860,312780,616489
108	谷固醇血症	sitosterolemia	210250
109	脊髓延髓肌萎缩症	spinal and bulbar muscular atrophy	313200
110	脊髓性肌萎缩症	spinal muscular atrophy	—
111	脊髓小脑性共济失调	spinocerebellar ataxia	—
112	系统性硬化症	systemic sclerosis	181750
113	四氢生物蝶呤缺乏症	tetrahydrobiopterin deficiency	233910,261630,261640,264070
114	结节性硬化症	tuberous sclerosis complex	191100,613254

编号	中文名称	英文名称	OMIM
115	原发性酪氨酸血症	tyrosinemia	276700,276600,276710
116	极长链酰基辅酶 A 脱氢酶缺乏症	very long chain acyl-CoA dehydrogenase deficiency	201475
117	威廉姆斯综合征	Williams syndrome	194050
118	湿疹 - 血小板减少 - 免疫缺陷综合征	Wiskott-Aldrich syndrome	301000,600903,614493
119	X 连锁无丙种球蛋白血症	X-linked agammaglobulinemia	300310,300755
120	X 连锁肾上腺脑白质营养不良	X-linked adrenoleukodystrophy	300100
121	X 连锁淋巴增生症	X-linked lymphoproliferative disease	300635,308240

中文名称	英文名称	ICD 编码
21 羟化酶缺乏症	21-hydroxyulase deficiency	E25.0
白化病	aLbinism	E70.3
Alport 综合征	Alport syndrome	Q87.8
肌萎缩侧索硬化	amyotropic lateral sclerosis	G12.2
天使综合征	angelman Syndrome	Q93.5
精氨酸酶缺乏症	Arginase Deficiency	E72.2
窒息性胸腔失养症(热纳综合征)	asphyxiating thoracic dystrophy (Jeune syndrome)	Q77.2
非典型溶血性尿毒症	atypical hemolytic uremic syndrome	D59.3
自身免疫性脑炎	autoimmune encephalitis	G04.8
自身免疫性垂体炎	autoimmune hypophysitis	E23.6
自身免疫性胰岛素受体病	autoimmune insulin receptopathy (Type B insulin resistance)	E16.8
β- 铜硫解酶缺乏症	beta-ketothiolase deficiency	E72.1
生物素酶缺乏症	biotinidase deficiency	E53.8
心脏离子通道病	cardic ion channelopathies	Q89.9
原发性肉碱缺乏病	carnitine deficiency	E71.3
Castleman 病	Castleman disease	D47.7
腓骨肌萎缩症	Charcot-Marie-Tooth diseasa	G60.0
瓜氨酸血症	citrhllinemia	E72.2
先天性肾上腺发育不良	congenital adrenal hypoplasia	Q89.1
先天性高胰岛素性低血糖血症	congenital hperinsulinemic hypoglycemia	E16.1
先天性肌无力综合征	congenital myasthenic Syndrome	G70.2
先天性肌强直	congenital myotonia	G71.1
先天性脊柱侧弯	congenital scoliosis	Q76.3
冠状动脉扩张症	cornary artery ectasia	I25.4
先天性纯红细胞再生障碍性贫血	Diamond-Blackfan anemia	D61.0
Erdheim-Chester 病	Erdheim-Chester disease	E88.8

续表

中文名称	英文名称	ICD 编码
法布雷病	Fabry disease	E75.2
家族性地中海热	familial mediterranean fever	E85.0
范可尼贫血	Fanconi anemia	D61.0
半乳糖血症	galactosemia	E74.2
戈谢病	Gaucher Disease	E75.2
全身型重症肌无力	general myathenic gravis	G70.0
Gitelman 综合征	Gitelman syndrome	E26.8
戊二酸血症 I 型	glutaric acidemia type I	E72.3
糖原累积病（I 型，II 型）	glycogen storage disease（Type I、II）	E74.0
血友病	hempthilia	D66 01
肝豆状核变性	hepatolenticular degeneration	E83.0
遗传性血管性水肿	hereditary angioedema	D84.1
遗传性大疱性表皮松解症	herditary epidermolysis bullosa	Q81.9
遗传性果糖不耐受症	hereditary fructose intolerance	E74.1
遗传性低镁血症	hereditary hypomagnesemia	E83.4
遗传性多发性脑梗死痴呆	hereditary multi-infarct dementia	F01.1
遗传性痉挛性截瘫	hereditary spastic paraplegia	G11.4
全羟化酶合成酶缺乏症	holocarboxylase synthetase deficiency	E53.8
高同型半胱氨酸血症	hyperhomocysteinemia	E72.1
纯合子家族性高胆固醇血症	homozygous familial hypercholesterolemia	E78.0
亨廷顿舞蹈病	huntington's disease	G10 01
HHH 综合征	hyperornithinaemia-hyperammonaemia-hhomocit rullinuria Syndrome	E72.2
高苯丙氨酸血症	hyperphenylalaninemia	E70.1
低碱性磷酸酶血症	hypophpsphatasia	E83.3
低磷性佝偻病	hypophosphatemic rickets	E83.3
特发性心肌病	idiopathic cardiomyopathy	I42.9
特发性低促性腺激素性性腺功能减退症	idiopathic hypogonadotropic hypogonadism	E23.0
特发性肺动脉高压	idiopathic pulmonary arterial hypertension	I27.0
特发性肺纤维化	idiopathic pulmonary fibrosis	J84.1
IgG4 相关性疾病	IgG4 related disease	M35.8
先天性胆汁酸合成障碍	inborn errors of bile acid synthesis	E78.8
异戊酸血症	isovaleric acidemia	E72.3

续表

中文名称	英文名称	ICD 编码
卡尔曼综合征	Kallmann syndrome	E23.0
朗格汉斯组织细胞增生症	Langerhans cell histicocytosis	D76.0
莱伦综合征	Laron syndrome	E34.3
Leber 遗传性视神经病变	Leber hereditary optic neuropathy	H47.0
长链 3- 羟酰基辅酶 A 脱氢酶缺乏症	long chain 3-hydroxycayl-CoA dehydrogenase deficiency	E72.3
淋巴管肌瘤病	lymphangioleiomyomatosis	D48.1
赖氨酸尿蛋白不耐受症	lysine urinary protein intolerance	E72.3
溶酶体酸性脂肪酶缺乏症	lysosomal acid lipase deficiency	E77.0
枫糖尿症	maple syrup urine disease	E71.0
马凡综合征	marfan syndrome	Q87.4
McCune-Albrigh 综合征	McCune-Albrigh syndrome	Q78.1
中链酰基辅酶 A 脱氢酶缺乏症	medium chain acyl-CoA dehydrogenase deficiency	E72.3
甲基丙二酸血症	methylmalonic academia	E71.1
线粒体脑肌病	mitochodrial encephalomyopathy	G71.3
黏多糖贮肌病	mucopplysaccharidosis	E76.0
多灶性运动神经病	multi-focal motor neurothy	G12.2
多种酰基辅酶 A 脱氢酶缺乏症	multiple acyl-CoA dehydrogenase deficiency	E72.3
多发性硬化	multiple sclerosis	G35 01
多系统萎缩	multiple system atrophy	G90.3
肌强直性营养不良	myotonic dystrophy	G71.1
N- 乙酰谷氨酸合成酶缺乏症	N-acetylg lutamate synthetase deficiency	E72.3
新生儿糖尿病	neonatal diabetes mellitus	P70.2
视神经脊髓炎	neuromyelitis optica	G36.0
尼曼匹克病	Niemann-Pick Disease	E75.2
非综合征性耳聋	nonsyndromic deafness	H91.1
Noonan 综合征	Noonan syndrome	Q87.1
鸟氨酸氨甲酰基转移酶缺乏症	ornithine transcarbamylase deficiency	E72.4
成骨不全症（脆骨病）	osteogenesis imperfecta（Brittle Bone Disease）	Q78.0
帕金森病（青年型、早发型）	Parkinson's disease（Young-onset，Early-onset）	G20
阵发性睡眠性血红蛋白尿	paroxysmal nocturnal hemoglobinuia	D59.5
黑斑息肉综合征	Peutz-Jeghers Syndrome	Q85.8
苯丙酮尿症	phenylketonuria	E70.0

续表

中文名称	英文名称	ICD 编码
POEMS 综合征	POEMS Syndrome	D89.9
卟啉病	Porphyria	E80.2
Prader-Willi 综合征	Prader-Willi syndrome	D87.1
原发性联合免疫缺陷	primary combined immunodeficiency	D72.0
原发性遗传性肌张力不全	primary hereditary dystonia	G24.1
原发性轻链型淀粉样病	primary light chain amylodiosis	E85.8
进行性家族性肝内胆汁淤积症	progressive familial intrahepatic cholestasis	Q44.7
进行性肌营养不良	progressive muscular dystrophies	G71.0
丙酸血症	propionic acidemia	E71.1
肺泡蛋白沉积症	pumonary alveolar proteinosis	J84.0
肺囊性纤维化	pulmonary cystic fibrosis	E84.0
视网膜色素变性症	retinitis pigmentosa	H35.5
视网膜母细胞瘤	retinoblastoma	M9510/3
重症先天性粒细胞缺乏症	severe congenital neutropenia	D70
婴儿严重肌阵挛性癫痫（Dravet 综合征）	severe myoclonic epilepsy in infancy（Dravet Syndrome）	G40.3
镰刀型细胞贫血病	sickle cell disease	D57.1
Silver-Russell 综合征	Silver-Russell syndrome	Q87.1
谷固醇血症	sitosterolemia	E78.4
脊髓延髓肌萎缩症	spinal and bulbar muscular artophy	G12.1
脊髓型肌萎缩症	spinal muscular atrohy	G12.9
脊髓小脑性共济失调	spinocerebellar ataxia	G11.1
系统性硬化症	systemic sclerosis	M34.0
四氢生物蝶呤缺乏症	tetrahydrobiopterin deficiency	E70.1
结节性硬化症	tuberous sclerosis complex	Q85.1
原发性酪氨酸血症	tyrosinemia	E70.2
极长链酰基辅酶 A 脱氢酶缺乏症	very long chain acyl-CoA dehydrogenase deficiency	E72.3
威廉姆斯综合征	Williams syndrome	Q93.5
湿疹血小板减少伴免疫缺陷综合征	Wiskott-Aldrich syndrome	D82.0
X- 连锁无丙种球蛋白血症	X-linked agammaglobulinemia	D80.0
X- 连锁肾上腺脑白质营养不良	X-linked ldrenoleuko dystrophy	E71.3
X- 连锁淋巴增生症	X-linked lymphoproliferative disease	D82.3

中国国家罕见病注册系统
www.nrdrs.org.cn

中国罕见病信息网
www.hanjianbing.org

国际罕见病研究联盟 IRDiRC（International Rare Diseases Research Consortium）
www.irdirc.org/

美国遗传性疾病与罕见病信息中心 GARD（Genetic and Rare Diseases Information Center）
www.rarediseases.info.nih.gov/

美国国家罕见病组织 NORD（National Organization of Rare Dieseases）
www.rarediseases.org/

罕见病与孤儿药门户知识库 ORPHANET
www.orpha.net

欧盟罕见病工作组 RD-Action
www.rd-action.eu

欧洲罕见病 EURORDIS（Rare Diseases Europe）
www.eurordis.org

国家卫生健康委员会
科 学 技 术 部
工 业 和 信 息 化 部 文件
国家药品监督管理局
国家中医药管理局

国卫医发〔2018〕10 号

关于公布第一批罕见病目录的通知

各省、自治区、直辖市及新疆生产建设兵团卫生计生委、科技厅
（委、局）、工业和信息化主管部门、食品药品监督管理局、中医药管
理局：

　　为贯彻落实中共中央办公厅、国务院办公厅《关于深化审评审
批制度改革鼓励药品医疗器械创新的意见》，加强我国罕见病管
理，提高罕见病诊疗水平，维护罕见病患者健康权益，国家卫生健
康委员会等 5 部门联合制定了《第一批罕见病目录》。现印发你

们，供各部门在工作中参考使用。

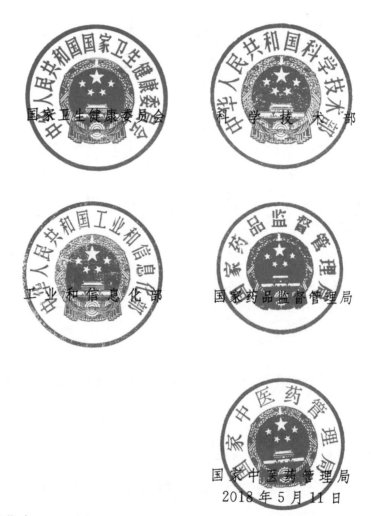

国家卫生健康委员会　　科　学　技　术　部

工　业　和　信　息　化　部　　国家药品监督管理局

国家中医药管理局
2018 年 5 月 11 日

（信息公开形式：主动公开）

国家卫生健康委员会办公厅文件

国卫办医发〔2018〕11 号

关于印发罕见病目录制订工作程序的通知

各省、自治区、直辖市及新疆生产建设兵团卫生计生委：

为贯彻落实中共中央办公厅、国务院办公厅《关于深化审评审批制度改革鼓励药品医疗器械创新的意见》，加强我国罕见病管理，促进罕见病目录的制订更加科学合理，我委制定了《罕见病目录制订工作程序》（可从我委官网下载）。现印发给你们，请遵照执行。

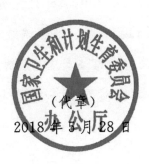

（代章）

2018 年 5 月 28 日

（信息公开形式：主动公开）

罕见病目录制订工作程序

第一条 为加强我国罕见病管理,促进罕见病目录(以下简称目录)的制订更加科学合理,不断完善罕见病相关管理政策,满足人民群众健康需求,制定本程序。

第二条 目录的制订坚持从我国国情出发,充分结合经济发展、人口情况、社会保障水平等因素,并参考与我国社会发展水平相近国家或地区的管理经验。

第三条 分批遴选目录覆盖病种,对目录进行动态更新。目录更新时间原则上不短于2年。

第四条 纳入目录的病种应当同时满足以下条件:

(一)国际国内有证据表明发病率或患病率较低;

(二)对患者和家庭危害较大;

(三)有明确诊断方法;

(四)有治疗或干预手段、经济可负担,或尚无有效治疗或干预手段、但已纳入国家科研专项。

第五条 国家卫生健康委员会罕见病诊疗与保障专家委员会(以下简称专家委员会)负责提供技术支持和政策建议,专家委员会办公室负责罕见病病种申报材料的接收、汇总和整理等日常工作。

第六条 国家有关部门、省级卫生健康行政部门、国家级行业学会或协会、民政部注册登记的相关民间组织，可以提出增加目录病种的申请，并向专家委员会办公室（联系方式见附件1）提供申请材料。

第七条 申请材料应当包括以下内容：

（一）病种基本情况。主要包括病种名称（中英文）、发病率或患病率、发病年龄、诊断标准、治疗方法（含药品）、预后效果（含生存期）等；

（二）我国是否已有保障政策、治疗所需年费用等；

（三）其他主要国家或地区对该病种的诊疗、医疗保障和社会救助等管理情况；

（四）上述材料的数据来源和参考文献；

（五）申请单位、联系人及联系方式，包括通讯地址、电话和电子邮件。

上述材料可通过填写罕见病目录申请表（见附件2）提供。申请表不能涵盖的其他内容，另附书面材料。

第八条 申请单位应当同时提供纸质版和电子版（PDF格式）申请材料。

第九条 专家委员会办公室收到申请材料后，对其进行形式审查。对材料不符合要求的，向申请单位提出补充修改建议。

第十条 专家委员会办公室在接收、汇总申请材料的工作中，应当及时向国家卫生健康委员会报备，适时提出召开集中论证会的建议。

第十一条 国家卫生健康委员会根据专家委员会办公室建议和申请情况,组织召开专家委员会全体扩大会议,邀请相关领域专家进行研究论证。

第十二条 专家委员会和相关领域专家根据本程序第四条规定,经论证形成目录(征求意见稿)并经专家签字提交国家卫生健康委员会。

第十三条 国家卫生健康委员会就目录(征求意见稿)向国家有关部门、省级卫生健康行政部门、国家级行业学会或协会、民政部注册登记的相关民间组织征求意见。根据反馈意见情况,决定是否按照第十一条规定再次召开论证会议,并最终确定目录。

第十四条 国家卫生健康委员会(会同国务院有关部门)公布罕见病目录。

第十五条 如需调整出目录的,参照增加病种的程序及要求执行。

第十六条 本程序由国家卫生健康委员会负责解释。

第十七条 本程序自印发之日起施行。

中文索引